食物营养速查

Quick Reference to

Food Nutrition

主　编　杨月欣

副主编　王　竹　陈　远

编　委　（以姓氏拼音为序）

常静一　陈　远　高　超　马姗婕　王　超　王　竹

魏九玲　徐维盛　杨晶明　杨月欣　赵小余

人民卫生出版社

·北　京·

图书在版编目（CIP）数据

食物营养速查 / 杨月欣主编. -- 北京 ： 人民卫生出版社，2025. 9. -- ISBN 978-7-117-38207-6
I. R151. 3
中国国家版本馆 CIP 数据核字第 2025MG7629 号

食物营养速查
Shiwu Yingyang Sucha

主　　编　杨月欣
策划编辑　于　捷　周　宁
责任编辑　于　捷
书籍设计　新思维设计　舒刚卫　王子祎
出版发行　人民卫生出版社（中继线 010-59780011）
地　　址　北京市朝阳区潘家园南里 19 号
邮　　编　100021
E - mail　pmph @ pmph.com
购书热线　010-59787592　010-59787584　010-65264830
印　　刷　北京华联印刷有限公司
经　　销　新华书店
开　　本　889 × 1194　1/16　印张：19.5
字　　数　406 千字
版　　次　2025 年 9 月第 1 版
印　　次　2025 年 9 月第 1 次印刷
标准书号　ISBN 978-7-117-38207-6
定　　价　128.00 元

打击盗版举报电话　010-59787491　E- mail　WQ @ pmph.com
质量问题联系电话　010-59787234　E- mail　zhiliang @ pmph.com
数字融合服务电话　4001118166　E- mail　zengzhi @ pmph.com

前言

米饭、面食、肉类、水果、蔬菜以及油脂等，是我们每天所需的主要营养来源。根据国家卫生健康委最新发布数据，我国人均寿命达到78.6岁计算，一个人一辈子可能要吃8万顿饭，食物总量可达60吨或更多。如此大量的食物摄入，对人体健康产生的影响是不容忽视的。科学合理地安排饮食，控制食物量，保持营养均衡，是维护健康不可或缺的一部分。

《食物营养成分速查》自2006年首次出版以来，深受广大读者的喜爱，成为家庭、营养师/营养配餐员、科普教育工作者以及重视健康的读者不可或缺的参考工具。20年过去了，随着营养学的发展，从认识食物组成和物质代谢开始，食物成分数据研究不断开启和更新。为了更好地满足读者日益增长的需求，紧跟营养学研究的最新进展，我们荣幸地推出这本书的再版，旨在全面更新内容。

为了优化读者的阅读体验，本书的优化设计主要体现在以下几个方面：

一是章节结构全新编排。从慢性疾病预防角度，设有高能量食物速查表、食物脂肪酸和钠含量速查表、食物血糖生成指数速查表等共十章，便于直观查找所关注的食物。

二是完善和扩充食物营养和成分的数据来源。本书中所有营养素信息均基于第6版《中国食物成分表》和NutriData综合信息数据平台以及最新的公开发表数据，包括宏量营养素、维生素、矿物质、膳食纤维等。本次还特别增加了生物活性成分，如大豆异黄酮、植物甾醇、白藜芦醇、花青素、咖啡因等的成分数据。

三是扩充营养素高或低含量食物。食物速查部分展示的营养素高或低含量食物的数量由原先的约66种扩充至100种。附录部分更是同步了最新的营养科学成果精髓内容，如T/CNSS 020—2023《食物交换份》《中国居民膳食指南（2022）》等。

四是根据《中国居民膳食指南（2022）》，推荐了每类食物的摄入量。根据《中国居民膳食营养素参考摄入量（2023版）》修订了宏量营养素、维生素、矿物质、膳食纤维等营养素的最新推荐摄入量、功能作用及食物来源。

在此，特别感谢NutriData综合信息平台为本书的创作和出版做出的贡献。

本书是每位关注健康、追求高品质生活读者的贴心伴侣。无论您是烹饪爱好者、健身爱好者、还是专业营养师、配餐员，都能从本书中找到实用的营养知识和科学的膳食指导，为您和家人的健康保驾护航。我们衷心希望这本书能够继续得到广大读者的喜爱和支持，也期待在未来的日子里，与大家一同探索更多食物的奥秘，共同迈向更加健康、美好的生活。

鉴于本书涉及的数据比较和统计工作量大，如发现任何错误或您有任何宝贵建议，请发邮件到feedback@nutridata.cn，您的关注和需求将是我们不断进步的巨大推动力！

杨月欣

2025年5月

凡例

1.本书食物成分表中营养素含量按照通常描述方法，用100g（2两）可食部食物中含量来表示（表8-1 ~ 表8-5除外），宏量营养素使用单位“g/100g”，微量营养素多数使用单位“mg/100g”或“μg/100g”来表示。书中各表成分描述的数据符号和缩写说明如下（表1-1）：

2.本书速查表中食物按数据库中全部食物种类统计分析排序。

3.数据主要来源为《中国食物成分表（第6版）》、NutriData综合信息平台、《中国居民膳食营养素参考摄入量（2023版）》等公开数据和编者以往工作积累。

食物名称中“( )”表示对食物的说明，“[]”表示食物的别名。

表1-1　描述说明

名称	缩写	单位换算或说明
计量单位		
千克（公斤）	kg	1kg=1 000g
克	g	1g=1 000mg
毫克	mg	1mg=1 000μg
微克	μg	1μg=0.001mg
千焦	kJ	1kcal=4.184kJ*
符号、标注及其意义说明		
代表值	*X*	根据几条相同食物数据计算的中位数或平均数
未检测	—	可能含量太低或其他原因
未检出或微量	Tr	基本不含该成分或含量太低
估计0值	0	基本不含该成分或含量无

*根据GB28050—2011《预包装食品营养标签通则》，每人每日推荐摄入能量约为2 000kcal，因此为方便消费者计算，本书中食物能量以千卡（kcal）表示。

目录

第一章

高能量食物速查表

——肥胖、糖尿病、高血压、高血脂人群的“红线”食物

我们所知道的营养素都来源于食物，而每种食物通常不只含一种营养素，营养素在不同食物中的含量也千差万别。超重或肥胖人群常常希望知道什么食物能量低，有利于控制体重；而血脂和胆固醇高的人往往迫切想知道，应该避免吃什么食物来控制血脂。

本章通过NutriData综合信息平台统计分析并排列出100种高能量的常见“红线”食物，读者可以根据自身健康需要，有针对性地挑选这些食物。以下各表均基于天然食物本身固有的营养素含量，不包括食物中额外添加的营养素或合成物，如强化食品和膳食补充剂等。

1.高能量食物速查表

能量是人体活动的动力，像汽车燃油产生的动力一样，没有就什么都不能做。人体在生命活动中不断从外界环境摄取食物，获取必需的营养物质，以维持机体代谢、呼吸、循环和肌肉收缩等功能。成年人的能量消耗主要用于维持基础代谢、身体活动和食物热效应；孕妇还包括满足胎儿的生长发育及母体子宫、胎盘、乳房等组织的增长和体脂储备等的能量需要；哺乳期女性还包括满足合成、分泌乳汁的能量需要；婴幼儿、儿童、青少年还包括满足生长发育的能量需要。孕妇、消瘦和营养不良的人，以及生长发育期的儿童、青少年应合理食用高能量的食物。

如果普通人摄入过多的高能量食物，长期累积会造成超重、肥胖以及代谢性疾病，这也是我们要知道食物能量高低的原因。

能量来源于食物中的脂肪、碳水化合物和蛋白质，通常通过公式计算获得：能量（kcal）=蛋白质（g）×4kcal+碳水化合物（g）×4kcal+脂肪（g）×9kcal。脂肪含量越高，食物的能量越高。

正常情况下，中等体力活动成人每天需要约2 100kcal（女）~ 2 550kcal（男）的能量。能量需要量的多少根据性别、年龄、体力活动的不同而变化。

高能量食物包括纯油脂类以及脂肪、蛋白质或碳水化合物含量高的食物（表1-2），如各种纯的动物油或植物油、坚果类（如杏仁、葵花籽、核桃、花生仁、腰果等）、肉类（如牛肉干、猪肉、腊肠等），以及巧克力、桃酥、全脂奶粉等。

表1-2 高能量食物速查表

单位：kcal/100g

食物名称	能量	食物名称	能量
辣椒油、棕榈油、胡麻油	900	山核桃	616
混合油（菜籽油+棕榈油）	900	花生酱	616
菜籽油、茶油、粟米油、豆油	899	腰果	615
红花油、花生油、葵花籽油	899	土豆片（炸）	615
小麦胚芽油、棉籽油	899	榛子（炒）	611
椰子油、橄榄油	899	葵花籽（生）	609
玉米油、色拉油、芝麻油	895 ~ 898	花生（炒）	601
牛油（炼）、猪油（炼）	895 ~ 898	黄油渣	599
鸭油（炼）、羊油（炼）	895 ~ 897	葵花籽（熟，原味）	591
黄油	888	花生仁（炒）	589
奶油	879	羊肉干	588
酥油	860	巧克力	586
牛油（板油）	835	腊肠	584
猪油（板油）	827	南瓜子（炒）	582
羊油（板油）	824	炸素虾（豆制品）	582
猪肉（肥）	807	西瓜子（炒）	582
白脱（牛油）	744	猪颈肉	577
松子仁	718	猪肋条肉	568
芝麻酱	687	榧子	560
松子（生）	665	黑芝麻	559
核桃（干）	646	粟米脆	553
油鸡枞	646	牛肉干	550
鸡蛋黄粉	644	芝麻南糖	548
松子（炒）	644	曲奇饼干	546
香榧子	644	鸡蛋粉	545
巧克力花生酱	633	鸭皮	538
杏仁（炸）	631	白芝麻	536
开心果（熟）	631	焦圈	534
榛子仁（熟）	628	维夫饼干[威化]	529
葵花籽（炒，咸）	625	麻花	527
杏仁（炒）	618	蛋酥卷	523

续表

食物名称	能量	食物名称	能量
开口笑	519	春卷	465
巧克力（黑）	516	雪米饼	463
凤尾酥	511	腐竹	461
香肠	508	奶皮子	460
人造奶油	504	豆腐皮	447
起酥	500	蚕豆（炸）	447
猪头皮	499	牛肉松	445
羊奶粉（全脂）	498	酥糖	444
腊肉	498	鸡肉松	440
核桃薄脆	493	江米条	440
油面筋	492	蛋糕（巧克力）	437
甜奶粉（全脂）	490	烤鸭（北京）	436
桃酥	483	饼干	435
奶粉（全脂）	478	牛奶糖	435
芥末	476	香肠（广东）	433
千岛沙拉酱	475	黄豆粉	432
方便面	473	花生牛轧糖	432
奶片	472	奶油饼干	431

资料来源：NutriData综合信息数据平台。

2. 高脂肪食物速查表

脂肪是人体所需能量的来源之一，能溶解和运输维生素A、维生素D、维生素E、维生素K，有助于人体组织器官的生长和修复。脂肪是婴幼儿及儿童脑部发育不可缺少的营养素，并有维持机体正常体温的作用。

高脂肪食物与高能量食物相仿（表1–3），“油”排在首位，约含100%的脂肪。除此之外，高脂肪的食物还有肉类和坚果类。畜肉类的脂肪含量高，且其中多为饱和脂肪酸。坚果类食物的脂肪含量也很高，可达50%，且脂肪酸以必需脂肪酸——亚油酸为主，是多不饱和脂肪酸的重要来源。

中国营养学会建议成人平均每天摄入脂肪的供能不超过总能量的30%，即每天摄入70 ~ 80g脂肪（其中包括油摄入量25g）。

表 1-3　高脂肪食物速查表

单位：g/100g

食物名称	脂肪	食物名称	脂肪
胡麻油	100.0	猪肋条肉	59.0
辣椒油	100.0	核桃（干）	58.8
棕榈油	100.0	松子（炒）	58.5
菜籽油	99.9	香榧子	57.0
茶油	99.9	杏仁（炸）	55.2
粟米油	99.9	鸡蛋黄粉	55.1
豆油	99.9	葵花籽仁	53.4
红花籽油	99.9	花生酱	53.1
花生油	99.9	开心果（熟）	53.0
混合油（菜籽油+棕榈油）	99.9	榛子仁（熟）	52.9
葵花籽油	99.9	葵花籽（炒，咸）	52.8
小麦胚芽油	99.9	芝麻酱	52.7
椰子油	99.9	杏仁（炒）	51.0
橄榄油	99.9	腰果	50.9
色拉油	99.8	山核桃	50.4
牛油（炼）	99.7	榛子（炒）	50.3
鸭油（炼）	99.7	鸭皮	50.2
芝麻油	99.7	腊肉	48.8
猪油（炼）	99.6	土豆片（炸）	48.4
玉米油	99.2	腊肠	48.3
核桃油	99.1	花生（炒）	48.0
羊油（炼）	99.0	羊肉干	46.7
黄油	98.0	黑芝麻	46.1
奶油	97.0	西瓜子仁	45.9
牛油（板油）	92.0	西瓜子（炒）	44.8
猪油（板油）	88.7	猪头皮	44.6
羊油（板油）	88.0	花生仁（炒）	44.4
沙拉酱	78.8	花生仁（生）	44.3
松子仁	70.6	薯圈	42.6
油鸡枞	66.3	香肠	40.7

续表

食物名称	脂肪	食物名称	脂肪
巧克力	40.1	猪五花肉	35.3
牛肉干	40.0	豆腐干	35.2
白芝麻	39.6	维夫饼干[威化]	35.2
鲭鱼	39.4	焦圈	34.9
烤鸭（北京）	38.4	鸭蛋黄	33.8
威化（巧克力）	38.4	春卷	33.7
香肠（广东）	37.3	起酥	31.7
锅巴（小米）	36.9	曲奇饼干	31.6
鸡蛋粉	36.2	麻花	31.5
咸肉	36.0	猪后臀尖	30.8
芝麻南糖	35.6	牛腩肉	29.3
肉鸡（肥）	35.4	鸡蛋黄	28.2

资料来源：NutriData综合信息数据平台。

3.高胆固醇食物速查表

胆固醇是人体内主要的固醇物质，广泛存在于全身各组织中。胆固醇不仅在脑和神经系统中含量丰富，也是合成维生素D、胆汁酸、类固醇激素的前体，对钙磷代谢、脂肪的消化吸收等物质代谢具有重要的作用。通常并不认为胆固醇是能量物质，因其与脂肪和慢性疾病关系密切，所以放在此处，以便查看。

人体内胆固醇的来源有两种——来自食物的外源性胆固醇和体内合成的内源性胆固醇。普通成人从每日膳食中可摄入约300 ~ 500mg的外源性胆固醇，主要来自动物性食物，如肉、肝、脑、其他内脏、蛋黄和奶油等。而人体每天合成的内源性胆固醇在1g左右，远高于外源性胆固醇的日摄入量。所以，膳食营养素参考摄入量和膳食指南都取消了膳食胆固醇＜300mg/d的推荐。

尽管目前对健康人群胆固醇的摄入不再严格限制，但是对膳食胆固醇敏感的人群和代谢障碍的人群（如糖尿病、高脂血症、动脉粥样硬化、冠心病等的患者），必须强调严格控制膳食胆固醇的摄入。胆固醇含量高的食物主要有蛋黄、动物脑和内脏（表1-4）。胆固醇含量高的食物通常饱和脂肪酸含量也较高。

表 1-4　高胆固醇食物速查表

单位：mg/100g

食物名称	胆固醇	食物名称	胆固醇
鸡蛋黄粉	2 850	羊肺	319
猪脑	2 571	墨鱼（干）	316
牛脑	2 447	牛肺	306
鸡蛋粉	2 251	猪头皮	304
羊脑	2 004	牛肝	297
鹅蛋黄	1 696	黄油	296
鸭蛋黄	1 576	猪肺	290
鸡蛋黄	1 510	羊肾	289
鸡蛋（土鸡）	1 338	鹅肝	285
鱿鱼（干）	871	明虾	273
鹅蛋	704	鱿鱼	268
鸡蛋	648	河蚬	257
咸鸭蛋（生）	647	虾脑酱	249
松花鸭蛋	608	乌鱼蛋	243
松花鸡蛋	595	鲍鱼	242
白皮鸡蛋	585	河虾	240
红皮鸡蛋	585	猪舌	230
鸭蛋	565	鸭胰	230
海米	525	墨鱼	226
鹌鹑蛋	515	扒鸡	211
贻贝（干）	493	奶油	209
猪肝（卤）	469	猪杂（卤）	208
猪脾[沙肝]	461	鸡（炸）	198
虾皮	428	石螺	198
猪肾[猪腰子]	392	鸡心	194
银鱼	361	酥油	193
鸡肝	356	对虾	193
羊肝	349	猪蹄	192
干贝	348	鸭肠	187
鸭肝	341	猪小肠	183

续表

食物名称	胆固醇	食物名称	胆固醇
基围虾	181	草虾	148
猪肝	180	赤贝	144
鸡肫	174	梭子蟹	142
鸡血	170	扇贝	140
牛肉松	169	猪大肠	137
羊肉干	166	泥鳅	136
母鸡	166	牛油（炼）	135
猪大排	165	蛏子	131
猪肚	165	黄鳝	126
鲇鱼	163	海蟹	125
奶油蛋糕	161	牛大肠	124
鹌鹑	157	羊肚	124
蛤蜊	156	鳜鱼	124
鸭肫	153	泥蚶	124
鹅肫	153	腊肉	123
牛油（板油）	153	贻贝	123
猪心	151	蛋清肠	122
黄油渣	150	鸭胸脯肉	121
羊大肠	150	老板鱼[孔鳐]	121
羊舌	148	龙虾	121

资料来源：NutriData综合信息数据平台。

4.高碳水化合物食物速查表

碳水化合物是一大类能产生能量的物质，如白糖、淀粉以及我们的主食大米、白面、薯类等，都是碳水化合物主要来源（表1-5）。食物中可消化的碳水化合物经过消化吸收，通过小肠和肝脏几乎全部转变为葡萄糖；葡萄糖可以通过氧化分解直接提供能量，是神经系统的主要能源，也是肌肉活动的主要燃料。碳水化合物还包括一些无法被消化的纤维素，它有吸水以及吸附脂肪的作用，可以促进排便，所以有助于改善肠道健康、调节血脂水平。

中国营养学会建议，推荐每天膳食碳水化合物供能比为总能量的50% ~ 65%。中国居民膳食指南推荐每天摄入200 ~ 300g的谷类食物。

表 1-5 高碳水化合物食物速查表

单位：g/100g

食物名称	碳水化合物	食物名称	碳水化合物
白砂糖	99.9	苹果脯	84.9
冰糖	99.3	奶糖	84.5
绵白糖	98.9	蜜枣	84.4
什锦糖果	98.9	茯苓夹饼	84.3
酸梅晶	98.4	粉条	84.2
四味粽子糖	98.3	地瓜干	83.9
橘子粉	97.5	煎饼	83.8
酸奶软糖	97.3	粉丝	83.7
猕猴桃晶	97.1	蜂蜜（油菜花）	83.7
菓珍	96.8	葡萄干	83.4
红糖	96.6	杏干	83.2
橘子晶	96.5	土豆粉	82.7
山楂晶	95.9	土豆淀粉	82.0
鲜橘晶	95.9	麦芽糖	82.0
桂花酸梅晶	95.4	杏脯	82.0
藕粉	93.0	阿胶枣	82.0
山楂球	92.6	红薯粉	80.9
豌豆粉丝	91.7	蜂蜜（硬蜜）	80.5
泡泡糖	89.8	牛奶饼干	80.3
马蹄软糖	89.6	沙棘果浆	80.2
蜂蜜（槐花）	89.5	香油炒面	80.1
麻香糕	88.7	果丹皮	80.0
空心脆枣	88.6	南瓜粉	79.6
牛奶糖	88.2	河粉	79.2
麻烘糕	87.2	玉米粒（干）	79.2
米粉	85.8	百合（干）	79.1
团粉	85.8	清凉杏肉	79.0
米花糖	85.8	魔芋粉	78.8
软糖（水果味）	85.6	梅脯	78.8
龙虾片	85.5	玉米糁	78.7
玉米淀粉	85.0	玉米面	78.4

续表

食物名称	碳水化合物	食物名称	碳水化合物
红果（干）	78.4	苏打饼干	76.2
糯米	78.3	通心面	75.8
粳米	78.1	蜂蜜	75.6
江米条	78.1	酥糖	75.6
籼米	78.0	花生牛轧糖	75.4
黑贡枣	78.0	饼干（夹心）	75.3
无花果（干）	77.8	棉花糖	75.3
小米面	77.7	挂面	75.1
桃脯	77.6	紫糯米	75.1
燕麦	77.4	小米	75.1
荔枝（干）	77.4	糜子	75.1
青梅果脯	77.4	糙米	75.0
稻米	77.2	青稞	75.0
香米	77.2	面粉	74.9
麦乳精	77.0	龙须面	74.7
黄米	76.9	高粱米	74.7
蛋黄酥	76.9	胡椒粉	74.7
金丝小枣	76.7	金糕条	74.6
桂圆干	76.2	全料蒸肉粉	74.3

资料来源：NutriData综合信息数据平台。

5. 高果糖食物速查表

碳水化合物即糖类，主要可分为单糖、寡糖和多糖。单糖、双糖主要存在于精制糖（如蔗糖、蜜糖、糖果等）、蔬菜以及奶制品中。多糖则主要存在于淀粉类食物中，例如谷类、面包、土豆等。

果糖和葡萄糖是食物中最常见的单糖。果糖的甜度是蔗糖的1.2 ~ 1.5倍，葡萄糖仅是蔗糖的0.7倍。果糖在很多水果、蔬菜中含量丰富，由于果糖口感好，甜度较高，所以人们在进食一些高果糖的食物和饮品时，很容易吃多，在不知不觉中增加总能量的摄入。长此以往，当总能量的摄入大于能量的消耗时，就容易导致超重和肥胖。由于果糖可以促进核酸的分解，增加尿酸的生成，因此痛风患者应减少高果糖食物的摄入。

果糖通常与蔗糖共存于水果和蜂蜜中（表1-6）。在一些水果中，蔗糖是甜味的主要来源，如桃、杏、李子和菠萝等，其甜味不受温度的影响。而在另一些水果，如葡萄、西瓜、梨和部分苹果中，甜味来源以果糖和葡萄糖为主，果糖的甜度随温度的降低而升高（该变化在40℃以下较为明显），因此它们往往赋予水果清凉的甜味。《中国居民膳食指南（2022）》推荐每日水果摄入量为200 ~ 350g，上限值与果糖限制相关。

表1-6 高果糖食物速查表

单位：g/100g

食物名称	总糖	葡萄糖	果糖	蔗糖
红枣[油枣]（山西保德）	25.8	11.5	12.3	2.0
海红果	13.2	5.4	7.8	Tr
桂七芒果	16.8	5.2	7.4	4.2
升底尖柿（富平）	15.1	7.7	7.4	Tr
红富士苹果	12.5	2.2	7.2	3.1
石榴	13.3	6.2	7.1	Tr
红星苹果	12.1	2.7	7	2.4
黄元帅苹果	13.6	2.0	6.7	4.9
枇杷（西山）	10.3	3.7	5.4	1.3
青皮木瓜	10.0	5.2	4.8	Tr
油柰（炎陵）	10.0	4.3	4.7	1.0
金兴芒果	16.0	1.0	4.6	10.4
金橘	14.4	4.7	4.6	5.1
柑橘	23.0	13.9	4.5	4.6
芒果（杉林）	15.6	0.5	4.4	10.7
白玉芒果	18.0	1.8	4.2	12.0
冬枣（江苏）	15.4	4.0	4.2	9.5
山下红蜜橘（洞口）	11.6	3.2	3.9	4.5
枣	17.9	3.7	3.7	10.5
桑葚	7.3	3.6	3.7	Tr
冰糖橙（永兴）	9.9	2.2	3.6	4.1
金橘（歙县）	9.8	3.6	3.6	2.5

续表

食物名称	总糖	葡萄糖	果糖	蔗糖
宫本蜜橘（洞口）	11.3	2.7	3.5	5.1
金柑（尤溪）	9.7	3.6	3.5	2.5
金梅猕猴桃（湘西）	9.5	2.9	3.5	3.2
蜜香橙	8.0	3.2	3.4	1.4
枇杷	5.7	2.7	3.1	Tr
红肉橙（澳洲）	11.6	1.5	3.0	7.1
火龙果（白心）	10.0	7.0	3.0	Tr
山楂	5.7	2.7	3.0	< 0.2
青玉香瓜	9.8	3.0	2.9	3.9
脐橙（道州）	10.0	1.6	2.8	5.6
大叶早蜜橘	9.3	2.8	2.8	3.7
脐橙（新宁）	9.2	2.3	2.7	4.2
绿宝甜瓜	8.3	2.8	2.7	2.8
水蜜桃	7.4	2.6	2.7	2.1
脐橙（顺昌）	10.5	2.6	2.6	5.3
芙蓉李（永泰）	6.9	2.6	2.6	1.7
紫皮百香果	9.8	2.6	2.5	4.6
宫本蜜橘	8.8	2.3	2.5	4.0
蜜橘（清江）	8.4	1.3	2.5	4.6
翠玉香瓜	7.1	2.5	2.5	2.1
苹果李（永泰）	5.7	2.5	2.5	0.7
山竹	16.6	2.2	2.4	12
丑橙（澳洲）	8.8	1.3	2.4	5.1
兴津蜜橘（洞口）	8.1	1.8	2.4	3.9
宫川蜜橘（洞口）	8.0	1.8	2.3	3.9
青柰（炎陵）	5.6	2.1	2.3	1.2
芦柑（永春）	10.4	2.1	2.2	6.1
芦柑（顺昌）	9.3	2	2.2	5.1
脐橙	8	1.9	2.2	3.9
新奇士脐橙（澳洲）	6.4	1.0	2.2	3.2
冬枣（广西）	12.8	2.2	2.1	8.5

续表

食物名称	总糖	葡萄糖	果糖	蔗糖
橘柚（建阳）	8.8	2.0	2.1	4.6
小籽甜瓜	7.9	1.9	2.1	4.0
椪柑（泸溪）	7.2	1.8	2.1	3.3
甜蜜3号香瓜	6.9	2.0	2.0	2.9
澳洲橙	9.7	1.9	1.9	5.9
人参果	7.7	1.2	1.9	4.5
沃柑	7.5	1.8	1.9	3.9
西梅（国产）	6.8	4.3	1.8	0.8
平和白心蜜柚	9.4	1.7	1.7	5.9
华南早蜜橘	8.7	1.5	1.7	5.5
红葱	3.4	1.0	1.7	0.6
金钱橘（紫阳）	9.0	1.4	1.6	6.0
余甘果	2.6	0.9	1.6	0.1
桃（猪血桃）	7.2	1.2	1.4	4.6
乌梅（靖州）	6.5	1.3	1.4	3.9
大葱（山西）	2.9	1.5	1.4	Tr
黄桃	8.1	1.4	1.3	5.4
春不老萝卜（白）	3.1	1.8	1.3	Tr
茭白	1.8	0.8	1.0	Tr
酸枣	5.0	0.9	0.9	3.2
毛桃	5.5	2.2	0.8	2.5
黄瓜（安徽）	1.5	0.7	0.8	Tr
文旦柚（仙游）	4.4	0.7	0.7	3.0
水芹（绿杆）	1.3	0.6	0.7	Tr
胜利红薯	3.8	0.6	0.6	2.6
芋头（安徽）	1.2	0.6	0.6	Tr
蕹菜[空心菜]	1.0	0.4	0.6	Tr
慈姑	1.3	0.5	0.5	0.4
水芹（白杆，茎）	0.9	0.4	0.5	Tr
芹菜（茎）	0.8	0.5	0.4	Tr
土豆（红皮）	0.7	0.4	0.2	Tr

续表

食物名称	总糖	葡萄糖	果糖	蔗糖
苋菜	0.1	Tr	0.1	Tr
木耳（干）	0.6	0.6	Tr	Tr
希森6号土豆（去皮）	0.4	0.2	Tr	0.2
落葵[木耳菜]	0.1	0.1	Tr	Tr
鱼腥草	17.1	—	—	—
红萝卜	11.7	—	—	—
胡萝卜（北京）	4.7	—	—	—
根芥菜[大头菜]	4.5	—	—	—
胡萝卜（黑龙江）	4.3	—	—	—
大葱（黑龙江）	3.8	—	—	—
大蒜（河南）	3.7	—	—	—
大蒜（浙江）	3.6	—	—	—
土老姜	2.9	—	—	—
青蒜、白萝卜	2.6	—	—	—
芋头（四川）	2.3	—	—	—
芝士烤土豆	1.7	—	—	—
青椒、西葫芦	1.4	—	—	—
线椒	1.3	—	—	—
红烧茄子	1.2	—	—	—
芋头（云南）	1.2	—	—	—
黄瓜（黑龙江）、广东菜心	1.1	—	—	—
手剥笋、菠菜	0.9	—	—	—
香椿	0.7	—	—	—
圆白菜、地瓜叶	0.6	—	—	—
山药	0.6	—	—	—
洋丝瓜苗、南瓜花（鲜）	0.4	—	—	—
蕹菜[空心菜]	0.1	—	—	—
洋紫荆（盐水泡）、阳荷	0.1	—	—	—

资料来源：中国疾病预防控制中心食物营养与监测数据。表格数据按果糖含量由高到低进行排序。

第二章

低能量食物速查表

——含量低也可以是优点

目前已知人体必需的营养素有四十余种，这些营养素均需从食物中获得。然而，任何营养素再好，都不是多多益善。营养素摄入过多，往往伴随能量摄入过多，长此以往会导致超重和肥胖，增加糖尿病、高血压、代谢综合征等疾病的患病风险。

实际上，每个人的个体差异很大，对各种营养素的需要量也各不相同，加上种族、地域、季节、特殊生理状态或者疾病等的差异，导致每个人对各种营养素的实际需求差别很大。老年人、需要控制体重的人、肾脏疾病患者等对某些营养素可能会有一些特殊的要求。如肾脏疾病患者摄入过多蛋白质会增加肾脏负担，加速疾病进展，因此日常饮食需要限制蛋白质的摄入量。

以下各表基于NutriData综合信息数据平台统计、分析和排列出了各营养素含量最低的前100种食物速查表，可根据自身健康需要，有针对性地挑选食物。

1. 低能量食物速查表

当需要减轻体重时，就一定要查找“低能量”食物。“想瘦”是一门大学问，会吃很重要。一般超重的人首次减重需要每天减少500kcal能量摄入。食物能量基本来源于脂肪、蛋白质和碳水化合物，所以能量低的食物是含以上三种宏量营养素少且水分含量高的食物，如各种新鲜蔬菜、水果等（表2-1）。超重和/或肥胖的人群应避免高能量的食物，挑选并进食低能量的食物。下表中几乎都是能量最低的食物。在实际减重膳食中，减少食物总量或增加水液体的量也是减少能量摄入的好办法。

表2-1 低能量食物速查表

单位：kcal/100g

食物名称	能量	食物名称	能量
灵蜜瓜[白兰瓜]	4	笋瓜	13
籽瓜	5	娃娃菜	13
白醋	6	乌菜[乌塌菜]	13
黄河蜜瓜（带皮）	6	芥菜（茎）、芹菜（茎）	13
地衣[地皮菜]	10	盖菜	13
冬瓜	10	西葫芦（带瓤）	14
酸白菜	10	节瓜	14
白瓜	12	迷你黄瓜	14
莴苣[生菜]	12	秋黄瓜	14

续表

食物名称	能量	食物名称	能量
大白菜	14	红萝卜	22
小白菜	14	青尖椒	22
油菜	14	苦瓜	22
豆腐脑	15	芹菜（茎）	22
番茄	15	茄子	23
菜心	15	南瓜	23
莴笋	15	萝卜缨[小萝卜]	23
莴笋叶	15	落葵[木耳菜]、观达菜	23
海带（浸）	16	竹笋	23
白萝卜	16	鲜蘑	24
绿豆芽	16	菜豆[四季豆]	24
葫芦	16	蒜黄、韭黄	24
黄瓜	16	油菜薹	24
结球甘蓝（绿）	17	圆白菜	24
西芹	17	芥蓝	24
南瓜藤	17	茼蒿	24
平菇	17	油豆角	25
草菇	18	樱桃番茄	25
柿子椒	18	秋葵	25
佛手瓜	18	韭菜	25
瓢儿白[上海青]	18	海参（水发）	25
西葫芦	19	香菇	26
鸡毛菜	19	彩椒	26
蕹菜[空心菜]	19	芥菜	26
菊苣	19	葱、小葱	27
芦笋	19	西蓝花[绿菜花]	27
丝瓜	20	茴香	27
菜花	20	菠菜	28
姜	21	木瓜	29
猴头菇	21	青萝卜	29
小水萝卜	21	白蘑菇	29
奶白菜	21	豆奶	30

续表

食物名称	能量	食物名称	能量
杨梅	30	苤蓝	32
鲜橘汁	30	啤酒	32
豆浆	31	香菜	33
杨桃、西瓜	31	哈密瓜	34
醋	31	芒果	35
金针菇	32	杏鲍菇	35
软梨	32	红肖梨	36
草莓	32	抱子甘蓝	36
胡萝卜	32	李子、杏	38

资料来源：NutriData综合信息数据平台。

2. 低脂肪食物速查表

脂肪是人体重要的体成分，可以为机体提供和储存能量。但是，摄入过多的脂肪会增加一些疾病的患病风险。特别是已有心血管疾病、高脂血症等疾病的人，更要注意减少脂肪的摄入。

低脂肪食物主要是指脂肪含量比较少的食物（表2-2）。常见的食物如谷类、水果、蔬菜、菌藻类等，都几乎不含脂肪或脂肪含量非常低。但是，如果这些食物经过油炸，脂肪含量则会升高。

表2-2　低脂肪食物速查表

单位：g/100g

食物名称	脂肪	食物名称	脂肪
豆汁	0.1	杏鲍菇	0.1
通心面	0.1	海带	0.1
玉米淀粉	0.1	祝光苹果	0.1
魔芋粉	0.1	梨	0.1
土豆淀粉	0.1	库尔勒香梨	0.1
粉条	0.1	苹果梨	0.1
鲜蘑	0.1	酥梨	0.1
平菇	0.1	香梨	0.1

续表

食物名称	脂肪	食物名称	脂肪
绿豆芽	0.1	小水萝卜	0.2
葫子[瓠子瓜]	0.1	青萝卜	0.2
佛手瓜	0.1	胡萝卜	0.2
葫芦	0.1	芥菜头	0.2
苦瓜	0.1	苤蓝	0.2
南瓜	0.1	豆角	0.2
栗面南瓜	0.1	西红柿	0.2
丝瓜	0.1	彩椒	0.2
蒜薹	0.1	菜瓜	0.2
韭薹	0.1	黄瓜	0.2
莴笋	0.1	西葫芦	0.2
春笋	0.1	冬瓜	0.2
冬笋	0.1	蒜黄	0.2
百合（鲜）	0.1	洋葱	0.2
芦笋	0.1	酸白菜	0.2
酱油	0.1	蕹菜[空心菜]	0.2
雪花梨	0.1	竹笋	0.2
雪梨	0.1	燕麦	0.2
沙果	0.1	马铃薯	0.2
桃	0.1	红薯	0.2
黄桃	0.1	粉丝	0.2
蜜桃	0.1	黑木耳（水发）	0.2
杏	0.1	羊血	0.2
西梅	0.1	鸡血	0.2
柿子	0.1	火鸡胸脯肉	0.2
芭蕉	0.1	苹果	0.2
菠萝	0.1	红香蕉苹果	0.2
哈密瓜	0.1	鸭梨	0.2
甜瓜	0.1	李子	0.2
白萝卜	0.1	布朗[黑布林]	0.2
芸豆角	0.1	冬枣	0.2
芒果	0.2	樱桃	0.2

续表

食物名称	脂肪	食物名称	脂肪
小白菜	0.3	白牛肝菌	0.4
芥蓝	0.3	红富士苹果	0.4
菠菜	0.3	红辣椒	0.4
绿苋菜	0.3	菜心	0.4
茼蒿	0.3	雪里蕻[芥菜]	0.4
金枪鱼肉	0.3	冬苋菜	0.4
米饭	0.3	香菜	0.4
香菇	0.3	茴香	0.4
国光苹果	0.3	莴苣[生菜]	0.4
黄元帅苹果	0.3	豆浆（甜）	0.5
西瓜	0.3	龙须面	0.5
油豆角	0.3	京白梨	0.5
青尖椒	0.3	枣（干）	0.5
面条（煮）	0.4	油菜	0.5
白蘑菇	0.4	鳕鱼	0.5
草菇	0.4	鲜贝	0.5

资料来源：NutriData综合信息数据平台。

3. 低胆固醇食物速查表

对于高胆固醇血症和脂肪代谢异常的人群，推荐选用低胆固醇的食物（表2-3）。植物性食物中一般不含胆固醇，动物性食物中，牛奶、某些鱼和瘦肉的胆固醇含量也相对较低（表2-4）。

表2-3　低胆固醇食物速查表

单位：mg/100g

食物名称	胆固醇	食物名称	胆固醇
酥油茶（原味）	3	海蜇皮	8
纯牛奶（脱脂）	4	纯牛奶（低脂）	9
豆奶	5	海蜇头	10
纯牛奶（全脂，蒙牛特仑苏）	8	奶酪（干）	11
多宝鱼	8	酸奶（低脂）	12

续表

食物名称	胆固醇	食物名称	胆固醇
酸奶	15	鸭翅	49
酸奶（果料）	15	火鸡胸脯肉	49
海鲈鱼	15	海参（水发）	50
纯牛奶（全脂）	17	鲅鱼	51
酸奶（脱脂）	18	奶疙瘩	51
文蛤	18	猪血	51
牛蛙	19	蒜肠	51
鲜牛奶（全脂）	21	牛蹄筋（熟）	51
鲫鱼	21	海参	51
鸡（烤）	26	杏仁露	52
甜奶粉（全脂）	28	牛后腱肉	54
黄姑鱼	30	猪里脊肉	55
羊乳	31	牛胸肉	56
奶豆腐（脱脂）	36	午餐肉	56
奶豆腐（鲜）	36	火腿肠	57
炼乳（甜）	36	羊蹄筋	58
鸭掌	36	火鸡腿肉	58
奶酪（低脂）	37	鳡鱼	58
叉烧肉	37	小泥肠	59
鲢鱼	38	兔肉	59
乳酸饮料（喜乐）	38	牛肉（瘦）	60
金枪鱼肉	39	羊瘦肉	60
牛肉（酱，五香）	41	鲭鱼	60
羊奶酪	42	牛腱子	62
鲅鱼肉	42	海参（干）	62
牛腩肉	44	牛里脊肉	63
方腿	45	花蛤蜊	63
鸭皮	46	色拉油	64
鲟鱼	46	奶片	65
风干肠	47	鸡胸脯肉	65
热狗肠	47	蟹肉	65
草鱼	47	武昌鱼	68

续表

食物名称	胆固醇	食物名称	胆固醇
大马哈鱼[鲑鱼]	68	糌粑	73
大腊肠	69	牛后腿肉	74
石斑鱼	70	驴肉	74
三鲜豆皮	70	鹅肉	74
速溶奶粉（全脂）	71	羊奶粉（全脂）	75
猪肉脯	71	牛肉（酱）	76
牛肋条肉	71	带鱼	76
牛前腿肉	71	鳓鱼	76
毛肚	71	小黄花鱼	76
海鳗	71	平鱼	77
咸肉	72	奶皮子	78
小红肠	72	罗非鱼	78
鲽鱼	73	香梭鱼	78

资料来源：NutriData综合信息数据平台。

表2-4　含300mg胆固醇食物速查表

单位：g

食物名称	食物量	食物名称	食物量
鸡蛋黄粉	10.5	松花鸡蛋	50.4
猪脑	11.7	白皮鸡蛋	51.3
牛脑	12.3	红皮鸡蛋	51.3
鸡蛋粉	13.3	鸭蛋	53.1
羊脑	15.0	海米	57.1
鹅蛋黄	17.7	鹌鹑蛋	58.3
鸭蛋黄	19.0	贻贝（干）	60.9
鸡蛋黄	19.9	猪肝（卤）	64.0
鸡蛋（土鸡）	22.4	猪脾[沙肝]	65.1
鱿鱼（干）	34.4	虾皮	70.1
鹅蛋	42.6	猪肾[猪腰子]	76.5
鸡蛋	46.3	银鱼	83.1
咸鸭蛋（生）	46.4	鸡肝	84.3
松花鸭蛋	49.3	羊肝	86.0

续表

食物名称	食物量	食物名称	食物量
干贝	86.2	基围虾	165.7
鸭肝	88.0	猪肝	166.7
羊肺	94.0	鸡肫	172.4
墨鱼（干）	94.9	鸡血	176.5
牛肺	98.0	牛肉松	177.5
猪头皮	98.7	羊肉干	180.7
牛肝	101.0	母鸡	180.7
黄油	101.4	猪大排	181.8
猪肺	103.4	猪肚	181.8
羊肾	103.8	鲇鱼	184.0
鹅肝	105.3	奶油蛋糕	186.3
明虾	109.9	鹌鹑	191.1
鱿鱼	111.9	蛤蜊	192.3
河蚬	116.7	鸭肫	196.1
虾脑酱	120.5	鹅肫	196.1
乌鱼蛋	123.5	牛油（板油）	196.1
鲍鱼	124.0	猪心	198.7
河虾	125.0	黄油渣	200.0
猪舌	130.4	羊大肠	200.0
鸭胰	130.4	羊舌	202.7
墨鱼	132.7	草虾	202.7
扒鸡	142.2	赤贝	208.3
奶油	143.5	梭子蟹	211.3
猪杂（卤）	144.2	扇贝	214.3
鸡（炸）	151.5	猪大肠	219.0
石螺	151.5	泥鳅	220.6
鸡心	154.6	牛油（炼）	222.2
酥油	155.4	蛏子	229.0
对虾	155.4	黄鳝	238.1
猪蹄	156.3	海蟹	240.0
鸭肠	160.4	牛大肠	241.9
猪小肠	163.9	羊肚	241.9

续表

食物名称	食物量	食物名称	食物量
鳜鱼	241.9	蛋清肠	245.9
泥蚶	241.9	鸭胸脯肉	247.9
腊肉	243.9	老板鱼[孔鳐]	247.9
贻贝	243.9	龙虾	247.9

资料来源：NutriData综合信息数据平台。

4.低蛋白质食物速查表

蛋白质是一切生命活动的物质基础，是人体细胞、组织以及多种具有重要生理功能物质的组成成分。人体的蛋白质含量约为体重的16%，每天体内有1% ~ 2%蛋白质分解并参与代谢。蛋白质是人体必需的三大宏量营养素之一，人体需要源源不断地摄入蛋白质，以保证正常运转。

虽然蛋白质有诸多重要的生理功能，但也不是吃得越多越好。人体无法储存蛋白质，过多的蛋白质需要通过肾脏代谢排出体外，这会增加肾脏负担，所以急性肾炎、肾功能不全、慢性肾病等疾病的患者，更需要控制蛋白质的摄入量。此外，动物性高蛋白食物通常伴随高脂肪和高胆固醇，且体内多余的蛋白质也会转化为脂肪，进而可导致肥胖等问题。

除纯油、纯淀粉类食物外，前500种低蛋白质的食物几乎都是水果、蔬菜及制品类（表2-5）。瓜果蔬菜的蛋白质含量一般在0.2 ~ 1.3g/100g可食部；叶菜和根茎类蔬菜蛋白质含量在1.3 ~ 2g/100g可食部；鲜蘑菇、液态奶蛋白质含量在2.5 ~ 3.0g/100g可食部。

中国营养学会建议，成年女性每天蛋白质摄入量为55g，成年男性为65g。

表2-5 低蛋白质食物速查表

单位：g/100g

食物名称	蛋白质	食物名称	蛋白质
土豆淀粉	0.1	小麦淀粉	0.2
库尔勒香梨	0.1	黄元帅苹果、金元帅苹果	0.2
白醋	0.1	红肖梨、京白梨、苹果梨	0.2
绵白糖	0.1	雪花梨、鸭梨	0.2
茶水	0.1	菠萝蜜	0.2
葡萄酒	0.1	麦芽糖	0.2
藕粉	0.2	粉皮、凉粉	0.2

续表

食物名称	蛋白质	食物名称	蛋白质
乌梅汁	0.2	西芹	0.6
金糕	0.2	红富士苹果	0.7
蜂蜜(槐花)、蜂蜜(油菜花)	0.2	李子	0.7
国光苹果	0.3	白萝卜	0.7
黄香蕉苹果	0.3	葫芦	0.7
梨	0.3	南瓜	0.7
酥梨	0.3	猕猴桃	0.8
香梨	0.3	橙	0.8
紫酥梨	0.3	杨梅	0.8
冬瓜	0.3	枇杷	0.8
米粉	0.4	芸豆角	0.8
豌豆粉丝	0.4	黄瓜	0.8
苹果	0.4	西葫芦	0.8
沙果	0.4	青梅	0.9
葡萄	0.4	杏	0.9
柿子	0.4	沙棘	0.9
木瓜	0.4	荔枝	0.9
山竹	0.4	西红柿	0.9
苹果酱	0.4	凉薯	0.9
桃酱	0.4	草莓	1.0
蜂蜜	0.4	红毛丹	1.0
啤酒	0.4	胡萝卜	1.0
黄桃	0.5	甜菜头	1.0
粉条	0.5	柿子椒	1.0
菠萝	0.5	苦瓜	1.0
西瓜	0.5	莴笋	1.0
桃	0.6	莴笋叶	1.0
蜜桃	0.6	草菇	1.1
布朗[黑布林]	0.6	枣	1.1
芒果	0.6	樱桃	1.1
杨桃	0.6	火龙果	1.1
菜瓜	0.6	茄子	1.1

续表

食物名称	蛋白质	食物名称	蛋白质
桂圆	1.2	黑木耳（水发）	1.5
心里美萝卜	1.2	无花果	1.5
茭白	1.2	蛇瓜	1.5
藕	1.2	大白菜	1.6
红辣椒	1.3	平菇	1.7
丝瓜	1.3	绿豆芽	1.7
油菜	1.3	萝卜缨	1.7
菜心	1.3	香椿	1.7
菊苣	1.3	冬枣、柿饼	1.8
小米粥	1.4	秋葵	1.8
红薯	1.4	山药	1.9

资料来源：NutriData综合信息数据平台。

第三章

食物脂肪酸和钠含量速查表

——科学控脂控钠，你吃对了吗

在当代饮食结构中，脂肪酸与钠如同“隐形双刃剑”，既维持着人体的基本功能，又可能成为慢性疾病的潜在推手。作为细胞膜的关键成分和能量载体，脂肪酸参与激素合成与抗炎反应；而钠作为电解质之首，调控着神经传导与体液平衡。然而，如果饮食中同时含饱和脂肪、反式脂肪、过量钠盐以及隐形钠中的2种及以上，健康风险可能会呈指数级增加，给我们的健康带来挑战。脂类是人体必需的宏量营养素之一，是脂肪和类脂的统称，包含甘油酯、磷脂、糖脂和固醇类。脂肪又称甘油三酯，是体内重要的储能和供能物质，约占体内脂类总量的95%；类脂主要包括磷脂和固醇类，约占全身脂类总量的5%，是细胞膜、机体组织器官，尤其是神经组织的重要组成成分。同时，脂类也是膳食中重要的营养素，烹调时赋予食物特殊的色、香、味，增进食欲。适量摄入脂类对满足机体生理需要，促进维生素A、维生素E等脂溶性维生素的吸收和利用，以及维持人体健康发挥着重要作用。

固醇类包括动物体内的胆固醇和植物体内的植物固醇（又称植物甾醇）。人体每日可摄入食物来源的胆固醇约300 ~ 500mg，主要来自动物内脏、蛋黄、奶油及肉类等。此外，人体自身还可以合成内源性胆固醇，肝脏和肠壁是体内合成胆固醇最旺盛的组织。一般情况下，人体每日可合成的胆固醇量约为1g。近年来的研究及Meta分析结果均未发现胆固醇摄入量与冠心病的发病和死亡相关，因此，目前对健康人群胆固醇的摄入量不再严格限制。而且，适量的胆固醇摄入被认为是人体必需的，可以帮助修复受损的血管壁。然而，对膳食胆固醇敏感的人群和存在代谢障碍（如糖尿病、高脂血症、动脉粥样硬化、冠心病等）的人群，必须严格控制膳食胆固醇和饱和脂肪酸的摄入量。

食物中的脂类主要是甘油三酯，来源包括动物性食物和植物性食物两种。脂肪酸是构成脂肪的成分，根据脂肪酸链的饱和程度可分为饱和脂肪酸、单不饱和脂肪酸和多不饱和脂肪酸三种。猪油、奶油、牛油等动物性油脂含饱和脂肪酸40% ~ 60%，植物性油脂则主要含不饱和脂肪酸。

饱和脂肪酸（saturated fatty acid，SFA）是指碳链中不含双键的脂肪酸；单不饱和脂肪酸（monounsaturated fatty acid，MUFA）指碳链中含有一个双键的脂肪酸；多不饱和脂肪酸（polyunsaturated fatty acid，PUFA）指碳链中含两个及两个以上双键的脂肪酸。

在多不饱和脂肪酸中，有重要生物学意义的是n-3和n-6系列，包括亚油酸（linolenic acid，LA）、α-亚麻酸（α-linolenic acid,LNA）、花生四烯酸（arachidonic acid，AA）、二十碳五烯酸（eicosapentaenoic acid，EPA）、二十二碳五烯酸（docosapentaenoic acid，DPA）、二十二碳六烯酸（docosahexoenoic acid，DHA）等。日常生活中大家所熟识的深海鱼油就含有丰富的DHA和EPA。常见脂肪酸的缩写和表达形式见表3-1。

摄入适量的n-3、n-6脂肪酸可有助于提高视力、促进大脑发育、增强免疫力，并且可以降低血脂，减少心血管疾病的发生风险。

必需脂肪酸亚油酸（n-6）和α-亚麻酸（n-3）人体自身无法合成，必须靠膳食脂肪提供。而且人体可以通过亚油酸和α-亚麻酸合成其他不饱和脂肪酸，如DHA、EPA、AA等。n-3、n-6脂肪酸在鱼类和鱼油中含量较高，日常食物中含量都不高（表3-2）。素食者可以通过适当提高α-亚麻酸和DHA的摄入量来补充。

中国营养学会建议，我国成人摄入的n-3脂肪酸供能占总能量的0.5% ~ 2%，n-6脂肪酸的供能占2.5% ~ 9%，EPA和DHA的总摄入量在250 ~ 2 000mg/d。

钠是维持体液平衡、血压稳定及能量代谢的关键常量元素，主要通过食盐和含钠调味品（如酱油、味精）摄入。加工食品（如腌制肉类、酱菜、发酵豆制品）钠含量高，而天然食物（如未加工果蔬、谷物）钠含量较低。需要注意，食盐钠含量占比约40%，因此“控盐”的本质是“控钠”。过量摄入钠会加重肾脏负担，引发水钠潴留，甚至导致肾功能损伤，同时增加高血压、脑卒中及胃癌风险。特殊人群（如高血压、肾病患者）须严格限制钠摄入量，尽量选择低钠饮食以降低健康隐患。

中国营养学会提出，成人每天钠的适宜摄入量为1 500mg，65岁以上老年人为1 400mg。从预防高血压等慢性疾病的角度考虑，建议钠摄入量 < 2 000mg/d。

表3-1　常见脂肪酸的缩写和简写表达式

名称	简写表达式	常用缩写形式
亚油酸	C18:2,n-6,9 all cis	LA
α-亚麻酸	C18:3,n-3,6,9 all cis	ALNA
γ-亚麻酸	C18:3,n-6,9,12 all cis	GLNA
花生四烯酸	C20:4,n-6,9,12,15 all cis	AA
二十碳五烯酸	C20:5,n-3,6,9,12,15 all cis	EPA
二十二碳五烯酸	C22:5,n-3,6,9,12,15 all cis	DPA
二十二碳六烯酸	C22:6,n-3,6,9,12,15,18 all cis	DHA

表3-2　含n-3/n-6脂肪酸较多的食物

单位：/100g

食物名称	脂肪/g	总脂肪酸/g	脂肪酸占总脂肪酸百分比/%			
			ALNA/GLNA	EPA	DPA	DHA
草鱼	5.2	3.6	4.7	0.2	0.1	0.6
黄鳝	1.4	1.0	4.9	0.3	0.5	0.8
鲤鱼	4.1	2.9	3.9	1.1	0.2	0.5
罗非鱼	1.0	0.7	3.8	1.3	2.7	9.6

续表

食物名称	脂肪/g	总脂肪酸/g	脂肪酸占总脂肪酸百分比/%			
			ALNA/GLNA	EPA	DPA	DHA
泥鳅	2.0	1.4	5.8	3.7	3.0	2.9
黑鱼	1.2	0.8	6.6	2.4	0.9	6.3
鲇鱼	3.7	2.6	0.7	1.7	0.5	3.4
鲫鱼	2.7	1.9	5.1	1.6	0.4	1.1
鲮鱼	2.1	1.5	6.7	2.8	0.7	7.3
河鳗	10.8	7.6	4.1	2.6	2.3	6.2
胖头鱼	2.2	1.5	4.3	3.6	1.1	4.2
参鱼	3.4	2.4	3.5	4.1	1.0	7.7
带鱼	4.9	3.4	1.8	1.9	1.0	5.3
鳀鱼	12.8	9.0	3.3	5.2	2.8	13.9
丁香鱼（干）	3.1	2.2	1.6	4.1	2.1	9.2
海鳗	5.0	3.5	3.9	3.7	2.1	8.3
黄姑鱼	7.0	4.9	0.2	4.8	1.8	7.9
大黄花鱼	2.5	1.8	3.6	2.7	0.6	5.1
橡皮鱼	0.6	0.4	0.3	7.0	1.9	22
沙丁鱼	1.1	1.0	9.5	6.7	1.3	9.9
香梭鱼	9.0	6.3	2.6	3.8	2.0	9.9
快鱼	8.5	6.0	1.2	2.6	0.8	5.6
鲭鱼	39.4	27.6	1.9	7.2	1.1	11.4
金枪鱼肉	0.3	0.3	0	Tr	—	40.7
鲅鱼肉	0.3	0.3	0	Tr	—	40.4
平鱼	4.1	3.2	0.3	3.1	—	11.8
石斑鱼	2.9	2.3	1.8	8.1	—	13.0
小黄花鱼	13.9	11.5	1.3	7.2	—	14.9
海鲈鱼	3.3	2.6	3.2	3.0	—	8.6
金钱鱼	2.9	2.5	1.2	2.3	—	10.8
大马哈鱼[鲑鱼]	15.8	14.5	7.7	3.5	—	4.9
鱼片（干）	3.4	2.4	0.2	9.2	2.1	22.7
海蟹	2.3	1.6	9.4	1.9	3.6	3.7
青蟹	1.6	1.1	5.1	16.7	0.8	12.0
鲍鱼	0.8	0.6	5.6	4.1	0.2	2.4
赤贝	0.6	0.4	5.2	1.4	1.5	3.3

续表

食物名称	脂肪/g	总脂肪酸/g	脂肪酸占总脂肪酸百分比/%			
			ALNA/GLNA	EPA	DPA	DHA
生蚝	1.5	1.1	8.3	8.7	Tr	6.9
牡蛎肉	1.5	1.1	1.8	16.8	—	12.5
鲜扇	0.3	0.2	0.4	14.7	—	32.4
蛤蜊	0.6	0.4	4.8	5.5	2.9	3.3
花蛤蜊	0.6	0.4	0.8	15.6	—	24.8
文蛤	0.9	0.7	1.5	17.5	—	11.3
牛角江珧蛤	0.5	0.3	0.8	18.8	—	33.6
墨鱼	0.9	0.6	4.4	9.7	1.1	24.8
鱿鱼	0.8	0.6	0	10.6	—	39.0

资料来源：NutriData综合信息数据平台。

1. 油脂中脂肪酸含量速查表

油脂是家庭烹调的原料，也是重要的食品工业原料。油脂会赋予食品风味，并帮助香气散发，增加消费者的食欲。从植物种子及果实、动物组织或微生物中提取出的油脂称为天然油脂，常温下呈液态的称为“油”，如豆油、黄油；呈固态或半固态的称为“脂”，如可可脂。其中，一年生草本植物油料和木本植物油料的油脂大部分以不饱和脂肪酸为主要组分；而动物来源的油脂则以饱和脂肪酸为主（表3-3）。

表3-3 油脂中脂肪酸含量速查表

单位：/100g

食物名称	水分/g	脂肪/g	胆固醇/mg	脂肪酸/g			
				总脂肪酸	SFA	MUFA	PUFA
胡麻油	—	100.0	—	95.6	7.7	32.0	52.3
辣椒油	Tr	100.0	—	95.6	6.5	64.5	23.1
棕榈油	Tr	100.0	—	95.6	77.1	15.8	2.7
米糠油	—	100.0	—	95.6	17.2	40.3	34.6
亚麻籽油	—	100.0	—	95.6	8.1	18.7	67.7
油茶籽油	—	100.0	—	95.6	8.8	77.2	8.8
花椒油	—	100.0	—	95.6	12.2	34.2	46.4

续表

食物名称	水分/g	脂肪/g	胆固醇/mg	脂肪酸/g			
				总脂肪酸	SFA	MUFA	PUFA
麻辣油	—	100.0	—	95.6	9.7	48.9	33.3
芥末油	—	100.0	—	95.6	13.9	23.4	55.5
红花油	—	99.9	0	95.6	8.2	13.7	73.6
小麦胚芽油	—	99.9	0	—	—	—	—
椰子油	—	99.9	0	94.2	86.1	6.5	1.6
橄榄油	Tr	99.9	0	95.6	13.5	75.1	6.8
菜籽油	0.1	99.9	—	95.6	7.0	61.2	25.7
茶油	0.1	99.9	—	95.6	9.5	78.0	7.5
粟米油	0.3	99.9	—	—	—	—	—
豆油	0.1	99.9	—	95.6	15.0	22.7	55.4
花生油	0.1	99.9	—	95.6	18.4	42.5	33.0
混合油（菜籽油+棕榈油）	—	99.9	—	—	—	—	—
葵花籽油	0.1	99.9	—	95.6	10.9	30.2	51.6
色拉油	0.2	99.8	64	—	—	—	—
棉籽油	0.1	99.8	—	—	—	—	—
牛油（炼）	0.2	99.7	135	—	—	—	—
鸭油（炼）	0.3	99.7	83	—	—	—	—
芝麻油	0.1	99.7	—	95.6	13.9	37.8	42.0
猪油（炼）	0.2	99.6	93	—	—	—	—
玉米油	0.2	99.2	—	95.6	29.2	29.2	50.1
核桃油	—	99.1	—	94.7	7.2	18.6	68.8
羊油（炼）	0.1	99.0	107	—	—	—	—
黄油	0.5	98.0	296	92.6	52.0	34.0	5.8
奶油	0.7	97.0	209	91.7	42.8	31.4	17.4
牛油（板油）	6.2	92.0	153	—	—	—	—
猪油（板油）	4.0	88.7	110	—	—	—	—
羊油（板油）	4.0	88.0	110	—	—	—	—
酥油	14.0	74.9	193	71.3	46.5	17.0	1.5
蛤蟆油	39.0	24.6	—	1.3	0.4	0.4	0.5
可可粉	7.5	8.4	—	7.9	4.6	3.0	0.3

资料来源：NutriData综合信息数据平台。

2. 肉类食物中脂肪酸含量速查表

中国是世界上最早驯化和饲养家畜、家禽的国家之一，肉食对人类的营养、生存及发展起着极为重要的作用。畜肉中的脂类含量与肌肉间脂肪组织的分布与含量有着密切关系。其中，猪肉的脂肪含量最高，羊肉次之，牛肉最低。家畜的内脏脂肪含量不高，脑的脂肪含量高于肌肉和内脏，约在10% ~ 11%。

脂肪在禽肉中含量仅次于肌肉，是重要的组织之一。脂肪含量的多少直接决定肉的多汁性和嫩度。在禽类中，火鸡和鹌鹑的脂肪含量较低，在3%以下；鸡和鸽子的脂肪含量相近，在14% ~ 17%之间；鸭和鹅的脂肪含量达20%左右。家禽的心脏含脂肪9% ~ 12%，其他内脏的脂肪含量与家畜相近（表3–4）。

表3–4　肉类食物中脂肪酸含量速查表

单位：/100g

食物名称	水分/g	脂肪/g	胆固醇/mg	脂肪酸/g			
				总脂肪酸	SFA	MUFA	PUFA
猪肋条肉	31.1	59.0	109	56.2	20.7	25.6	6.8
腊肠	8.4	48.3	88	46.0	18.4	22.5	4.8
羊肉干	9.1	46.7	166	—	—	—	—
猪头皮	30.6	44.6	304	42.5	13.1	21.0	4.4
香肠	19.2	40.7	82	37.0	14.8	18.1	3.9
牛肉干	9.3	40.0	120	38.1	38.1	0	0
烤鸭（北京）	38.2	38.4	—	36.3	12.7	19.7	4.1
香肠（广东）	33.5	37.3	94	33.9	13.5	16.6	3.5
肉鸡（肥）	46.1	35.4	106	8.9	3.1	3.7	2.2
猪五花肉	56.8	35.3	98	33.6	12	19.5	2.1
猪后臀尖	54.0	30.8	87	29.4	10.8	13.4	3.6
牛腩肉	57.6	29.3	44	27.9	14.7	13.3	0.3
猪皮	46.9	28.1	100	26.8	10.7	15.2	0.9
火腿（金华）	48.7	28.0	98	25.5	8.2	14.0	2.6
猪后肘	57.6	28.0	79	25.5	9.4	11.6	3.1
火腿	47.9	27.4	120	24.9	9.2	13.1	2.5

续表

食物名称	水分/g	脂肪/g	胆固醇/mg	脂肪酸/g			
				总脂肪酸	SFA	MUFA	PUFA
肉酥	2.4	27.1	—	24.0	7.7	11.7	4.5
小泥肠	56.4	26.3	59	23.9	9.5	11.7	2.5
盐水鸭	51.7	26.1	81	24.7	7.5	12.4	4.8
蒜肠	52.5	25.4	51	23.1	9.2	11.3	2.4
猪小排	60.0	25.3	120	23.0	10.6	11.3	1.1
热狗肠	51.3	25.2	47	22.4	17.2	4.8	0.4
猪肘棒（熟）	49.5	24.5	108	22.3	7.3	12.6	2.4
风干肠	55.8	23.3	47	21.2	8.5	10.4	2.2
小红肠	56.2	23.2	72	21.1	8.4	10.3	2.2
猪前肘	56.2	22.9	79	21.8	3.3	15.3	3.2
蛋清肠	55.1	22.8	122	20.7	8.4	10.5	1.8
烧鹅	52.8	21.5	116	20.3	6.4	10.6	3.1
猪大排	58.8	20.4	165	23.0	10.6	11.3	1.1
大腊肠	54.9	20.1	69	18.3	7.3	9.0	1.9
鹅	61.4	19.9	74	18.8	5.5	10.2	3.1
鸭舌	62.6	19.7	118	18.6	3.5	11.5	3.5
鸭	63.9	19.7	94	18.6	5.6	9.3	3.6
猪蹄	58.2	18.8	192	17.1	6.3	7.8	2.1
猪大肠	73.6	18.7	137	17.0	7.7	7.2	2.0
鸭（酱）	53.6	18.4	107	17.4	5.9	9.2	2.3
猪蹄（熟）	55.8	17.0	86	15.5	4.4	9.7	1.4
鸡（烤）	55.4	16.9	26	16.0	4.1	8.6	3.2
母鸡	56.0	16.8	166	8.9	3.1	3.7	2.2
鸡爪	56.4	16.4	103	15.5	3.8	8.4	3.4
鸡肉松	4.9	16.4	81	15.5	5.2	9.8	0.4
午餐肉	59.9	15.9	56	14.5	5.0	8.2	1.4
牛肉松	2.7	15.7	169	14.4	2.5	3.6	8.3
火腿肠	61.5	14.6	13	13.0	7.4	5.2	0.3
羊舌	60.9	14.2	148	13.0	6.6	5.9	0.5
鸽	66.6	14.2	99	13.4	3.3	8.2	1.8

续表

食物名称	水分/g	脂肪/g	胆固醇/mg	脂肪酸/g			
				总脂肪酸	SFA	MUFA	PUFA
羊肉（熟）	61.7	13.8	88	12.6	5.7	5.9	0.6
山羊肉（酱）	45.7	13.7	92	12.5	6.1	5.5	1.0
牛舌	66.7	13.3	92	12.2	5.7	5.6	0.5
猪腿肉	67.6	12.8	79	11.6	4.3	5.3	1.4
猪舌	70.2	12.4	230	11.3	5.3	5.3	0.6
牛肉（酱）	50.7	11.9	76	10.9	5.5	4.6	0.9
鸡心	70.8	11.8	194	9.3	2.7	4.0	2.7
羊肉串（电烤）	52.8	11.6	93	10.6	4.9	4.8	0.9
羊肉串（炸）	57.4	11.5	109	10.5	2.7	3.5	4.3
鸡翅	63.3	11.5	81	10.9	5.6	5.1	0.1
牛脑	75.1	11.0	2 447	6.2	3.0	2.8	0.1
扒鸡	56.0	11.0	211	10.4	3.3	4.8	2.3
羊脑	76.3	10.7	2 004	6.0	2.3	2.4	1.3
火腿肠	57.4	10.4	57	9.5	3.8	4.7	1.0
羊肉串（炭烤）	58.7	10.3	110	9.4	4.0	4.2	1.2
猪脑	78.0	9.8	2 571	5.5	2.4	2.7	0.4
叉烧肉	60.4	9.8	37	8.7	2.1	5.2	1.4
鸭心	74.5	8.9	120	7.0	2.2	3.7	1.1
手抓羊肉	62.9	8.8	95	8.1	1.1	4.7	2.2
猪肉脯	11.2	8.8	71	7.8	3.4	3.6	0.8
猪肝	56.4	8.3	469	6.2	3.0	2.5	0.7
猪肾[猪腰子]	75.0	8.1	392	5.9	4.4	1.5	0
猪里脊肉	74.7	7.9	55	7.2	2.7	3.3	0.9
鸡（卤）	54.4	7.9	—	7.5	2.3	2.9	1.9
鸭肠	77.0	7.8	187	7.4	2.3	4.0	1.1
鸭肝	76.3	7.5	341	5.6	2.8	2.0	0.8
鸡腿	71.7	7.2	99	6.8	2.4	3.8	0.6
鸡	70.5	6.7	106	8.9	3.1	3.7	2.2
羊肉	72.5	6.5	82	7.4	4.2	2.4	0.8
羊胸脯肉	73.6	6.2	89	5.7	2.9	2.4	0.4

续表

食物名称	水分/g	脂肪/g	胆固醇/mg	脂肪酸/g			
				总脂肪酸	SFA	MUFA	PUFA
猪肉（瘦）	71.0	6.2	81	7.1	3.0	3.6	0.5
羊心	77.7	5.5	104	4.3	2.2	1.7	0.4
牛肋条肉	75.1	5.4	71	4.9	2.6	2.1	0.2
猪心	76.0	5.3	151	4.2	1.7	1.6	0.9
猪肚	78.2	5.1	165	4.6	2.4	1.8	0.4
鸡肝	74.4	4.8	356	3.6	1.7	1.2	0.6
猪肝	72.6	4.7	180	3.5	2.1	1.3	0.1
羊脖肉	71.0	4.6	85	4.2	2.2	1.7	0.3
马肉	74.1	4.6	84	4.2	1.6	1.5	1.1
羊颈肉	71.0	4.6	85	4.2	2.2	1.7	0.3
牛肝	68.7	3.9	297	2.9	1.6	0.8	0.5
猪肺	83.1	3.9	290	3.5	1.5	1.5	0.4
羊肝	69.7	3.6	349	2.7	1.3	1.2	0.3
牛心	77.2	3.5	115	2.8	1.4	1.0	0.4
鹅肝	70.7	3.4	285	2.5	1.6	0.5	0.3
羊肚	81.7	3.4	124	3.1	0.9	1.5	0.7
羊后腿肉	75.1	3.2	86	2.9	1.4	1.1	0.4
驴肉	73.8	3.2	74	2.9	1.2	1.1	0.6
鹌鹑	75.1	3.1	157	2.9	1.1	1.0	0.8
羊肾	78.2	2.8	289	2.1	0.3	0.9	0.8
鸡胗	73.1	2.8	174	2.6	1.0	1.0	0.6
驴肉（酱）	61.4	2.8	116	2.6	1.2	0.8	0.7
牛肺	78.6	2.5	306	2.3	1.2	0.9	0.2
牛肉（瘦）	73.7	2.5	60	2.9	1.4	1.3	0.1
羊肺	77.7	2.4	319	2.2	1.3	0.7	0.3
牛肾	78.3	2.4	295	1.8	1.0	0.5	0.3
羊大肠	83.4	2.4	150	2.2	1.3	0.7	0.1
牛大肠	85.9	2.3	124	2.1	1.3	0.6	0.1
乌骨鸡	73.9	2.3	106	2.2	1.3	0.6	0.2
兔肉	76.2	2.2	59	2.0	0.8	0.5	0.7

续表

食物名称	水分/g	脂肪/g	胆固醇/mg	脂肪酸/g			
				总脂肪酸	SFA	MUFA	PUFA
猪小肠	85.4	2.0	183	1.8	0.8	0.5	0.4
牛后腿肉	74.9	2.0	74	1.8	0.9	0.8	0.1
驴肉（卤）	63.1	1.9	95	1.7	0.4	1.1	0.2
毛肚	85.6	1.9	71	1.5	0.8	0.6	0.2
鸡胸脯肉	71.7	1.9	65	1.8	1.0	0.7	0.1
猪肾	80.6	1.8	430	1.3	1.0	0.3	0
牛前腿肉	74.9	1.8	71	1.6	0.9	0.7	0.1
羊里脊肉	75.4	1.6	107	1.5	0.7	0.6	0.2
牛肚	83.4	1.6	104	1.5	0.6	0.6	0.1
鸭胸脯肉	78.6	1.5	121	—	—	—	—
鸭胗	77.8	1.3	153	1.2	0.4	0.6	0.2
牛前腱肉	72.2	1.3	80	1.2	0.6	0.5	0.1
火鸡腿肉	77.8	1.2	58	1.1	0.4	0.5	0.2
牛后腱肉	75.6	1.0	54	0.9	0.5	0.4	0
牛里脊肉	73.2	0.9	63	0.8	0.4	0.4	0
牛蹄筋	62.0	0.5	—	0.4	0.1	0.3	0
鸭血	72.6	0.4	95	0.4	0.2	0.1	0.1
猪血	85.8	0.3	51	0.3	0.1	0.1	0.1
鸡血	87.0	0.2	170	0.2	0.1	0.1	0
羊血	85.0	0.2	92	0.2	0.2	0	0

资料来源：NutriData综合信息数据平台。

3.奶蛋类食物中脂肪酸含量速查表

乳与乳制品营养丰富，成分齐全，容易消化。按照哺乳动物来源不同，可将乳类分为牛乳、羊乳、骆驼乳、马乳等，其中牛乳是人类利用最多的动物乳，占乳制品消费量的95%。以生鲜牛/羊乳及其制品为主要原料，经加工制成的产品称为乳制品。不同来源的乳中脂肪酸组成有较大的差别，牛乳、羊乳中以饱和脂肪酸为主，而骆驼乳和人乳中饱和脂肪酸含量与不饱和脂肪酸含量为1∶1。膳食脂肪的消化率与其熔点密切相关，熔点低于体温的脂肪消化率较高。不饱和脂肪酸占比较高的脂肪熔点较低，因此人乳、骆驼乳脂肪的消化率高于牛、羊乳脂肪。乳脂肪是高质量的脂肪，以微脂肪球的形式存在，颗粒细小，呈高度乳化状态，其消化率在95%以上，容易被人体消化吸收。乳脂肪含有人体所需的必需脂肪酸和磷脂，同时还是脂溶性维生素（包括维生素A、维生素D、维生素E、维生素K及胡萝卜素）的重要来源（表3-5）。

禽蛋是各种可食用的鸟类蛋的统称，是人类已知天然的营养相对完善的食品之一。禽蛋能够提供极为均衡的蛋白质、脂类、糖类、矿物质和维生素。禽蛋内含有丰富的磷脂和固醇类等特别重要的营养素，易被人体吸收利用。蛋清中脂肪含量极少，98%的脂肪存在于蛋黄中，并且蛋黄中的脂肪几乎全部以与蛋白质结合的良好乳化形式存在，因而消化吸收率高（表3-6）。

表3-5 奶类食物中脂肪酸含量速查表

单位：/100g

食物名称	水分/g	脂肪/g	胆固醇/mg	脂肪酸/g			
				总脂肪酸	SFA	MUFA	PUFA
奶酪（光明）	43.0	28.4	—	26.8	19.6	6.4	0.7
奶粉（全脂，伊利）	3.0	26.0	65	24.6	15.3	8.3	1.0
羊奶粉（全脂）	1.4	25.2	75	23.8	14.0	7.3	1.1
奶酪（干）	43.5	23.5	11	22.2	12.9	7.4	1.9
甜奶粉（全脂）	2.2	22.9	28	21.6	14.6	5.5	0.9
奶粉（全脂）	2.6	22.3	79	13.9	12.0	6.2	1.1
甜奶粉（全脂，伊利）	3.2	21.0	28	19.8	15.1	4.2	0.4
酸奶酪	11.2	20.4	120	19.3	18.3	0.9	0.1
速溶奶粉（全脂）	2.3	18.9	71	17.9	10.4	5.3	1.1
儿童配方奶粉（完达山）	—	18.0	—	17.0	9.2	5.3	2.6
奶疙瘩	8.9	15.0	51	14.2	11.9	2.1	0.2
奶粉（低脂，高钙高铁）	3.6	11.9	49	10.4	7.5	2.6	0.2
奶酪（低脂）	48.0	11.6	37	11.0	9.5	1.4	0
奶粉（低脂，高钙高铁，伊利）	3.1	11.0	49	10.4	7.5	2.6	0.2
甜炼乳	26.2	8.7	36	8.2	5.1	2.7	0.4
奶豆腐（鲜）	31.9	7.8	36	7.4	6.5	0.3	0.1
鲜牛奶（全脂，辉山鲜博士）	87.3	4.3	31	4.0	2.6	1.1	0.2
纯牛奶（全脂，伊利金典）	86.3	4.1	23	4.0	2.5	1.2	0.2

续表

食物名称	水分/g	脂肪/g	胆固醇/mg	脂肪酸/g			
				总脂肪酸	SFA	MUFA	PUFA
纯牛奶（全脂，圣牧）	86	4.1	15	4.0	2.6	1.1	0.2
牛奶（蒙牛特仑苏，醇纤）	86.3	4.0	10	4.0	2.6	1.1	0.2
纯牛奶（全脂，蒙牛特仑苏）	86.8	4.0	8	4.0	2.5	1.2	0.2
纯牛奶（全脂，伊利）	87.8	3.9	22	4.0	2.5	1.2	0.2
纯牛奶（全脂，三元）	86.9	3.9	1	3.6	2.4	1.1	0.1
纯牛奶（全脂，蒙牛）	87.3	3.8	22	4.0	2.5	1.2	0.2
舒化奶（伊利）	87.0	3.8	18	4.0	2.6	1.1	0.2
纯牛奶（全脂，乐百氏）	87.4	3.8	4	3.5	2.3	1.0	0.1
纯牛奶（全脂，辉山）	87.4	3.7	30	4.0	2.6	1.1	0.2
鲜牛奶（全脂，完达山）	87.4	3.7	29	4.0	2.7	1.1	0.2
牛奶（完达山臻醇）	86.8	3.7	28	4.0	2.7	1.1	0.1
鲜牛奶（全脂）	87.1	3.7	21	3.5	2.3	1.0	0.1
纯牛奶（全脂，明治醇壹）	87.2	3.7	20	4.0	2.5	1.2	0.2
鲜牛奶（全脂，一鸣）	87.2	3.6	23	3.0	2.0	0.9	0.1
纯牛奶（全脂，现代牧业）	87.3	3.6	21	3.0	1.9	0.9	0.1
纯牛奶（全脂，新希望复原乳）	88.2	3.6	21	3.0	2.1	0.7	0.1
鲜牛奶（全脂，现代牧场）	87.8	3.6	20	3.0	1.9	0.9	0.1
纯牛奶（全脂）	87.6	3.6	17	3.3	2.1	1.0	0.1
羊乳	88.9	3.5	31	3.1	2.0	0.8	0.1
牛奶（蒙牛，珍养型零乳糖）	88.8	3.5	21	3.0	1.9	0.8	0.1
鲜牛奶（全脂，光明）	87.9	3.5	17	3.0	1.9	0.9	0.1
纯牛奶（全脂，新希望）	88.4	3.5	16	3.0	1.9	0.9	0.1
牛奶（新希望，特浓）	87.1	3.5	16	3.0	2.0	0.8	0.1
纯牛奶（全脂，光明）	88.5	3.4	20	3.0	1.9	0.9	0.1
早餐奶（伊利，早餐麦香味）	85.7	3.2	19	3.0	2.0	0.8	0.1
纯牛奶（全脂，完达山）	88.3	3.2	7	3.0	2.4	0.5	0.1
纯牛奶（全脂，帕玛拉特）	88.1	3.2	5	2.9	1.9	0.9	0.1
酸奶（调味）	81.2	3.2	—	3.0	2.5	0.5	0

续表

食物名称	水分/g	脂肪/g	胆固醇/mg	脂肪酸/g			
				总脂肪酸	SFA	MUFA	PUFA
调制乳（低脂，强化锌、钙，帕玛拉特）	88.2	3.1	2	2.8	1.9	0.8	0.1
酸奶（果粒）	78.5	2.9	—	1.3	0.7	0.4	0.1
复原乳牛奶（旺仔）	84.3	2.6	14	2.0	1.4	0.5	0.1
酸奶	81.0	2.6	8	2.3	1.6	0.6	0.1
奶豆腐（脱脂）	14.7	2.5	36	2.4	2.3	0.1	0
酸奶（低脂）	85.8	1.9	12	1.8	1.1	0.6	0.1
纯牛奶（低脂，恒天然田园）	90.1	1.7	12	2.0	1.4	0.5	0.1
纯牛奶（低脂，新西兰安佳）	88.5	1.5	13	1.0	0.7	0.2	0
纯牛奶（低脂）	89.4	1.5	9	1.4	1.0	0.4	0
舒化奶（低脂，伊利）	89.8	1.5	9	1.0	0.7	0.3	0
酸奶（果粒）	84.4	1.4	15	1.3	0.7	0.4	0.1
纯牛奶（低脂，蒙牛特仑苏）	88.9	1.3	10	1.0	0.7	0.3	0
牛奶（低脂，高钙，伊利）	89.2	1.3	10	1.0	0.7	0.3	0
纯牛奶（低脂，伊利金典）	88.8	1.3	6	1.0	0.7	0.3	0
纯牛奶（低脂，明治醇壹）	89.2	1.2	9	1.0	0.7	0.3	0
酸奶（脱脂）	85.5	0.4	18	0.4	0.2	0.1	0
纯牛奶（脱脂）	91.0	0.3	4	0.2	0.1	0.1	0

资料来源：NutriData综合信息数据平台。

表3-6 蛋类食物中脂肪酸含量速查表

单位：/100g

食物名称	水分/g	脂肪/g	胆固醇/mg	脂肪酸/g			
				总脂肪酸	SFA	MUFA	PUFA
鸡蛋黄粉	4.6	55.1	2 850	45.7	13.7	18.9	13.3
鸡蛋粉	2.5	36.2	2 251	30.0	9.0	12.4	8.7
鸭蛋黄	44.9	33.8	1 576	28.1	7.8	16.0	2.1
鸡蛋黄	51.5	28.2	1 510	16.5	6.3	7.9	2.7

续表

食物名称	水分/g	脂肪/g	胆固醇/mg	脂肪酸/g			
				总脂肪酸	SFA	MUFA	PUFA
鹅蛋黄	50.1	26.4	1 696	21.9	7.2	12.6	1.7
鹅蛋	69.3	15.6	704	12.9	4.5	7.2	1.0
鸭蛋	70.3	13.0	565	10.8	3.8	5.6	1.1
咸鸭蛋	61.3	12.7	647	10.5	3.7	5.4	1.1
鹌鹑蛋	73.0	11.1	515	9.2	4.1	4.1	1.0
松花鸭蛋	68.4	10.7	608	8.9	2.8	5.0	1.2
松花鸡蛋	66.4	10.6	595	8.8	4.0	3.6	0.5
乌鸡蛋	69.7	10.6	—	8.8	3.2	5.2	0.4
红皮鸡蛋	77.1	10.5	585	8.7	6.8	1.8	0.1
白皮鸡蛋	75.8	9.0	585	7.5	2.7	3.4	1.2
鸡蛋	75.2	8.6	648	7.2	4.6	1.9	0.5

资料来源：NutriData综合信息数据平台。

4.水产品食物中脂肪酸含量速查表

水产品是生活于海洋和内陆水域、野生和人工养殖的、有一定经济价值的生物种类的统称（国家明确列入保护动物的除外），包括鱼类、软体动物、棘皮动物、甲壳动物、藻类等。水产品多属于高蛋白、低脂肪的食品，同时还含有丰富的无机盐、维生素和碳水化合物（壳素）。鱼肉中肌原纤维蛋白含量丰富，肌基质蛋白含量远低于陆生动物，所以鱼肉比陆生动物肉柔软。相对于蛋白质含量，鱼肉的脂肪含量低于一般动物性食品，但其中n-3系列的多不饱和脂肪酸含量相当丰富，占总脂肪酸含量的9% ~ 45%（表3-7）。鱼的种类不同，脂肪含量差异较大，脂肪含量低于1%的为少脂鱼（鳕鱼、鳐鱼），1% ~ 5%的为中脂鱼（大黄鱼、白鲢鱼），5% ~ 15%的为多脂鱼（带鱼、沙丁鱼），高于15%的为特多脂鱼（金枪鱼）。

表3-7 水产品食物中脂肪酸含量速查表

单位：/100g

食物名称	水分/g	脂肪/g	胆固醇/mg	脂肪酸/g			
				总脂肪酸	SFA	MUFA	PUFA
鲮鱼（罐头）	27.0	26.9	162	18.8	3.4	4.4	10.7
鱇鱼	64.4	11.3	51	2.2	0.8	0.9	0.3

续表

食物名称	水分/g	脂肪/g	胆固醇/mg	脂肪酸/g			
				总脂肪酸	SFA	MUFA	PUFA
河鳗	67.1	10.8	177	7.6	2.8	3.2	1.4
黄颡鱼	75.2	10.2	67	1.9	0.6	1.0	0.3
鲫鱼	71.9	8.5	76	6.0	2.3	2.9	0.7
白姑鱼	71.5	8.2	80	5.7	2.1	2.7	0.9
大马哈鱼[鲑鱼]	74.1	7.8	68	7.0	2.0	4.2	0.7
平鱼	72.8	7.3	77	5.1	2.1	2.2	0.5
大凤尾鱼	77.5	5.5	117	5.0	1.5	2.5	1.0
小凤尾鱼	72.7	5.1	82	4.6	1.2	2.0	1.3
小黄花鱼	79.4	5.1	76	3.6	1.5	2.0	0.1
海鳗	74.6	5.0	71	3.5	1.2	1.4	0.8
带鱼	73.3	4.9	76	3.4	1.5	1.3	0.4
鱿鱼（干）	21.8	4.6	871	3.2	3.2	0	0
石斑鱼	71.4	4.3	70	2.3	0.8	0.6	0.9
鳡鱼	76.0	4.3	58	3.0	1.3	1.6	0.1
鳜鱼	74.5	4.2	124	2.9	0.9	1.1	0.7
青鱼	73.9	4.2	108	3.8	1.5	1.3	0.4
带鱼（切段）	78.8	4.2	52	2.9	1.5	1.4	0
鲤鱼	76.7	4.1	84	2.9	0.8	1.3	0.6
银鱼	76.2	4.0	361	3.6	1.0	1.1	1.5
鲇鱼	78.0	3.7	163	2.6	0.8	1.1	0.5
海鲈鱼	73.2	3.6	15	2.6	0.7	0.8	1.1
武昌鱼	67.6	3.5	68	4.4	1.2	2.0	0.8
鲈鱼	76.5	3.4	86	2.4	0.8	0.8	0.6
梭子蟹	77.5	3.1	142	2.2	0.6	0.8	0.7
红娘鱼	76.1	2.8	120	2.0	0.8	0.4	0.8
海米	37.4	2.6	525	1.8	0.9	0.5	0.4
河蟹	75.8	2.6	267	1.8	0.5	0.6	0.4
虹鳟鱼	77.0	2.6	102	—	—	—	—

续表

食物名称	水分/g	脂肪/g	胆固醇/mg	脂肪酸/g			
				总脂肪酸	SFA	MUFA	PUFA
草鱼	78.2	2.6	47	1.8	0.7	0.9	0.3
大黄花鱼	77.7	2.5	86	1.8	0.7	0.7	0.3
干贝	27.4	2.4	348	1.7	0.5	1.0	0.1
河虾	78.1	2.4	240	1.7	0.6	0.9	0.2
海蟹	77.1	2.3	125	1.6	0.5	0.6	0.5
虾皮	42.4	2.2	428	1.5	0.9	0.5	0.2
胖头鱼	76.5	2.2	112	1.5	0.5	0.6	0.3
牡蛎	82.0	2.1	100	1.5	0.6	0.3	0.5
鲅鱼	77.7	2.1	86	1.5	0.5	0.5	0.4
鲢鱼	82.8	2.1	38	1.5	0.8	0.7	0
泥鳅	76.6	2.0	136	1.4	0.4	0.5	0.4
明虾	79.8	1.8	273	0.6	0.2	0.1	0.3
贻贝	79.9	1.7	123	1.2	0.6	0.3	0.2
皮皮虾	79.7	1.7	98	1.2	0.3	0.5	0.4
鱿鱼	80.4	1.6	268	0.6	0.2	0	0.4
锯缘青蟹	79.8	1.6	119	1.1	0.3	0.3	0.4
鲫鱼	78.6	1.6	21	1.1	0.4	0.5	0.2
生蚝	87.1	1.5	94	1.1	0.5	0.2	0.3
罗非鱼	76.0	1.5	78	1.1	0.5	0.4	0.2
河蚬	88.5	1.4	257	1.0	0.5	0.4	0.2
基围虾	75.2	1.4	181	1.0	0.3	0.3	0.4
黄鳝	78.0	1.4	126	1.0	0.3	0.4	0.2
黑鱼	78.7	1.2	91	0.8	0.3	0.2	0.2
蟹肉	84.4	1.2	65	0.8	0.3	0.2	0.3
沙丁鱼	78.0	1.1	158	1.0	0.3	0.3	0.3
蛤蜊	84.1	1.1	156	0.8	0.2	0.1	0.4
龙虾	77.6	1.1	121	0.8	0.3	0.3	0.2
多宝鱼	80.1	1.1	8	1.5	0.4	0.4	0.7
毛蛤蜊	75.6	1.0	113	0.7	0.4	0.2	0.1
墨鱼	79.2	0.9	226	0.6	0.3	0.1	0.3

续表

食物名称	水分/g	脂肪/g	胆固醇/mg	脂肪酸/g			
				总脂肪酸	SFA	MUFA	PUFA
鲍鱼	77.5	0.8	242	0.6	0.3	0.1	0.1
对虾	76.5	0.8	193	0.6	0.2	0.2	0.2
河蚌	85.3	0.8	103	0.6	0.1	0.1	0.3
鱿鱼（水发）	81.4	0.8	—	0.6	0.4	0.2	0
石螺	75.2	0.7	198	0.5	0.2	0.1	0
黄姑鱼	78.1	0.7	30	4.9	1.6	2.3	0.8
赤贝	84.9	0.6	144	0.4	0.2	0.1	0.1
海虾	79.3	0.6	117	0.4	0.1	0.2	0
螺蛳	83.3	0.6	86	0.5	0.2	0.1	0
花蛤蜊	87.2	0.6	63	0.4	0.2	0.1	0.1
橡皮鱼	78.9	0.6	45	0.4	0.2	0.1	0.1
鲜贝	80.3	0.5	116	0.4	0.2	0.1	0.1
鳕鱼	77.4	0.5	114	0.5	0.1	0.2	0.2
蛏子	88.4	0.3	131	0.2	0.1	0	0.1
鲅鱼肉	73.4	0.3	42	0.3	0.1	0	0.1
金枪鱼肉	73.3	0.3	39	0.3	0.1	0	0.1
海蜇头	69.0	0.3	10	0.2	0.1	0.1	0
海蜇皮	76.5	0.3	8	0.2	0.1	0.1	0
田螺	82.0	0.2	154	0.5	0.2	0.1	0

资料来源：NutriData综合信息数据平台。

5. 坚果类食物中脂肪酸含量速查表

坚果是人们休闲、接待宾客、馈赠亲友的常见食品，是较好的零食和餐饮原料，也可以与大豆、杂粮等一起做成杂粮粥，与主食一起搭配食用，是膳食的有益补充。《中国居民膳食指南（2022）》建议适量吃坚果。坚果属于高能量食物，富含脂类和多不饱和脂肪酸、蛋白质等营养素；坚果还富含矿物质、维生素E和B族维生素，每周吃适量的坚果有利于心脏健康。坚果中的脂肪酸多为不饱和脂肪酸，葵花籽、核桃和西瓜子中富含亚油酸；榛子、夏威夷果、杏仁、碧根果和开心果中以单不饱和脂肪酸（油酸）比例最高；核桃和松子含有少量α-亚麻酸（表3-8）。

有些坚果脂肪含量可以高达40%，故应控制每天的食用量。

表3-8　坚果类食物中脂肪酸含量速查表

单位：/100g

食物名称	水分/g	脂肪/g	胆固醇/mg	脂肪酸/g			
				总脂肪酸	SFA	MUFA	PUFA
松子仁	0.8	70.6	0	67.5	9.0	26.8	31.7
核桃	5.2	58.8	0	56.2	4.8	8.8	42.8
松子（炒）	3.6	58.5	0	55.9	7.4	22.2	26.3
香榧子	1.1	57.0	0	54.5	4.9	18.1	26.9
葵花籽仁	7.8	53.4	0	51.1	4.5	6.9	39.4
开心果（熟）	0.8	53.0	0	50.7	8.0	33.8	8.9
榛子仁（熟）	2.2	52.9	0	50.6	3.0	37.6	10.0
葵花籽（炒，咸）	2.0	52.8	0	50.5	6.9	10.1	33.0
杏仁（炒）	2.1	51.0	0	55.8	6.6	36.2	13.2
腰果	2.1	50.9	0	48.7	10.6	28.1	9.9
杏仁（原味）	5.3	50.6	0	52.0	4.8	36.0	11.2
山核桃	2.2	50.4	0	56.2	4.8	8.8	42.8
榛子（炒）	2.3	50.3	0	48.1	10.0	11.4	25.7
花生（炒）	4.1	48.0	0	45.6	9.0	17.6	17.6
西瓜子（话梅味）	5.0	46.5	0	44.5	7.6	4.9	32.0
南瓜子（炒）	4.1	46.1	0	44.1	7.9	16.5	15.2
黑芝麻	5.7	46.1	0	44.1	6.3	16.5	20.8
西瓜子仁	9.2	45.9	0	43.9	5.8	4.2	33.7
西瓜子（炒）	4.3	44.8	0	42.8	7.1	5.3	28.7
花生仁（炒）	1.8	44.4	0	42.2	8.4	16.3	16.3
花生仁（生）	6.9	44.3	0	42.1	8.3	16.3	16.3
花生（鲜）	48.3	25.4	0	24.2	4.8	9.3	9.3
莲子（干）	9.5	2.0	0	1.9	0.8	0.3	0.6
板栗	46.6	1.5	0	1.4	0.3	0.4	0.7

资料来源：NutriData综合信息数据平台。

6.高钠食物速查表

钠是人体不可缺少的常量元素，主要作用是调节体内渗透压，维持酸碱平衡，维持正常的能量代谢和血压等。人体钠的主要来源是食盐和含钠的调味品（如酱油、味精）等。一般盐渍或腌制肉类、酱咸菜、发酵豆制品等食物钠含量较高（表3-9）。食盐中含钠约40%，换算关系为：食盐（g）=钠（g）×2.54。因此，盐摄入量过高的本质就是钠摄入量过高。长期过量摄入钠（食盐），可增加高血压、脑卒中和胃癌等疾病的发生风险。

表3-9　高钠食物速查表

单位：mg/100g

食物名称	钠	食物名称	钠
精盐	39 311	海参（干）	4 968
鸡粉	19 042	苔菜（干）	4 955
鸡精	18 864	海米	4 892
姜（糟）	9 686	莴笋（酱）	4 665
鱼露	9 350	芥菜头[大头菜]（酱）	4 624
九制应子	8 323	裙带菜	4 412
味精	8 160	榨菜	4 253
辣椒酱	8 028	多味山楂	4 248
冬菜	7 229	萝卜（干）	4 203
老抽	6 910	什锦菜	4 093
萝卜（酱）	6 881	黄瓜（酱）	3 770
芥菜头[大头菜]（熟）	6 835	黄酱	3 606
生抽	6 385	雪里蕻[芥菜]（干）	3 333
芥菜头[大头菜]（桂花味）	6 061	雪里蕻[芥菜]（腌）	3 304
豆瓣酱	6 012	蒜蓉辣酱	3 236
酱油	5 757	金钱萝卜	3 233
辣酱（郫县）	5 658	麻辣酱	3 223
菊芋[洋姜]（腌）	5 443	腐乳（红）	3 091
韭菜花（腌）	5 184	乳黄瓜	3 087
虾皮	5 058	牛肉辣瓣酱	3 038
苤蓝丝（酱）	4 981	桂林腐乳	3 000

续表

食物名称	钠	食物名称	钠
鲑鱼籽酱	2 881	螺旋藻	1 624
八宝菜	2 843	海苔	1 599
甘露（酱）	2 839	奶酪	1 598
咸鸭蛋（生）	2 706	奶油五香豆	1 577
辣萝卜条	2 651	盐水鸭	1 558
八宝菜（酱）	2 620	肉酥	1 541
甘草杏	2 574	香肠（广东）	1 478
包瓜（酱）	2 523	腊肠	1 420
榨菜（正林牌）	2 462	葵花籽（炒，咸）	1 322
腐乳（白）	2 460	地瓜（干）	1 287
剁辣椒	2 443	灰灰菜[藜]	1 272
香菇片	2 350	豆瓣辣酱	1 269
鲍鱼（干）	2 316	油鸡枞	1 266
鲮鱼（罐头）	2 310	鱼肉粒	1 212
香肠	2 309	蛋清肠	1 143
辣油豆瓣酱	2 202	咸鸭蛋（熟）	1 131
甜面酱	2 097	火腿肠	1 120
草菇酱油	2 057	怪味胡豆	1 102
腐乳（香辣味）	2 020	大腊肠	1 099
腐乳（臭）	2 012	火腿	1 087
鲍鱼	2 012	番茄沙司	1 047
牛肉松	1 946	扒鸡	1 001
虾脑酱	1 790	午餐肉	982
墨鱼（干）	1 744	鸭（酱）	981
鸡肉松	1 688	鱿鱼（干）	965
奶酪（低脂）	1 685	九制梅肉	958
全料蒸肉粉	1 679	山羊肉（酱）	938
榨菜（鱼泉牌）	1 678	牛肉（酱，五香）	926
猪肉脯	1 638	白水羊头	899

资料来源：NutriData综合信息数据平台。

7. 低钠食物速查表

正常情况下，每日摄入的钠只有少部分为机体所需，大部分通过尿液、粪便、汗液等排出。钠摄入过多，会导致肾脏过度吸收，引起水钠潴留，从而使肾脏负担过重，严重时还会导致肾功能不全。此外，钠摄入过多还会引起血压升高，同时增加心脏负荷。日常生活中，对于高钠血症、高血压、肾功能不全等的患者，建议低钠饮食。

钠在食物中广泛存在，天然食物中都含有一定量的钠，甚至酒、糖、茶、油这样的类似纯品的食物都含有少量钠。未经加工的水果、谷物、豆类食物中钠含量相对较低（表3-10）。

表3-10 低钠食物速查表

单位：mg/100g

食物名称	钠	食物名称	钠
汉口白酒（49.6度）	0.1	酒枣	0.8
节瓜	0.2	柿子	0.8
蜂蜜	0.3	菠萝	0.8
竹笋	0.4	香蕉	0.8
白砂糖	0.4	南瓜	0.8
福橘	0.5	荞麦面	0.9
二锅头（58度）	0.5	金瓜	0.9
黄元帅苹果	0.6	藜麦	1.0
雪花梨	0.6	杏仁（炸）	1.0
海棠果	0.6	鸭广梨	1.0
葫芦	0.6	蒲桃	1.0
红富士苹果	0.7	白瓜	1.0
京白梨	0.7	佛手瓜	1.0
高山白桃	0.7	韭薹	1.0
石榴	0.7	藜蒿	1.0
杨梅	0.7	大麦茶水	1.0
笋（干）	0.7	玉米（鲜）	1.1
榆钱	0.7	玉米粒	1.1
黄香蕉苹果	0.8	青头菌	1.1
香梨	0.8	柠檬	1.1

续表

食物名称	钠	食物名称	钠
黑枣	1.2	祝光苹果	1.7
橙	1.2	梨	1.7
豌豆（鲜）	1.2	桃	1.7
葫子[瓠子瓜]	1.2	蜜桃	1.7
黑牛肝菌	1.3	红橘（四川）	1.7
苹果	1.3	荔枝	1.7
国光苹果	1.3	小西胡瓜	1.7
蜜橘	1.3	艾窝窝	1.7
芭蕉	1.3	青豆	1.8
败酱	1.3	稻米	1.8
草莓酱	1.3	香米	1.8
玉米花	1.3	莜麦面	1.8
香菇	1.4	莱阳梨	1.8
雪梨	1.4	龙牙豆	1.8
杨桃	1.4	南瓜藤	1.8
糯米	1.5	麻烘糕	1.8
鸭梨	1.5	葡萄	1.9
红玫瑰葡萄	1.5	酸木瓜	1.9
紫菜薹[红菜薹]	1.5	玉兰片	1.9
加饭黄酒	1.5	柠檬茶	1.9
粳米	1.6	红香蕉苹果	2.0
菜瓜	1.6	久保桃	2.0
橙汁饮料	1.6	巨峰葡萄	2.0
葡萄酒	1.6	桑葚	2.0
白葡萄酒	1.6	黑加仑	2.0
籼米	1.7	绵白糖	2.0
籼米饭	1.7	蜂蜜（槐花）	2.0
玉米糁	1.7	燕麦	2.1
大黄米[黍子]	1.7	白牛肝菌	2.1
红菇（干）	1.7	沙果	2.1

资料来源：NutriData综合信息数据平台。

第四章

高营养素含量食物速查表

——食养食疗，吃出免疫力

人类在生命活动过程中需要不断地从外界环境中摄取食物，从中获得生命活动所需的营养物质，这些营养物质在营养学上称为“营养素”。营养素的种类繁多，人类所需的大约40种，根据化学性质和生理作用可分为七大类：蛋白质、脂类、碳水化合物、矿物质、维生素、水和膳食纤维。各类营养素在机体代谢过程中均有其独特的功能，一般不能互相替代，因此摄入的营养素种类应该齐全。同时，营养素的含量也要充足，以满足机体的生理需要。

如果某种营养素长期摄入不足，就可能发生该营养素缺乏的危险；相对地，通过膳食或其他途径长期过量摄入某种营养素，也可能导致一定的危害作用。因此，营养素的摄入量应该维持在推荐摄入量（recommended nutrient intake，RNI）和可耐受最高摄入量（tolerable upper intake level，UL）之间，以保证人体在一定时间内摄入的营养素是充足而安全的。

本章节列举了一些以食物来源为主的营养素，包括蛋白质、维生素和矿物质，从生理功能、食物来源、推荐摄入量等方面进行介绍。

1.高蛋白质食物速查表

蛋白质的食物来源分为动物性来源和植物性来源两种。植物性食物中，谷类蛋白质含量约为8%。谷类作为居民的主食，相对摄入量大，因此谷类是膳食蛋白质的主要来源之一。大豆的蛋白质含量达35% ~ 40%，氨基酸组成也比较合理，是蛋白质的优质来源。蛋白质的动物性来源包括各种水产、畜禽肉、蛋类和奶类等，蛋类蛋白质含量为11% ~ 14%，畜禽肉和鱼类蛋白质含量为15% ~ 20%，这些都被视为优质蛋白。此外，还有一些食物也含有较高的蛋白质，如坚果类食物，蛋白质含量在15% ~ 30%（表4-1）。

一般而言，动物蛋白质的营养价值优于植物蛋白质。两种或两种以上食物混合食用，可充分发挥蛋白质互补作用，提高食物的营养价值。长期膳食蛋白质摄入不足会引起蛋白质缺乏，临床表现为疲倦、体重减轻、贫血、免疫功能下降等。蛋白质缺乏在成人和儿童中都有发生，处于生长发育阶段的儿童更为敏感，易患蛋白质-能量营养不良（protein-energy malnutrition，PEM），以全身水肿为其特点，表现为虚弱、表情淡漠、生长滞缓、头发变色变脆易脱落、易感染其他疾病。轻度的蛋白质缺乏主要影响儿童的体格生长，导致低体重和生长发育迟缓。

表4-1 高蛋白质食物速查表

单位：g/100g

食物名称	蛋白质	食物名称	蛋白质
骆驼掌	72.8	黄豆	35.0
墨鱼（干）	71.6	青豆	34.5
鱿鱼（干）	60.0	羊蹄筋	34.3
豆腐丝（干）	57.7	驴肉（酱）	33.7
干贝	55.6	香杏片口蘑（干）	33.4
奶疙瘩	55.1	豆花（炸）	33.4
鲍鱼（干）	54.1	南瓜子仁	33.2
奶豆腐（脱脂）	53.7	黄豆粉	32.7
豆腐皮	51.6	西瓜子（炒）	32.7
海参（干）	50.2	鸡蛋黄粉	31.6
贻贝（干）	47.8	切达干酪（脱脂）	31.5
酵母（干）	47.6	牛肉（酱）	31.4
奶豆腐（鲜）	46.2	肉酥	30.7
鱼片（干）	46.1	鲮鱼（罐头）	30.7
咖喱牛肉干	45.9	虾皮	30.7
牛肉干	45.6	榛子（炒）	30.5
腐竹	44.6	驴鞭	29.7
海米	43.7	肘子（酱）	29.6
鸡蛋粉	43.4	扒鸡	29.6
酸奶酪	40.4	羊肉干	28.2
味精	40.1	鸡（烤）	28.1
口蘑	38.7	猪肉脯	28.0
太仓肉松	38.6	牛肝菌（干）	27.8
丁香鱼（干）	37.5	手抓羊肉	27.3
小麦胚芽粉	36.4	马牙大豆（干）	27.2
黑豆	36.0	驴肉（卤）	27.2
南瓜子（炒）	36.0	金枪鱼（油浸）	27.1
猪蹄筋	35.3	鱼肉粒	27.1
牛蹄筋（熟）	35.2	蚕豆（烤）	27.0

续表

食物名称	蛋白质	食物名称	蛋白质
驴肉（煮）	27.0	千张	24.5
武昌鱼	27.0	红菇（干）	24.4
油面筋	26.9	油豆腐丝	24.2
羊肚菌	26.9	香肠	24.1
鸭掌	26.9	腰果	24.0
蚕豆（炸）	26.7	花生仁（炒）	23.9
紫菜（干）	26.7	鸡爪	23.9
猪肝（卤）	26.4	奶粉（低脂，高钙高铁）	23.7
羊肉串（烤）	26.0	金枪鱼肉	23.7
笋（干）	26.0	鲅鱼肉	23.7
柿叶茶	25.8	猪蹄（熟）	23.6
杏仁（炒）	25.7	金枪鱼（盐水浸）	23.5
奶酪（干）	25.7	芸豆	23.4
骆驼蹄	25.6	鲟鱼	23.4
蚕豆（去皮）	25.4	羊肉（熟）	23.2
山羊肉（酱）	25.4	茶树菇	23.1
扁豆（干）	25.3	牦牛肉	23.1
肉松	25.1	奶酪	23.0
裙带菜	25.0	葵花籽（炒，咸）	22.6
花生仁（生）	24.8	猪蹄	22.6
黄蘑（干）	24.6	火鸡胸脯肉	22.4
鸡胸脯肉	24.6	乌骨鸡	22.3

资料来源：NutriData综合信息数据平台。

2. 富含维生素A的食物速查表

维生素A是指一类在结构上与胡萝卜素相关，并具有视黄醇生物活性的化合物。维生素A是重要的脂溶性维生素，可以维持眼部的暗适应能力，维持皮肤黏膜完整性，维持和促进免疫功能，以及维持生长发育和生殖功能。严重缺乏维生素A可引起皮肤粗糙和夜盲症，还会导致儿童生长发育迟缓。

广义的维生素A包括维生素A和维生素A原，因此维生素A含量高的食物来源有两部分（表4-2）：一部分是提供视黄醇的动物性食物，特别是肝脏、蛋黄等；另一部分则是黄色、深绿色的蔬菜和水果，如胡萝卜、番茄、芥蓝、辣椒、橘子等，它们富含可以在体内转变为维生素A的类胡萝卜素，即维生素A原。

由于不同结构的类胡萝卜素在人体内转变为维生素A的效率存在很大差异，为了保障植物性食物来源维生素A的营养安全，采用视黄醇活性当量（retinol activity equivalent，RAE）来表达膳食中维生素A的总量。中国营养学会推荐成年女性每天摄入660μg RAE，成年男性每天摄入770μg RAE维生素A来维持身体健康，建议每天不超过可耐受最高摄入量（UL）3 000μg RAE。

表4-2　富含维生素A的食物速查表

单位：μg RAE/100g

食物名称	维生素A	食物名称	维生素A
羊肝	20 972	红茶	645
牛肝	20 220	冬苋菜	599
鸡肝	10 414	鸡蛋粉	525
猪肝	6 502	败酱	502
鹅肝	6 100	白薯叶	497
苦苣	4 528	苜蓿	458
猪肝（卤）	4 200	鸡蛋黄	438
螺旋藻	3 234	铁观音茶	432
辣椒粉	3 123	豆瓣辣酱	417
鸭蛋黄	1 980	河蟹	389
鹅蛋黄	1 977	酥油	384
海苔	1 595	甜奶粉（全脂）	381
大麦茶	1 167	草莓酱	370
鸭肝	1 040	白沙蒿	367
绿茶	967	羽衣甘蓝	364
鸡心	910	胡萝卜	342
龙井茶	888	鹌鹑蛋	337
花茶	885	沙棘	320
豆瓣菜	796	砖茶	317
鸡蛋黄粉	776	硬质干酪	312

续表

食物名称	维生素A	食物名称	维生素A
白皮鸡蛋	310	绿苋菜	176
松花鸡蛋	310	鹅蛋（煮）	173
甜菜叶	305	辣酱（郫县）	173
奶油	297	马兰头	170
枸杞菜	296	落葵[木耳菜]	168
藠头	280	鸡（烤）	165
速溶奶粉（全脂）	272	毛蛋	161
鸭蛋	261	荷包蛋（煮）	158
鸡蛋	255	小红肠	158
沙葱	250	小白菜	154
荷包蛋（煎）	248	黄花菜	153
芹菜叶	244	奶酪（干）	152
菠菜	243	芥菜（干）	150
河蚌	243	炒肝	150
肉鸡（肥）	226	鸡蛋（煮）	146
豌豆尖（发芽豌豆）	226	蕹菜[空心菜]	143
荠菜	216	奶粉（全脂）	141
松花鸭蛋	215	母鸡	139
羊奶酪	209	蜜橘	138
虹鳟鱼	206	咸鸭蛋（生）	134
小叶橘	205	韭菜	133
罗勒	205	乌菜[乌塌菜]	131
剁辣椒	205	栗面南瓜	127
青蟹	202	羊肾	126
茴香	201	茼蒿	126
鹅蛋	192	鲮鱼	125
裙带菜	186	红苋菜	124
马齿苋	186	芥菜	121
鲭鱼	183	红辣椒	116
苦苦菜[苦苣菜]	178	紫菜（干）	114

资料来源：NutriData综合信息数据平台。

3.富含维生素C的食物速查表

维生素C又称抗坏血酸，意思是说它可以抵抗坏血病。维生素C有许多功能，如促进胶原蛋白合成，使皮肤细腻；抗氧化，减少体内自由基损伤等。缺乏维生素C可以引起牙龈和/或毛囊出血、倦怠、肌肉和关节疼痛等。

维生素C主要存在于新鲜蔬菜与水果中（表4-3），尤其是绿黄色系蔬菜（如辣椒、菜花等）和色彩鲜艳、酸味较强的水果（如酸枣、红枣、草莓、柑橘、柠檬等）。动物性食物中维生素C含量几乎为零。

中国营养学会推荐成人每天摄入100mg维生素C维持身体健康，建议每天不超过可耐受最高摄入量2 000mg。

表4-3　富含维生素C的食物速查表

单位：mg/100g

食物名称	维生素C	食物名称	维生素C
刺梨	2 585.0	羽衣甘蓝	63.0
酸枣	900.0	猕猴桃	62.0
柿叶茶	866.0	苦苦菜[苦苣菜]	62.0
枣	243.0	青尖椒	59.0
冬枣	243.0	枸杞菜	58.0
沙棘	204.0	紫菜薹[红菜薹]	57.0
黑加仑	181.0	苦瓜	56.0
红辣椒	144.0	西蓝花[绿菜花]	56.0
柿子椒	130.0	白薯叶	56.0
彩椒	104.0	蜜枣	55.0
沙参叶	104.0	红果	53.0
苜蓿	102.0	豆瓣菜	52.0
酸刺	74.0	败酱	52.0
番石榴	68.0	芥菜	51.0
油菜薹	65.0	香菜	48.0
小白菜	64.0	草莓	47.0
沙葱	64.0	绿苋菜	47.0

续表

食物名称	维生素C	食物名称	维生素C
蒲公英	47.0	菠菜	32.0
独行菜[宽]	45.0	雪里蕻[芥菜]	31.0
白菜薹	44.0	柿子	30.0
刺儿菜	44.0	甜菜叶	30.0
桂圆	43.0	红苋菜	30.0
木瓜	43.0	洋槐花	30.0
荠菜	43.0	葫子[瓠子瓜]	29.0
荔枝	41.0	桂圆肉	27.0
苤蓝	41.0	毛豆	27.0
萝卜缨	41.0	藠头	27.0
圆白菜	40.0	紫结球甘蓝	26.0
香椿	40.0	茴香	26.0
豆角	39.0	马兰头	26.0
节瓜	39.0	蒲桃	25.0
抱子甘蓝	38.0	鸡毛菜	24.0
大白菜	37.5	粉葛	24.0
奶白菜	37.4	枸杞叶	24.0
芥蓝	37.0	柚	23.0
葡萄柚	36.0	芒果	23.0
金橘	35.0	马齿苋	23.0
红毛丹	35.0	蕨菜	23.0
蒜苗	35.0	柠檬	22.0
芥菜头	34.0	小水萝卜	22.0
落葵[木耳菜]	34.0	芹菜叶	22.0
乌菜[乌塌菜]	33.9	海棠果	20.0
橙	33.0	心里美萝卜	20.0
红橘（四川）	33.0	冬苋菜	20.0
樱桃番茄	33.0	芦橘	19.0
菜花	32.0	蜜橘	19.0

续表

食物名称	维生素C	食物名称	维生素C
白萝卜	19.0	蒜黄	18.0
藕	19.0	茼蒿	18.0
菠萝	18.0	百合（鲜）	18.0
长豇豆	18.0	蚕豆（鲜）	16.0

资料来源：NutriData综合信息数据平台。

4. 富含维生素B_1的食物速查表

维生素B_1又称硫胺素、抗神经炎素，可以防治脚气病。

维生素B_1广泛存在于天然食物中，以谷类、豆类及干果类中含量最为丰富，动物内脏、瘦肉和禽蛋也含有较多的维生素B_1（表4-4）。谷类食物是维生素B_1的主要膳食来源，米、面碾磨过于精细会造成维生素B_1大量损失。因此，《中国居民膳食指南（2022）》建议谷物摄入应粗细搭配。

中国营养学会推荐成年女性每天摄入1.2mg，成年男性每天摄入1.4mg维生素B_1以满足机体需求。

表4-4 富含维生素B_1的食物速查表

单位：mg/100g

食物名称	维生素B_1	食物名称	维生素B_1
酵母（干）	6.56	猪腿肉	0.53
葵花籽（熟，原味）	0.94	辣椒（干）	0.53
猪大排	0.80	火腿（金华）	0.51
咸肉	0.77	豌豆（干）	0.49
大腊肠	0.67	黄蘑（干）	0.48
黑芝麻	0.66	香肠	0.48
蛋清肠	0.65	燕麦	0.46
甜奶粉（全脂）	0.56	鸡心	0.46
葵花籽（熟，奶油香）	0.54	绿豆面	0.45
猪肉（瘦）	0.54	糜子	0.45
香菇片	0.54	开心果（熟）	0.45

续表

食物名称	维生素B_1	食物名称	维生素B_1
五香豆（奶油）	0.44	沙葱	0.31
大麦	0.43	洋葱圈	0.31
葵花籽（炒，咸）	0.43	薯片（香辣味）	0.31
豌豆（鲜）	0.43	黍子	0.30
香肠（广东）	0.42	花生仁（炸）	0.30
黄豆	0.41	高粱米	0.29
青豆	0.41	猪肾[猪腰子]	0.29
鹰嘴豆	0.41	紫皮大蒜	0.29
咖喱粉	0.41	鸭蛋黄	0.28
糙米	0.38	荞麦	0.28
猪后肘	0.37	螺旋藻	0.28
蚕豆（鲜）	0.37	猪前肘	0.28
白芝麻	0.36	火腿	0.28
猪肝（卤）	0.36	羊心	0.28
苔菜（干）	0.35	苹果酱	0.28
羊肾	0.35	紫菜（干）	0.27
青稞	0.34	猪舌	0.27
玉米面（白）	0.34	小红肠	0.27
鸡蛋黄	0.33	鹅肝	0.27
黑米	0.33	荞麦面	0.26
小米	0.33	红菇（干）	0.26
鸡肝	0.33	鸡枞（干）	0.26
芸豆角	0.33	猪后臀尖	0.26
鲑鱼籽酱	0.33	火腿肠	0.26
苦荞麦粉	0.32	牛心	0.26
茶树菇	0.32	鸭肝	0.26
牛肝菌（干）	0.32	兰花豆（酥香）	0.26
猪里脊肉	0.32	绿豆	0.25
山楂晶	0.32	花豆	0.25
黄豆粉	0.31	小叶橘	0.25
紫糯米	0.31	香油炒面	0.25
猪小排	0.31	腰果	0.24
白沙蒿	0.31	午餐肉	0.24

续表

食物名称	维生素B_1	食物名称	维生素B_1
牛肾	0.24	面条（生）	0.22
红橘（四川）	0.24	薏米	0.22
海苔	0.24	猪肝	0.22
绿豆糕	0.23	猪肉脯	0.22
豆腐皮	0.22	冰糖酸角	0.22
蚕豆（烤）	0.22	木薯	0.21

资料来源：NutriData综合信息数据平台。

5. 富含维生素B_2的食物速查表

维生素B_2又称核黄素，人们认识它是从预防皮肤炎症开始的。维生素B_2在人体内以黄素腺嘌呤二核苷酸和黄素单核苷酸两种形式参与氧化还原反应，是机体中许多重要辅酶的组成成分，在维持蛋白质、脂肪和碳水化合物的正常代谢、促进正常的生长发育、维持皮肤和黏膜的完整性等方面发挥着重要作用。

尽管维生素B_2广泛存在于动物性与植物性食物中（表4-5），但自然界中维生素B_2含量丰富的食物不多。相比较而言，动物性食物，特别是动物内脏（如肝、肾、心）以及蛋、奶等维生素B_2含量较高；植物性食物中绿色蔬菜、豆类含量较高，谷类含量较少。但是膳食调查结果显示，谷类和蔬菜是中国居民维生素B_2的主要膳食来源。

中国营养学会推荐成年女性每天摄入1.2mg，成年男性每天摄入1.4mg的维生素B_2维持身体健康。

表4-5　富含维生素B_2的食物速查表

单位：mg/100g

食物名称	维生素B_2	食物名称	维生素B_2
红菇（干）	6.90	鸡腿菇（干）	1.79
酵母（干）	3.35	竹荪（干）	1.75
羊肚菌	2.25	羊肝	1.75
猪肝	2.02	牛肝菌（干）	1.72
羊肾	2.01	羊奶粉（全脂）	1.60

续表

食物名称	维生素B$_2$	食物名称	维生素B$_2$
茶树菇	1.48	猪肾[猪腰子]	0.69
松茸（干）	1.47	酸梅晶	0.69
黄蘑（干）	1.46	毛蛋	0.65
橘子晶	1.45	鸭蛋黄	0.62
螺旋藻	1.41	鹅蛋黄	0.59
冬菇	1.40	桂圆（干）	0.58
柿叶茶	1.37	发菜（干）	0.54
山楂晶	1.34	龙牙豆	0.54
牛肝	1.30	金丝小枣	0.50
香菇（干）	1.26	鹌鹑蛋	0.49
鸡枞（干）	1.22	奶酪（低脂）	0.49
猪肾	1.18	猪心	0.48
白牛肝菌	1.11	鲭鱼	0.47
鸡肝	1.10	青头菌	0.46
鸭肝	1.05	红肖梨	0.46
桂圆肉	1.03	豆瓣酱	0.46
紫菜（干）	1.02	木耳（干）	0.44
黄鳝	0.98	酸奶酪	0.44
海苔	0.93	乌鸡蛋	0.43
奶酪（干）	0.91	火腿肠	0.43
鸭心	0.87	花椒	0.43
牛肾	0.85	猪肝（卤）	0.42
辣椒粉	0.82	硬质干酪	0.41
酵母（鲜）	0.81	猪舌	0.41
速溶奶粉（全脂）	0.80	鸡蛋粉	0.40
杏仁（炸）	0.78	荷包蛋（煮）	0.40
奶粉（全脂）	0.73	苔菜（干）	0.40
杏仁（炒）	0.71	羊心	0.40
榛蘑（干）	0.71	螺	0.40
南瓜粉	0.70	芥菜（干）	0.40
奶豆腐（鲜）	0.69	鸡蛋（煮）	0.39

续表

食物名称	维生素 B_2	食物名称	维生素 B_2
鸡油菌	0.39	蒲公英	0.39
牛心	0.39	青蟹	0.39

资料来源：NutriData综合信息数据平台。

6. 富含维生素 B_6 的食物速查表

维生素 B_6 是一种人体必需的水溶性维生素，包括吡哆醇、吡哆醛和吡哆胺三种天然存在形式，均具有维生素 B_6 活性。人体如果缺乏维生素 B_6，可出现典型的脂溢性皮炎。

维生素 B_6 广泛分布于自然界中，在植物中多以吡哆醇形式存在，在动物组织中多以吡哆醛和吡哆胺形式存在。其含量最高的食物是鸡肉、鱼肉等白色肉类，其次是动物肝脏、全麦产品、坚果和蛋黄（表4-6）。与植物性来源相比，动物性来源的维生素 B_6 的生物利用率更高。

中国营养学会推荐成人每天摄入1.4mg维生素 B_6，建议每天不超过可耐受最高摄入量60mg。

表4-6　富含维生素 B_6 的食物速查表

单位：mg/100g

食物名称	维生素 B_6	食物名称	维生素 B_6
无花果（干）	0.94	根芹	0.32
葵花籽（熟，原味）	0.86	鲭鱼	0.32
咖喱粉	0.59	猪肝	0.29
金枪鱼（油浸）	0.51	土豆	0.27
鸡胸脯肉	0.50	鸡翅	0.26
金枪鱼（盐水浸）	0.47	羽衣甘蓝	0.26
葵花籽（熟，奶油香）	0.45	猪里脊肉	0.20
薯片（香辣味）	0.44	香蕉（红，泰国）	0.20
腰果	0.43	韭菜	0.20
土豆粉	0.42	香蕉（红，海南）	0.19
西瓜子（熟）	0.39	青尖椒	0.17
鱼腥草叶	0.38	抱子甘蓝	0.17
鸡枞（干）	0.36	西蓝花[绿菜花]	0.17

续表

食物名称	维生素B_6	食物名称	维生素B_6
黄蘑（干）	0.16	盖菜	0.12
胡萝卜	0.16	猪小排	0.11
大葱	0.16	丝瓜	0.11
番杏叶	0.16	菜心	0.11
硬质干酪	0.15	菜花	0.11
栗面南瓜	0.15	芦笋	0.11
猪舌	0.14	蛋黄月饼	0.11
鸡腿	0.14	牛腩肉	0.10
榴莲	0.14	羊上脑肉	0.10
肘子（酱）	0.13	黄茎瓜	0.10
黑豆苗	0.13	芋头	0.10
南瓜子（熟）	0.12	草鱼	0.10
松茸（干）	0.12	鲢鱼	0.10
羊前腿肉	0.12	鲫鱼	0.10
柿子椒	0.12		

资料来源：NutriData综合信息数据平台。

7. 富含叶酸的食物速查表

叶酸又名维生素B_9、维生素Bc、维生素M，因其最初是从菠菜叶子中分离提取的，遂以叶酸命名。叶酸缺乏可导致成人和儿童巨幼红细胞贫血，增加孕妇发生先兆子痫、胎盘早剥、贫血的风险，可导致孕妇自发性流产。孕早期叶酸缺乏可引起胎儿神经管缺陷。我国从2010年开始向育龄妇女推荐叶酸补充剂，以预防胎儿神经管缺陷。

叶酸广泛存在于动植物食物中，动物的肝/肾、鸡蛋、豆类、绿叶蔬菜、水果、坚果等都是叶酸的良好来源（表4–7）。在人体肠道功能正常时，肠道细菌也能合成叶酸。

由于合成叶酸的生物利用率是天然叶酸的1.7倍，因此叶酸的参考摄入量以膳食叶酸当量（dietary folate equivalence，DFE）计算：DFE（μg）=膳食叶酸（μg）+1.7×叶酸补充剂（μg）。

中国营养学会推荐成人每天摄入400μg DFE叶酸，孕妇每天需要摄入600μg DFE叶酸以满足机体需求，建议每天不超过可耐受最高摄入量1 000μg DFE。

表 4-7　富含叶酸的食物速查表

单位：μg/100g

食物名称	叶酸	食物名称	叶酸
鸡肝	1 172	绿豆（小）	172
海苔（菜）	854	菠菜[赤根菜]	169
黄花菜	841	芝麻（黑）	164
红苋菜	420	有机黑豆	162
黄豆	403	白芸豆	152
猫眼豇豆（洮南）	399	赤小豆	152
黄豆粉	392	乳鸽（烧）	151
猪肝	353	香菜[芫荽]	149
绿苋菜	331	腐竹	148
大豆粕	316	小麦粉（黑，通用）	136
黑豆	298	香菇（干）	135
芸豆（黑）	287	黄豆面	131
绿豆	286	藜麦粉	128
粉豇豆	281	鸭蛋	125
绿豆面	278	小麦粉（黑，烘焙）	125
花豇豆	274	茴香	121
麻豇豆	268	紫菜	117
黄豆（小粒）	260	芸豆（紫花）	117
藜麦粒（青海）	247	茼蒿	114
羊肝	227	小麦粉（通用）	114
黄豆[大豆]	210	豌豆粉	114
芸豆（大）	204	鸡蛋	113
花腰豇豆	202	毛花鱼[凤尾鱼]	113
黄豇豆	198	扁豆面	111
藜麦（山西）	187	香豆（黑）	111
黑豆[黑大豆]	186	豇豆	110
花芸豆（红）	181	蘑菇（干）	110
多脂鳞伞[黄伞、黄柳菇、柳蘑、黄蘑]	180	油菜	108
绿黄豆	176	花生米	108

续表

食物名称	叶酸	食物名称	叶酸
芸豆（红）	104	百合（干）	63
核桃	103	有机燕麦片	62
麦芽粉	103	韭菜	61
藜麦	102	青稞	61
青稞米	98	荠菜	61
青稞仁	98	螺旋藻粉	60
竹笋（干）	96	豌豆（宁夏）	56
蒜苗	91	鸭（烤）	55
豆腐皮	90	香米（黑）	54
奶花芸豆（吉林）	90	豆腐干（白）	54
莲子	88	咖啡豆（焙烤前）	54
菠菜	88	橘	53
豌豆（鲜）	83	小麦粉（青海）	53
雪里蕻[芥菜]	83	红米（香）	53
木耳（黑）	82	蜂蜜	53
红米	76	苦荞面	52
小米麸皮	75	小麦粉（小磨）	52
荞麦米	70	糌粑	51
辣椒	69	有机胚芽米	50
芝麻	66	大米（潜山）	50
全麦粉	66	扁豆	50

资料来源：NutriData综合信息数据平台。

8.富含维生素E的食物速查表

维生素E又名生育酚，包括生育酚和三烯生育酚两类，共8种化合物，即α、β、γ、δ生育酚和α、β、γ、δ三烯生育酚。其中，α-生育酚是食物中含量最丰富且活性最高的维生素E形式，因此常以此为代表进行维生素E的相关研究。

维生素E只能由具有光合作用的生物合成，尤其是高等植物。所有高等植物的组织中都含有一定量的维生素E，尤以种子中为多，绿色植物的维生素E含量高于黄色植物。植物油是人类膳食中维生素E的主要来源，坚果、大豆及其他种子油料作物也是维生素E的优质来源（表4–8）。

由于天然食物中不同类型的生育酚共同存在，所以维生素E的参考摄入量以α–生育酚当量（α–tocopherol equivalent，α–TE）表示：α–TE（mg）=1×α–生育酚（mg）+0.5×β–生育酚（mg）+0.1×γ–生育酚（mg）+0.02×δ–生育酚（mg）+0.3×α–三烯生育酚（mg）。

中国营养学会提出，成人每天适宜摄入14mg α–TE的维生素E，建议每天不超过可耐受最高摄入量700mg α–TE。

表4–8　富含维生素E的食物速查表

单位：mg α–TE/100g

食物名称	维生素E	食物名称	维生素E
酵母（鲜）	250.75	松子（炒）	25.20
香榧子	114.16	榛子（炒）	25.20
鹅蛋黄	95.70	油豆腐	24.70
山核桃	65.55	白果	24.70
黑芝麻	50.40	千张	23.38
豆腐皮	46.55	榛子仁（熟）	22.18
豆豉（五香）	40.69	葵花籽（熟，奶油香）	21.79
白芝麻	38.28	麻花	21.60
千岛沙拉酱	35.25	西瓜子（熟）	21.10
芝麻酱	35.09	开心果（熟）	19.36
黄豆粉	33.69	黄豆	18.90
南瓜子（熟）	31.06	牛肉松	18.24
羊肝	29.93	辣油豆瓣酱	18.20
豆腐干	29.63	豆浆粉	17.99
腐竹	27.84	油豆腐丝	17.80
开口笑	27.79	素鸡	17.80
豆腐卷	27.63	黑豆	17.36
南瓜子（炒）	27.28	铁观音茶	16.59
螺旋藻	27.11	蒜蓉辣酱	16.28
南瓜粉	26.61	香豆腐干	15.85
葵花籽（炒，咸）	26.46	辣椒粉	15.33

续表

食物名称	维生素E	食物名称	维生素E
花生仁（炒）	14.97	花生牛轧糖	11.29
石花菜	14.84	咖啡豆	11.21
沙拉酱	14.60	绿豆	10.95
鸡肉松	14.58	乌鱼蛋	10.54
红小豆	14.36	豆腐脑	10.46
江米条	14.32	花生酱	10.44
芝麻桃酥	14.21	青豆	10.09
桃酥	14.14	桑葚	9.87
黄酱	14.12	芥末	9.83
贻贝	14.02	豆腐丝	9.76
油饼	13.72	鱿鱼（干）	9.72
豆瓣辣酱	13.62	五香粉	9.59
泥蚶	13.23	绿茶	9.57
赤贝	13.22	素什锦	9.51
腐乳（桂林）	13.22	腐乳（臭）	9.18
鲅鱼	13.17	巧克力（牛奶）	9.15
花生芝麻糖	13.06	锅巴（豆香）	9.11
花生（炒）	12.94	鲮鳙鱼	9.06
花茶	12.73	白牛肝菌	8.93
鸭蛋黄	12.72	月饼（五仁）	8.82
眉豆[白豆]	12.29	辣椒（干）	8.76
鲑鱼籽酱	12.25	花生仁（炸）	8.70
扇贝	11.85	豇豆（干）	8.61
葵花籽（熟，原味）	11.70	口蘑	8.57
威化（巧克力）	11.66	豌豆（干）	8.47
鹰嘴豆	11.61	北豆腐	8.40
鸡蛋粉	11.56	腐乳（白）	8.40
木耳（干）	11.34	辣酱（郫县）	8.33
巧克力（果仁）	11.32	蜜三刀	8.33

资料来源：NutriData综合信息数据平台。

9. 富含烟酸的食物速查表

烟酸又称尼克酸，在人体内以烟酰胺形式存在。烟酸摄入不足会引起糙皮病。烟酸缺乏常与维生素B_1、维生素B_2缺乏同时存在。

烟酸广泛存在于食物中，植物性食物中存在的主要是烟酸，动物性食物中以烟酰胺为主。含量丰富的食物有动物肝、肾、瘦畜肉、鱼以及坚果类，经食物摄入的色氨酸也可在体内转化为烟酸（表4-9）。

烟酸的参考摄入量以烟酸当量（niacin equivalent，NE）来表示：烟酸当量（mg NE）=烟酸（mg）+1/60色氨酸（mg）。中国营养学会推荐成年女性每天摄入12mg NE，成年男性每天摄入15mg NE的烟酸，建议每天不超过可耐受最高摄入量35mg NE。

表4-9 富含烟酸的食物速查表

单位：mg NE/100g

食物名称	烟酸	食物名称	烟酸
酵母（干）	45.20	铁观音茶	18.50
口蘑	44.30	猪肉脯	18.48
牛肝菌（干）	43.08	鸡（炸）	16.70
茶树菇	39.39	火鸡胸脯肉	16.20
鸡枞（干）	34.21	金枪鱼（油浸）	16.10
咖啡粉	28.17	土鸡	15.70
榛蘑（干）	26.91	牛肉干	15.20
咖啡豆	26.32	金枪鱼（盐水浸）	14.40
鸡腿菇（干）	24.99	小泥肠	13.40
冬菇	24.40	肉鸡（肥）	13.10
松茸（干）	23.42	风干肠	12.60
花生酱	22.75	南瓜粉	12.50
羊肝	22.10	黄蘑（干）	12.43
香菇（干）	20.50	鲅鱼肉	12.37
红菇（干）	19.50	牛肝	11.90
花生（炒）	18.90	鸡胸脯肉	11.90
花生仁（炒）	18.90	鸡肝	11.90

续表

食物名称	烟酸	食物名称	烟酸
鸡心	11.50	陈醋	7.40
午餐肉	11.10	紫菜（干）	7.30
蛋清肠	10.70	芝麻酱	7.26
羊肉干	10.60	牛里脊肉	7.20
巧克力花生酱	10.31	鲍鱼（干）	7.20
猪肝	10.11	乌骨鸡	7.10
螺旋藻	10.00	茴香籽	7.10
大腊肠	10.00	猪肾	7.00
榛子（炒）	9.80	咖喱粉	7.00
油鸡枞	9.20	鸭肝	6.90
扒鸡	9.20	鸽	6.90
竹荪（干）	9.10	猪心	6.80
桂圆肉	8.90	牛心	6.80
羊肚菌	8.80	青稞	6.70
母鸡	8.80	黑牛肝菌	6.60
花生芝麻糖	8.68	洋槐花	6.60
火腿	8.60	土豆片（炸）	6.40
蜜麻花	8.60	猪里脊肉	6.37
龙井茶	8.60	羊肉串（烤）	6.30
羊肾	8.40	鹌鹑	6.30
焦圈	8.40	泥鳅	6.20
山羊肉（酱）	8.30	红茶	6.20
火鸡腿肉	8.30	牛后腿肉	6.10
鸭心	8.00	绿豆糕	6.10
绿茶	8.00	鲭鱼	6.05
黑米	7.90	猪肾[猪腰子]	6.00
蚕豆（炸）	7.70	海苔	5.98
牛肾	7.70	黑芝麻	5.90
辣椒粉	7.60	鳜鱼	5.90
鸡	7.54	开口笑	5.90
金枪鱼肉	7.42	羊里脊肉	5.80

续表

食物名称	烟酸	食物名称	烟酸
兔肉	5.80	羊心	5.60
香肠（广东）	5.70	番茄酱	5.60

资料来源：NutriData综合信息数据平台。

10. 富含铁的食物速查表

铁是人体含量最多的必需微量元素，是血红蛋白、细胞色素的主要成分，可以维持机体正常的造血功能。长期膳食铁供给不足会引起铁缺乏或导致缺铁性贫血，表现为抵抗力低下、乏力、嗜睡等，儿童表现为生长发育受到限制。

铁广泛存在于各种食物中（表4–10），但吸收利用率相差较大。动物性食物含有丰富且易吸收的血红素铁，主要有动物肝脏、血、畜禽肉、鱼类等。蔬菜含铁量不高，且是生物利用率低的非血红素铁。混合膳食中铁的平均吸收率为10% ~ 20%。

中国营养学会推荐成人男性每天摄入12mg，女性每天摄入18mg的铁，以满足代谢和工作需要。绝经后女性的铁推荐摄入量降至10mg/d。成人每日摄入铁建议不超过可耐受最高摄入量42mg。

表4–10 高铁食物速查表

单位：mg/100g

食物名称	铁	食物名称	铁
苔菜（干）	283.7	芥菜（干）	39.3
普中红蘑（干）	235.1	九制梅肉	39.0
珍珠白蘑（干）	189.8	五香粉	34.4
松茸（干）	156.5	蛏子	33.6
香杏片口蘑（干）	137.5	鸡枞（干）	31.8
木耳（干）	97.4	油鸡枞	31.1
螺旋藻	88.0	羊肚菌	30.7
发菜（干）	85.2	鸭血	30.5
紫菜（干）	54.9	咖喱粉	28.5
黄蘑（干）	51.3	红茶	28.1
青稞	40.7	南瓜粉	27.8

续表

食物名称	铁	食物名称	铁
河蚌	26.6	龙虾片	15.4
鸡血	25.0	毛蛤蜊	15.3
雪梅	24.7	沙棘果汁	15.2
墨鱼（干）	23.9	砖茶	14.9
龙井茶	23.7	大头虾	14.5
猪肝	23.2	绿茶	14.4
鸭肝	23.1	海苔	14.3
黑芝麻	22.7	白芝麻	14.1
鲍鱼	22.6	黄颡鱼	14.0
榛蘑（干）	22.4	陈醋	13.9
石斑鱼	21.6	糌粑	13.9
地衣[地皮菜]	21.1	山羊肉	13.7
辣椒粉	20.7	海参	13.2
酸奶酪	20.6	贻贝（干）	12.5
田螺	19.7	香菇片	12.5
口蘑	19.4	奶豆腐（脱脂）	12.4
奶疙瘩	18.7	鸡肝	12.0
咖喱牛肉干	18.3	辣酱（郫县）	11.8
羊血	18.3	豆腐皮	11.7
酵母（干）	18.2	果丹皮	11.6
藕粉	17.9	腐乳（红）	11.5
竹荪（干）	17.8	河蚬	11.4
花茶	17.8	泥蚶	11.4
文蛤	17.7	冬菜	11.4
芥末	17.2	猪脾[沙肝]	11.3
腐竹	16.5	海米	11.0
裙带菜	16.4	蒜蓉辣酱	11.0
白沙蒿	16.4	蛤蜊	10.9
豆瓣酱	16.4	鸡蛋粉	10.5
蜂蜜（硬蜜）	15.9	冬菇	10.5
牛肉干	15.6	香菇（干）	10.5

续表

食物名称	铁	食物名称	铁
桃脯	10.4	金钱萝卜	9.4
灰灰菜[藜]	10.3	铁观音茶	9.4
大麦茶	10.3	茶树菇	9.3
腐乳（桂林）	10.2	牛肝菌（干）	9.2
羊肉干	10.1	豆腐丝	9.1
红薯粉	10.0	南瓜子（熟）	9.1
牛肾	9.4	葡萄（干）	9.1
芝麻酱	9.4	胡椒粉	9.1

资料来源：NutriData综合信息数据平台。

11. 富含维生素K的食物速查表

维生素K是一种脂溶性维生素，有维生素K_1和K_2两种天然类型。维生素K_1的主要功能是促进凝血。维生素K_2则具有骨骼健康效应和降低心血管疾病风险等其他潜在作用，对骨质疏松症、冠状动脉钙化和心血管疾病具有预防作用。

维生素K在豆类、麦麸、绿色蔬菜、动物肝脏、鱼类等食物中含量丰富（表4-11）。维生素K_1主要源自绿色蔬菜，如鸡毛菜、羽衣甘蓝、油菜心等，而维生素K_2主要源自发酵食品、肉类和乳制品，也可由肠道内细菌合成。

中国营养学会提出，成人每天适宜摄入80μg的维生素K。

表4-11　富含维生素K的食物速查表

单位：μg/100g

食物名称	维生素K_1	维生素K_2
纳豆	Tr	565.0
风味豆豉	83.6	276.0
风味水豆豉	8.6	351.0
鸡毛菜	312.5	—
羽衣甘蓝	249.8	—
鸭腿（土鸭）	2.5	202.0
鸭心（土鸭）	Tr	147.0

续表

食物名称	维生素 K_1	维生素 K_2
鸭胸脯肉（土鸭）	2.1	140.0
鸭腿	Tr	106.0
鸭翅（土鸭）	3.2	95.0
油菜心	92.6	—
鸡腿	Tr	91.5
酸奶	Tr	79.0
鸭腿（麻鸭）	Tr	74.8
鸡翅（乌骨鸡）	Tr	69.7
红油腐乳	45.0	23.9
鸡翅	Tr	62.8
大块腐乳	22.3	36.1
鸡腿（乌骨鸡）	Tr	56.0
咸鸭蛋	0.2	53.8
鹌鹑蛋	1.0	51.6
鸡胗	Tr	47.5
鸡胸脯肉	Tr	46.3
鸭胸脯肉（麻鸭）	Tr	44.0
松花蛋	0.2	41.6
猪大肠（白条猪）	Tr	40.1
白腐乳	19.8	18.3
鸡胸脯肉（乌骨鸡）	Tr	36.4
鹅蛋	0.1	33.1
豆豉（干）	14.4	15.4
牛油	4.0	25.4
鸡蛋（鲜）	0.4	25.5
柴鸡蛋	0.1	25.1
干黄酱	10.4	11.9
鸡胸脯肉（小胸）	Tr	20.5
鸭肝（土鸭）	Tr	19.5
松茸（林芝）	Tr	16.8
黄豆酱	5.9	10.8

续表

食物名称	维生素 K_1	维生素 K_2
乌鸡蛋	0.1	16.3
五花肉（土猪）	Tr	14.6
豆瓣	8.3	6.0
猪油（白条猪）	1.4	12.3
五花肉（白条猪）	Tr	13.1
牛肉（瘦）	8.7	4.3
猪油（土猪）	Tr	12.5
猪油（黑猪）	Tr	12.5
火腿（藏香猪）	1.3	10.6
猪腿（藏香猪）	Tr	11.4
猪肾（黑猪）	Tr	11.1
羊前腿	0.5	10.3
稀奶油	3.6	7.1
五花肉（黑猪）	Tr	10.5
羊后腿	0.6	9.6
风干肉（藏香猪）	Tr	9.5
猪肾（白条猪）	Tr	9.4
梅花肉（白条猪）	Tr	9.0
牛腰窝	0.7	8.3
牛脖肉	2.2	5.9
大里脊（黑猪）	Tr	7.8
猴头菇	Tr	7.4
羊里脊	Tr	7.1
肋排（白条猪）	0.6	6.4
猪肝（黑猪）	0.8	6.0
剁辣椒	5.8	0.8
白贝	4.8	1.7
青衣鱼（孔雀绿色）	0.2	5.9
牛百叶	0.3	5.7
牛肋条肉	3.0	2.7
大里脊（白条猪）	Tr	5.5

续表

食物名称	维生素 K_1	维生素 K_2
大里脊（土猪）	Tr	5.5
花石斑鱼	2.2	2.5
后腿（白条猪）	Tr	4.6
牛上脑	2.0	2.5
切达干酪	1.2	3.0
羊肚菌	1.2	2.8
小里脊（白条猪）	Tr	4.0
羊肚	Tr	4.0
牛肉（牦牛）	2.1	1.5
羊油	0.8	2.3
青岗菌	1.0	2.2
羊肝	0.5	2.6
笠鱼	0.8	2.1
红石斑鱼	0.7	2.3
马苏里拉奶酪	0.9	1.7
香菇	Tr	2.5
青衣鱼（红色）	0.2	2.1
龙虾尾	1.2	1.0
金针菇	Tr	2.2
海螺肉（干）	0.3	1.7
黑石斑鱼	0.6	1.4
鱿鱼（鲜）	1.0	0.8
墨鱼（干）	Tr	1.8
里脊肉	Tr	1.6
酱油	Tr	1.5
裙边贝	Tr	1.5
刺泡鱼[刺鲍鱼]	0.3	0.9
金枪鱼肉	0.2	1.0
马鲛鱼肉	0.2	0.9
牛奶（鲜）	Tr	0.9
杏鲍菇	Tr	0.8

续表

食物名称	维生素K_1	维生素K_2
鲷鱼片	Tr	0.7
贝柱	Tr	0.7

资料来源：中国疾病预防控制中心食物营养与监测数据。

注：表格数据按照维生素K_1和维生素K_2含量总和由高到低进行排序。

12.富含生物素的食物速查表

生物素也称维生素B_7、维生素H、辅酶R。由于食物来源广泛，且肠道菌群可部分合成生物素，因此正常饮食情况下人体缺乏生物素的可能性较低。

生物素广泛存在于天然食物中，含量相对丰富的食物有谷类、坚果、蛋黄、酵母、动物内脏、豆类和某些蔬菜，受季节、加工方式的影响，不同食物中生物素含量分布差异较大（表4–12）。

中国营养学会提出，成人每天适宜摄入40μg的生物素。

表4–12　富含生物素的食物速查表

单位：μg/100g

食物名称	生物素	食物名称	生物素
葵花籽（熟，原味）	104.0	榛子仁（熟）	45.8
榛子（炒）	90.1	乌鸡蛋	41.4
板栗	87.1	辣椒（干）	41.1
茶树菇	86.5	腐竹	39.4
榛蘑（干）	85.1	豆腐皮	37.1
葵花籽（熟，奶油香）	84.6	巧克力花生酱	34.6
鸡枞（干）	84.3	红菇（干）	31.0
鸡腿菇（干）	79.4	裙带菜	28.1
黄蘑（干）	79.3	杏仁（炒）	25.6
松茸（干）	73.0	腰果	18.9
猪肝	61.9	咸鸭蛋（熟）	17.1
咖啡豆	56.1	奶油五香豆	16.9
牛肝菌（干）	55.2	开心果（熟）	15.9

续表

食物名称	生物素	食物名称	生物素
山核桃	13.0	根芹	6.9
蛋酥卷	12.6	玉米花	6.9
南瓜子（炒）	12.0	油菜	6.7
南瓜子（熟）	12.0	菜心	6.7
莜麦面	11.9	豆腐干	6.6
荞麦面	11.5	南豆腐	6.4
长豇豆	9.9	抱子甘蓝	6.4
羽衣甘蓝	9.8	猪肚	6.2
法式卷饼	9.5	油麦菜	6.2
鸡蛋	9.4	火鸡腿肉	5.9
白皮鸡蛋	9.4	鱼肉粒	5.9
红皮鸡蛋	9.4	玉米面	5.8
猪舌	8.8	烤鸭（北京）	5.8
西瓜子（话梅味）	8.7	饼干（夹心）	5.8
西瓜子（熟）	8.7	鱼腥草叶	5.7
豌豆尖（发芽豌豆）	8.7	玉米糁	5.4
豌豆苗	8.7	猪大排	5.4
芥蓝	8.7	猪小排	5.4
乐芙球	8.6	锅巴（小米）	5.4
榴莲	8.5	巧克力（充气）	5.4
松子（炒）	8.2	猪肉脯	5.3
桂圆（干）	7.8	沙拉酱	5.1
小麦粉	7.6	巧克力（果仁）	5.0
苦苣	7.6	蛋黄月饼	4.9
北豆腐	7.2	苏打饼干（夹心）	4.9
立体脆	7.2	鸡翅	4.7
猪肋条肉	7.1	剁辣椒	4.7
猪五花肉	7.1	西蓝花[绿菜花]	4.6
薯片（烧烤味）	7.0	蕹菜[空心菜]	4.6
薯圈	7.0	玉米粒	4.5
小米	6.9	纯牛奶（全脂，蒙牛）	4.5

续表

食物名称	生物素	食物名称	生物素
猪后臀尖	4.4	锅巴（豆香）	4.1
猪腿肉	4.4	香菇片	3.9
平菇	4.3	巧克力（牛奶）	3.9
马铃薯	4.2	面粉	3.8
荷兰豆	4.1	奶酪（低脂）	3.8
黄豆芽	4.1	夹心米果	3.8

资料来源：NutriData综合信息数据平台。

13.富含胆碱的食物速查表

胆碱是一种强有机碱，是卵磷脂和鞘磷脂的重要组成成分，缺乏会导致肝脏功能异常，影响胎儿神经发育。

胆碱广泛存在于各种食物中，主要以卵磷脂的形式存在。动物性食物的胆碱含量很丰富，尤其是蛋类和内脏。植物性食物的胆碱含量差别较大，大豆及其制品、花生、籽类、菌菇类等植物性食物中含量相对较高（表4-13）。

中国营养学会提出，成人女性每天适宜摄入380mg，成人男性每天适宜摄入450mg的胆碱，建议每天不超过可耐受最高摄入量3 000mg。

表4-13 富含胆碱的食物速查表

单位：mg/100g

食物名称	胆碱	食物名称	胆碱
鸡蛋黄	680.0	牛肉干	178.5
猪肝	359.4	猪肾	171.6
荷包蛋（煎）	270.0	猪舌	143.4
鸡蛋	250.0	红菇（干）	140.7
白皮鸡蛋	250.0	驴肉（酱）	138.5
鸡蛋（煮）	230.0	驴肉（卤）	138.5
乌鸡蛋	222.9	豆腐皮	137.0
鸡肝	190.0	蛋酥卷	132.0
咸鸭蛋（熟）	179.3	红皮鸡蛋	124.4

续表

食物名称	胆碱	食物名称	胆碱
黄豆	120.0	猪里脊肉	59.9
小黄花鱼	110.8	虾仁（红）	59.4
带鱼	107.9	猪蹄（熟）	58.0
葵花籽（熟，原味）	103.0	蜂蜜（槐花）	58.0
咖啡豆	102.0	蜂蜜（油菜花）	58.0
蛋黄月饼	99.4	毛豆	56.0
葵花籽（熟，奶油香）	95.9	榛蘑（干）	55.5
榛子（炒）	94.8	小米	50.6
榛子仁（熟）	94.8	片口鱼[比目鱼]	50.0
鸡腿菇（干）	94.0	鸡枞（干）	48.1
黄蘑（干）	93.3	面粉	46.9
香菇片	92.8	牛肝菌（干）	46.5
法式卷饼	92.0	海苔	46.2
开心果（熟）	89.7	腰果	45.6
雪梅	85.6	猪小排	45.2
九制梅肉	82.5	猪皮	44.2
大马哈鱼[鲑鱼]	79.0	罗非鱼	43.0
雪米饼	78.0	巧克力派	42.1
乐芙球	75.7	山核桃	41.0
南瓜子（炒）	70.6	火腿肠	39.1
南瓜子（熟）	70.6	冰激凌（巧克力圣代）	38.5
藜麦	70.0	四味粽子糖	37.8
松子（炒）	69.2	火腿	37.7
花豆	66.0	火腿（金华）	37.7
西瓜子（话梅味）	61.5	玉米面	35.6
西瓜子（熟）	61.5	纯牛奶（全脂，蒙牛）	35.2
牛肉（酱，五香）	60.0	海鲈鱼	35.0
鸡	60.0	九制西梅	34.5
土鸡	60.0	腐竹	34.1
母鸡	60.0	毛肚	32.6
肉鸡（肥）	60.0	九制应子	32.3

续表

食物名称	胆碱	食物名称	胆碱
热狗肠	31.0	花生芝麻糖	26.4
牛腩肉	30.6	白芝麻	26.0
稻米	29.4	牛后腱肉	25.1
粳米	29.4	猪肋条肉	25.0
金枪鱼（盐水浸）	29.0	猪五花肉	25.0
剁辣椒	28.1	牛里脊肉	24.6
北豆腐	28.0	豆奶	24.0
南豆腐	27.0	玉米糁	23.6
软酪（全脂）	27.0	甘草杏	23.1
茶树菇	26.8	杏仁（炒）	23.0

资料来源：NutriData综合信息数据平台。

14. 富含泛酸的食物速查表

泛酸又名维生素B_5、遍多酸，因其广泛存在于自然界，故被命名为泛酸。

泛酸在食物中广泛存在，以肉类（特别是动物心、肝、肾）、蘑菇、鸡蛋黄和坚果中含量最为丰富，其次是大豆粉、小麦粉、菜花、鸡肉等，蔬菜与水果中含量相对较少（表4-14）。

中国营养学会提出，成人每天适宜摄入5mg的泛酸。

表4-14 富含泛酸的食物速查表

单位：mg/100g

食物名称	泛酸	食物名称	泛酸
松茸（干）	14.90	荨麻	2.08
青岗菌（干）	11.23	毛花鱼[凤尾鱼]（干）	1.59
多脂鳞伞	11.01	绿豆	1.54
配方奶粉	5.07	大豆	1.51
猪肝	5.03	螺旋藻	1.51
鸡蛋	2.78	小扁豆	1.33
羊肚菌（干）	2.47	小米	1.22

续表

食物名称	泛酸	食物名称	泛酸
墨鱼（干）	1.15	小黄鱼	0.43
藜麦	1.13	虾	0.43
糙米	1.01	海带（干）	0.41
黑木耳	1.01	红薯	0.40
大黄鱼	0.93	红娘鱼	0.40
海螺肉（干）	0.92	小麦粉（精制）	0.39
牦牛肉	0.87	燕麦粒	0.38
糯米粉	0.83	银鲳鱼	0.38
燕麦	0.83	青稞	0.38
海鲈鱼	0.80	酸奶	0.38
腰果	0.78	胡子鱼[鲶鱼]	0.37
芽面	0.76	牛奶	0.35
小麦粉（高筋）	0.75	花石斑鱼	0.34
黑小麦粉（高筋）	0.74	黑石斑鱼	0.32
全麦	0.73	牛肉	0.30
黑小麦粉	0.71	红石斑鱼	0.29
枸杞	0.70	裙带菜	0.28
青占鱼	0.69	小芹菜	0.27
豆豉	0.68	带鱼	0.26
比目鱼	0.68	金枪鱼（去皮）	0.25
海鳗鱼	0.65	牦牛奶	0.24
红米	0.64	金丝鱼[红杉鱼]	0.24
棒棒鱼[高体墨头鱼]	0.58	枣	0.23
西蓝花[绿菜花]	0.58	桃	0.23
猪肉	0.56	青衣鱼（红色）	0.22
尖嘴鱼	0.54	猕猴桃	0.22
糌粑	0.48	白萝卜	0.19
土豆	0.47	大白菜	0.19
开心果	0.47	薏米	0.19
稻米	0.46	立鱼[四长棘鲷]	0.18
苤蓝	0.45	沙丁鱼	0.17

续表

食物名称	泛酸	食物名称	泛酸
青菜	0.15	鸡爪谷（西藏）	0.10
包心菜	0.15	芒果	0.07
马鲛鱼（去皮）	0.14	黄油	0.04
龙眼	0.14	苹果	0.04
豆皮	0.13	梨	0.03
橙	0.12	梅花参	0.03
玉米	0.10		

资料来源：中国疾病预防控制中心食物营养与监测数据。

15. 富含钙的食物速查表

钙是人体含量最多的矿物元素，占成人体重的1.5% ~ 2.0%，其中约99%的钙集中在骨骼和牙齿中，因此钙对维持骨骼、牙齿发育和坚固有显著作用。此外，血液中的钙离子还可调节神经和肌肉兴奋性，维持生物膜的完整性和通透性。缺钙可导致成人骨质疏松和儿童佝偻病。

钙是在食物中分布最广泛的营养素之一，钙含量较高的食品如表4-15所列。有些含钙高的食物不一定是我们生活中钙的主要来源，因为这类食物每天的食用量较少，如芝麻酱、虾皮等。奶粉、奶酪、液态奶的钙含量约为100mg/100g，虽然不及虾皮，但是每天摄入200 ~ 500ml液态奶即可获得200 ~ 500mg的钙。因此，奶是人类钙的最好来源。豆类、坚果类及小鱼小虾也是钙的良好来源。

中国营养学会建议，成人每天推荐摄入800mg的钙。最新研究证据显示，妊娠期和哺乳期女性都不需要额外增加钙的摄入，与同龄女性的推荐摄入量保持一致即可。成人每日钙摄入量建议不超过可耐受最高摄入量2 000mg。

表4-15 高钙食物速查表

单位：mg/100g

食物名称	钙	食物名称	钙
石螺	2 458	奶粉（低脂，高钙高铁）	1 365
芥菜（干）	1 542	发菜（干）	1 048
灰灰菜[藜]	1 489	田螺	1 030

续表

食物名称	钙	食物名称	钙
虾皮	991	龙井茶	402
鸡蛋粉	954	西瓜子（话梅味）	392
裙带菜	947	红茶	378
奶皮子	818	甘草杏	378
榛子（炒）	815	无花果（干）	363
奶酪（干）	799	奶豆腐（脱脂）	360
黑芝麻	780	豆腐干	352
酸奶酪	756	萝卜缨	350
茴香籽	751	海苔	336
卤豆腐干	731	河虾	325
硬质干酪	731	绿茶	325
奶疙瘩	730	素鸡	319
螺	722	千张	313
臭豆腐干	720	白沙蒿	305
奶粉（全脂）	676	腐乳（桂林）	302
虾脑酱	667	黄花菜	301
速溶奶粉（全脂）	659	豆腐脑（带卤）	301
芥末	656	香豆腐干	299
花椒	639	泥鳅	299
白芝麻	620	荠菜	294
芝麻酱	612	雪里蕻[芥菜]（腌）	294
鲮鱼（罐头）	598	杏仁（炸）	291
奶豆腐（鲜）	597	罗勒	285
甜奶粉（全脂）	558	海参	285
海米	555	花生仁（炒）	284
咖喱粉	540	梭子蟹	280
奶酪（低脂）	522	沙葱	279
花茶	454	砖茶	277
酸枣	435	大麦茶	270
带鱼	431	奶片	269
铁观音茶	416	鲍鱼	266

续表

食物名称	钙	食物名称	钙
紫菜（干）	264	蟹肉	231
根芥菜[大头菜]	257	雪里蕻[芥菜]	230
朝鲜蓟	255	苦苣	230
河蚌	248	蚕豆（烤）	229
花生芝麻糖	248	青蟹	228
木耳（干）	247	黑豆	224
菊芋[洋姜]（腌）	244	九制梅肉	219
甜炼乳	242	蒲公英	216
海参（水发）	240	武昌鱼	211
豆腐皮	239	荆芥	210
败酱	235	海蟹	208

资料来源：NutriData综合信息数据平台。

16. 富含锌的食物速查表

锌是一种人体必需微量元素，锌的主要功能是促进生长发育、调节机体免疫功能、促进智力发育、促进创伤愈合等。缺锌会导致食欲减退、异食癖、生长发育停滞、性功能减退等；缺锌的儿童常表现为身材矮小、智力低下；缺锌的孕妇易流产或胎儿宫内发育不良。

锌的来源较为广泛，贝壳类海产品、瘦肉、动物内脏都含有丰富的锌，干果、谷类胚芽和麦麸也富含锌，一般植物性食物含锌量较低。我国居民膳食锌的主要来源为谷类和肉类，占总摄入来源的70%以上，过细加工过程可导致谷物中锌的大量丢失，因此膳食指南建议多摄入粗杂粮（表4-16）。

中国营养学会推荐成人女性每天摄入8.5mg，成人男性每天摄入12.0mg的锌。成人每日锌摄入量建议不超过可耐受最高摄入量40mg。

表4-16 高锌食物速查表

单位：mg/100g

食物名称	锌	食物名称	锌
生蚝	71.20	黄姑鱼	19.43

续表

食物名称	锌	食物名称	锌
牛肉（酱，五香）	13.60	毛肚	7.03
土豆粉	12.50	奶酪（干）	6.97
马肉	12.26	牛里脊肉	6.92
羊肚菌	12.11	西瓜子（炒）	6.76
扇贝	11.69	贻贝（干）	6.71
泥蚶	11.59	山核桃	6.42
赤贝	11.58	河蚌	6.23
鱿鱼（干）	11.24	羊肉干	6.19
山羊肉	10.42	石螺	6.17
螺蛳	10.27	黑芝麻	6.13
芝麻南糖	10.26	羊瘦肉	6.06
墨鱼（干）	10.02	榛蘑（干）	6.00
糌粑	9.55	鸡蛋粉	5.95
牡蛎	9.39	葵花籽（炒，咸）	5.91
火鸡腿肉	9.26	西瓜子（话梅味）	5.88
口蘑	9.04	龙井茶	5.88
香菇（干）	8.57	牛肝菌（干）	5.80
叉烧肉	8.50	梭子蟹	5.50
茶树菇	8.38	松子（炒）	5.49
辣椒（干）	8.21	松茸（干）	5.49
香醋	7.79	腰果	5.30
南瓜子（熟）	7.77	奶疙瘩	5.24
葵花籽（熟，奶油香）	7.62	牛肉（瘦）	5.09
香肠	7.61	干贝	5.05
牛前腱肉	7.61	西瓜子（熟）	5.02
葵花籽（熟，原味）	7.45	牛肝	5.01
牛肉干	7.26	地衣[地皮菜]	5.00
鸡枞（干）	7.16	眉豆[白豆]	4.70
南瓜子（炒）	7.12	牛脑	4.69
牛肉（酱）	7.12	驴肉（酱）	4.63
黄蘑（干）	7.04	螺	4.60

续表

食物名称	锌	食物名称	锌
牛前腿肉	4.50	什锦糖果	4.06
鸡（卤）	4.42	牛肋条肉	4.05
肉酥	4.38	鹅胗	4.04
陈醋	4.38	黄花菜	3.99
砖茶	4.38	花茶	3.98
大麦	4.36	红茶	3.97
青蟹	4.34	鸡腿菇（干）	3.95
绿茶	4.34	牛后腱肉	3.93
虹鳟鱼	4.30	黄豆粉	3.89
驴肉	4.26	海米	3.82
白芝麻	4.21	黑米	3.80
冬菇	4.20	杏（干）	3.80
黑豆	4.18	鸡蛋黄	3.79
海苔	4.11	山羊肉（酱）	3.79
硬质干酪	4.10	榛子（炒）	3.75
豆腐皮	4.08	腐竹	3.69
肘子（酱）	4.07	猪肝	3.68
牛后腿肉	4.07	河蟹	3.68

资料来源：NutriData综合信息数据平台。

17.富含硒的食物速查表

20世纪70年代，人们才认识到硒是人体的必需微量元素。谷胱甘肽过氧化物酶是人类体内的主要抗氧化酶，没有硒，该酶就没有活性。后来科学界认识到，硒不但是谷胱甘肽过氧化物酶的组成成分，其本身也具有抗氧化、提高免疫力等作用。特别是对预防、治疗克山病、大骨节病及某些癌症有显著作用。

天然食物中硒含量较低，植物性食物中硒的含量与种植土壤中的硒含量有极大的关系，所以不同产地的同种食物，硒含量变化较大。相对来说，动物性食物硒含量较高，海产品和动物内脏是硒的良好食物来源，如鱼子酱、海参、牡蛎、蛤蜊和猪肾等（表4-17）。

中国营养学会推荐成人每天摄入硒60μg，妊娠期女性每天摄入65μg，哺乳期女性则每天摄入78μg。成人每日硒摄入量建议不超过可耐受最高摄入量400μg。

表4-17　高硒食物速查表

单位：μg/100g

食物名称	硒	食物名称	硒
牛肝菌（干）	758.8	海参	63.9
魔芋粉	350.2	全料蒸肉粉	60.8
鲑鱼籽酱	203.1	赤贝	60.0
猪肾[猪腰子]（脂肪含量2g/100g）	157.2	红娘鱼	59.4
猪肾[猪腰子]（脂肪含量8g/100g）	156.8	羊肾	58.9
鱿鱼（干）	156.1	贻贝	57.8
海参（干）	150.0	鲜贝	57.4
贻贝（干）	120.5	鸭肝	57.3
墨鱼（干）	104.4	河蟹	56.7
松茸（干）	102.6	葵花籽（熟，原味）	56.7
梭子蟹	91.0	海虾	56.4
金枪鱼（油浸）	90.0	红茶	56.0
牡蛎	86.6	蛏子	55.1
海蟹	82.7	蛤蜊	54.3
金枪鱼（盐水浸）	78.0	沙丁鱼	49.0
花蛤蜊	77.1	鲮鱼	48.1
干贝	76.4	西施舌	46.2
青蟹	75.9	松花鸡蛋	44.3
海米	75.4	大黄花鱼	42.6
虾皮	74.4	泥蚶	41.4
牛肾	70.3	生蚝	41.4
芥末	69.0	基围虾	39.7
金枪鱼肉	69.0	龙虾	39.4
毛蛤蜊	68.3	苏打饼干	39.3
鲍鱼（干）	66.6	鸡蛋粉	39.1

续表

食物名称	硒	食物名称	硒
鸡肝	38.6	海苔	30.5
橡皮鱼	38.2	豆瓣辣酱	30.4
鱿鱼	38.2	河蚬	29.8
羊脑	38.1	河虾	29.7
乌鱼蛋	38.0	大马哈鱼[鲑鱼]	29.5
螺	37.9	鲽鱼	29.5
大凤尾鱼	37.8	毛蛋	29.0
青鱼	37.7	猪肝（卤）	28.7
墨鱼	37.5	草虾	28.4
片口鱼[比目鱼]	37.0	乌鸡蛋	28.3
香油炒面	36.8	鲇鱼	27.5
带鱼	36.6	章鱼	27.3
鲅鱼肉	36.0	鹅蛋	27.2
鲫鱼	35.7	平鱼	27.2
泥鳅	35.3	南瓜子（炒）	27.0
黄鳝	34.6	鸡蛋黄	27.0
对虾	33.7	高蛋白饼干	27.0
河鳗	33.7	小黄花鱼	26.7
鸡枞（干）	33.4	鱼肉粒	26.7
小凤尾鱼	33.3	带鱼	26.6
蟹肉	33.3	鳜鱼	26.5
鲈鱼	33.1	猪肝	26.1
咸鸭蛋（熟）	32.8	鹅蛋黄	26.0
猪前肘	32.5	海鳗	25.9
老板鱼[孔鳐]	31.4	鹌鹑蛋	25.5

资料来源：NutriData综合信息数据平台。

18. 富含碘的食物速查表

碘是人体必需微量营养素，碘在体内主要用于合成甲状腺激素，参与能量代谢、促进骨骼生长和神经系统发育。缺碘可以导致一系列代谢障碍，最常见的是地方性甲状腺肿（大脖子病）、克汀病等。如果过量摄入，则会引起碘致性甲状腺功能亢进症、碘致性甲状腺功能减退症、桥本甲状腺炎等。

我国居民膳食中碘的主要来源之一是加碘盐，碘含量高的天然食物有海带、紫菜、淡菜等，其他海洋生物，如鱼、虾等碘含量也比较高（表4-18）。此外，高水碘地区的饮用水也是膳食碘的主要来源。为了降低高水碘地区居民碘过量的风险，2012年起对高水碘地区停止供给碘盐。

中国营养学会推荐成人每天摄入碘约120μg，以满足身体需要。每天孕妇需要额外摄入碘110μg，产妇额外摄入120μg。成人每日碘摄入量建议不超过可耐受最高摄入量600μg。

表4-18 高碘食物速查表

单位：μg/100g

食物名称	碘	食物名称	碘
海苔[紫菜]（干）	171 465.2	苔条脆条	462.0
海带	131 758.4	海米	422.0
海草	15 982.2	苔条梗	314.7
海带结（干）	13 500.0	毛花鱼[凤尾鱼]	297.8
海带丝（干）	12 200.0	海杂鱼（咸）	295.9
紫菜（干）	6 600.0	鱼香海带酱	295.6
苔条[苔菜]（干）	5 875.2	杏仁咸菜	274.5
海带（冷鲜，深海）	4 210.0	鹌鹑蛋	239.0
螺旋藻	3 829.8	海苔麻花	221.3
苔菜	3 486.1	观音卷（海苔味）	190.5
象牙蚌	2 930.0	海藻饮料	184.5
紫菜	2 728.9	虾酱	176.0
海苔	2 427.3	散装糕点（海苔味）	163.9
海带丝（鲜）	1 690.0	赤贝	162.0
小虾米[对虾]	983.0	虾	156.0
鸡精	560.3	生姜粉	133.5
番茄酱	527.0	鸭蛋（熟）	132.0
虾米	497.0	苔条饼	111.9
虾皮	481.5	羊肾（河北）	108.1

续表

食物名称	碘	食物名称	碘
鲍鱼（鲜）	102.0	青占鱼	37.9
贻贝肉干（大淡菜）	101.4	花螺	37.9
鸭蛋（茶色）	98.6	肉松	37.7
鳀鱼（海蜒）	96.8	松仁小肚	37.5
广式小香肠	91.6	热狗肠	37.5
墨鱼	91.1	鳕鱼	36.9
贻贝	86.4	豆腐	36.9
广式香肠	74.7	青砖茶	33.6
金线鱼	71.0	多宝鱼	33.4
蛏子	65.4	梭子蟹	33.2
花蛤蜊[花甲]	62.2	五香小肚	33.1
五香肘子	60.1	濑尿虾[潮汕虾蛄]	32.2
鹅蛋	59.7	猪肠	30.7
黑木耳（干）	59.3	沙丁鱼	29.1
牡蛎	57.9	梭鱼	28.2
芥末酱	55.9	砖茶（四川）	28.2
培根切片	53.0	河蟹（公）	27.8
火腿肠	50.3	纯牛奶	26.8
扇贝（焯）	48.5	鸡精粉	26.7
蟹黄	48.4	豆豉鱼（罐头）	24.1
海参（野生，小）	48.0	龙利鱼	22.9
鸡蛋黄	46.3	鸡蛋	22.9
豆腐干	46.2	鸡胗	22.7
花蟹（母）	45.4	香米（黑）	20.6
河蚬	43.1	海参	20.3
苦苣	43.0	黄酱	19.8
蒜肠	41.8	小黄鱼	19.0
金丝鱼[红杉鱼]	40.9	基围虾	18.3
带鱼	40.8	稻米（潜山）	17.9
鸭蛋	39.8	红娘鱼	17.7
蛤蜊	39.3	猪肝（卤）	16.4

资料来源：NutriData综合信息数据平台和中国疾病预防控制中心食物营养与监测数据。

19.富含钾的食物速查表

钾为人体内重要的阳离子之一，主要存在于肌肉、皮肤等各种组织细胞中，约占总量的98%，其他存在于细胞外液中，人体的各种体液内都含有钾。钾的主要作用是维持细胞正常的渗透压和酸碱平衡，维持神经肌肉的正常功能，维持心肌功能，还有降低血压的作用。钾缺乏表现为肌无力及瘫痪、心律失常等，严重缺乏可导致呼吸衰竭或横纹肌溶解综合征诱发肾功能衰竭等。

大部分食物都含有钾，蔬菜和水果是钾的主要食物来源（表4-19）。每100g谷类食物中含钾100 ～ 200mg；100g鱼类和肉类中的钾含量在150 ～ 300mg；100g蔬菜和水果中含钾200 ～ 500mg；100g豆类食物中含钾600 ～ 800mg。合适的钾摄入量，对控制高血压，预防脑卒中、心脏病有益处。

钾摄入不足或排出增加，都可引起人体内钾缺乏。需要指出的是，临床上钾缺乏很少由膳食钾缺乏引起，而多是由碱中毒、腹泻、糖尿病等或服用大量利尿剂引起的。

中国营养学会提出，成人每天适宜摄入2 000mg的钾，哺乳期女性每天需要额外增加400mg。降低高血压等慢性病风险的建议钾摄入量为3 600mg/d。

表4-19 高钾食物速查表

单位：mg/100g

食物名称	钾	食物名称	钾
竹荪（干）	11 882	紫菜	1 796
黄蘑（干）	4 647	海苔	1 774
榛蘑（干）	4 629	笋（干）	1 754
鸡腿菇（干）	4 053	羊肚菌	1 726
咖啡粉	3 535	咖喱粉	1 700
口蘑	3 106	绿茶	1 661
龙井茶	2 812	雪梅	1 653
松茸（干）	2 402	花茶	1 643
灰灰菜[藜]	2 198	银耳（干）	1 588
茶树菇	2 165	牛肝菌（干）	1 571
咖啡豆	2 013	甘草杏	1 523
红茶	1 934	螺旋藻	1 506
黄豆粉	1 890	黄豆	1 503

续表

食物名称	钾	食物名称	钾
铁观音茶	1 462	榛子仁（熟）	807
九制西梅	1 437	绿豆	787
黑豆	1 377	杏（干）	783
辣椒粉	1 358	豆瓣酱	772
甜奶粉（全脂）	1 318	豆浆粉	771
九制梅肉	1 317	木薯	764
鸡枞（干）	1 312	木耳（干）	757
墨鱼（干）	1 261	山羊肉	744
冬菇	1 155	蚕豆（炸）	742
五香粉	1 138	豇豆（干）	737
鱿鱼（干）	1 131	开心果（熟）	735
蚕豆（干）	1 117	榛蘑（水发）	732
茴香籽	1 104	青豆	718
辣椒（干）	1 085	陈醋	715
蚕豆（烤）	1 083	五香豆豉	715
绿豆面	1 055	火鸡腿肉	708
葡萄（干）	995	慈姑	707
番茄酱	989	杏仁（炸）	699
土豆粉	980	虹鳟鱼	688
干贝	969	榛子（炒）	686
大麦茶	960	腰果	680
咖啡伴侣	900	花生仁（炒）	674
无花果（干）	898	南瓜子（炒）	672
桂圆（干）	891	香榧子	664
芥菜（干）	883	青稞	644
西瓜子（熟）	880	酥油茶（原味）	620
豆腐皮	877	土豆片（炸）	620
红小豆	860	虾皮	617
莲子（干）	846	热狗肠	613
砖茶	844	松子（炒）	612
豌豆（干）	823	西瓜子（炒）	612

续表

食物名称	钾	食物名称	钾
密云小枣	612	罗勒	576
南瓜子（熟）	610	鲅鱼肉	566
黄花菜	610	花生（炒）	563
花生酱	605	腐竹	553
牛油果	599	花生仁（炸）	551
辣酱（郫县）	585	海米	550

资料来源：NutriData综合信息数据平台。

第五章 重要植物化学物成分速查表

——食物的健康新解

除了已知的营养素，当前对人体健康的新认识还包括食物中的植物化学物。我们常说药食同源，对某些有特殊禁忌或特殊需要的人群来说，有些食物成分也是很重要的，如大豆异黄酮在一定程度上对围绝经期综合征具有调节作用，而高嘌呤食物又是痛风患者的禁忌。本章列出了常见食物中大豆异黄酮、植物甾醇、膳食纤维、白藜芦醇、原花青素、嘌呤、咖啡因和草酸的含量。

1. 大豆异黄酮的食物速查表

大豆异黄酮是一种多酚类化合物，主要存在于豆科植物中。这类化合物具有雌二醇的羟基结构，能与雌激素受体结合，故在人体内具有雌激素活性，属于植物雌激素。大豆异黄酮对缓解女性围绝经期症状、预防乳腺癌有一定作用。

大豆异黄酮常以葡萄糖苷的形式存在，而葡萄糖苷基团又常被酯化为乙酰或丙二酰葡萄糖。不同的食物加工方法，如凝固、加热、水处理、提取和发酵等，会导致大豆异黄酮发生脱羧基、脱乙酰基或去糖苷等改变，进而降低食物中大豆异黄酮的含量。除对大豆过敏者外，人们通过食用大豆或豆制品摄入大豆异黄酮一般是安全的。对绝经后女性来说，大豆异黄酮的可耐受最高摄入量为120mg/d。我国学者根据国内外最新研究提出，大豆异黄酮降低绝经前女性乳腺癌发生风险的特定建议值为55mg/d。

大豆和以大豆为基础的食品是大豆异黄酮的主要来源，黄豆因品种和播种季节不同其大豆异黄酮的含量也不同，而各种豆制品中大豆异黄酮的含量和种类分布也不同。腐竹、豆粉、豆腐以及加工提取的大豆蛋白等食物的大豆异黄酮含量较高。表5-1列出了常见食物大豆异黄酮的总含量，以及其中三种异黄酮的含量。

表5-1 食物大豆异黄酮速查表

单位：mg/100g

食物名称	大豆异黄酮			
	总含量	黄豆苷元	染料木黄酮	黄豆黄素
豆类及制品				
大豆（煮，不加盐）	65.11	30.76	31.26	3.75
大豆（烤）	148.5	62.14	75.78	13.33
大豆（生）	154.53	62.07	80.99	14.99

续表

食物名称	大豆异黄酮			
	总含量	黄豆苷元	染料木黄酮	黄豆黄素
大豆（生，澳大利亚）	120.84	39.88	65.64	17.12
大豆（生，巴西）	99.82	29.09	67.57	13.10
大豆（生，中国）	118.28	53.38	57.98	11.71
大豆（生，欧洲）	103.56	45.44	39.78	22.37
大豆（生，日本）	130.65	45.95	74.33	9.01
大豆（生，韩国）	178.81	78.86	89.32	18.76
大豆（生，中国台湾）	85.68	27.77	45.88	13.24
大豆（生，美国）	159.98	61.33	86.33	13.33
黑豆（生）	0.01	0.01	0	0
红豆（生）	0.59	0.36	0.23	0
罐装豆子（烤，普通或素食）	0.01	0	0.01	0
菜豆（生）	0.59	0.29	0.3	0
芸豆（煮，不加盐，红）	0.01	0.01	0.01	—
芸豆（生，红）	0.02	0.01	0.01	—
白芸豆（生）	0.21	0.01	0.2	—
青刀豆（生）	0.18	0.01	0.17	—
赤小豆（生）	0.16	0	0.16	—
红花菜豆（熟）	0.09	0.04	0.05	—
红花菜豆（生）	0.12	0.05	0.07	0
小眉豆[小白豆]（生）	0.37	0	0.37	—
眉豆（熟，煮，不加盐）[白豆]	0.04	0.01	0.03	0
眉豆[白豆]（生）	0.02	0	0.01	0.01
蚕豆（炸）	1.29	0	1.29	—
蚕豆（生）	0.63	0.33	0.15	0.28
鹰嘴豆（煮，不加盐）	0.02	0	0.02	—
鹰嘴豆（生）	0.38	0.21	0.06	0.18
鹰嘴豆泥	0.01	0	0.01	0
豇豆（生）	0.03	0.01	0.02	—
扁豆（生，绿）	0.06	0.01	0.05	0
大利马豆（煮，不加盐）	0.01	0.01	0.03	—

续表

食物名称	大豆异黄酮			
	总含量	黄豆苷元	染料木黄酮	黄豆黄素
羽扇豆（生）	0.25	0.10	0.15	0
绿豆（煮，不加盐）	0.01	0.01	0.01	0
绿豆（生）	0.09	0	0.09	0
黑绿豆（生）	0.02	0.01	0.01	0
豌豆（煮，不加盐，绿）	0.02	0	0.01	—
豌豆（生，绿）	0.44	0.32	0.11	0
鸽子豌豆（生）	0.56	0.02	0.54	—
大豆酸奶	33.17	13.77	16.59	2.80
大豆饮料	7.85	2.75	5.10	—
大豆蛋白饮料	81.65	27.98	42.91	10.76
成人大豆配方饮料（雅培）	0.54	0.14	0.40	—
成人大豆配方饮料（雅培）	0.57	0.21	0.33	0.10
成人大豆配方饮料（雅培）	0.34	0.03	0.31	—
豆奶（低脂，添加钙、维生素A和维生素D）	2.56	1.01	1.51	0.04
豆奶（脱脂，添加钙、维生素A和维生素D）	0.70	0.30	0.41	0
豆奶（添加钙、维生素A和维生素D，巧克力）	7.80	3.40	4.15	0.25
豆奶（冰）	4.71	1.9	2.81	—
豆奶（大豆提取物，澳大利亚）	5.90	2.80	3.10	—
豆奶（原味或香草味）	10.73	4.84	6.07	0.93
豆片（脱脂）	131.53	37.47	91.22	14.23
豆片（全脂）	62.31	21.75	39.57	1.12
豆浆糕（干）	83.3	40.85	42.45	—
腐竹（熟）	44.67	17.81	25.15	2.69
腐竹（生）	196.05	80.03	101.4	15.43
豆腐酸奶	16.30	5.70	9.40	1.20
豆腐（蒸）	22.70	8.00	12.75	1.95
豆腐（煮）	31.35	12.80	16.15	2.40
豆腐（冻干）	83.2	29.59	51.04	3.44

续表

食物名称	大豆异黄酮			
	总含量	黄豆苷元	染料木黄酮	黄豆黄素
豆腐（经卤水处理）	22.63	8.23	12.45	1.95
豆腐（炖）	16.79	7.28	8.22	1.28
豆腐（熟）	22.05	10.26	10.83	1.35
豆腐（用硫酸钙、氧化镁处理）	30.41	12.31	16.10	2.75
豆腐（炸）	34.78	13.8	18.43	2.93
豆腐片（生）	33.91	15.59	16.01	2.75
豆腐	29.97	12.42	16.95	2.40
豆腐（生，经硫酸钙处理）	22.73	8.56	12.99	1.98
豆腐（软）	18.04	9.15	8.42	0.92
豆腐（熏）	13.10	7.50	5.60	—
豆腐（软，用硫酸钙、氧化镁处理）	22.61	9.49	11.91	1.68
精制豆腐（强化维生素）	29.24	8.59	20.65	
豆腐、豆渣	9.39	3.62	4.47	1.30
纳豆	82.29	33.22	37.66	10.55
腐乳（加盐）	48.51	20.72	23.83	4.95
腐乳	34.68	12.18	21.12	2.30
酱油（水解蔬菜蛋白）	0.10	0.10	0	0
酱油（大豆、小麦）	1.18	0.78	0.39	0.14
大豆黄油（全脂）	0.57	0.22	0.30	0.05
婴幼儿早餐谷物类和其他				
婴儿配方奶粉（强化铁，雅培）	25.82	6.03	12.23	2.73
婴儿配方豆粉（美赞臣）	25.00	7.23	14.75	3.00
婴儿配方豆粉（液态，旭贝尔）	3.81	0.98	2.69	0.35
婴儿配方豆粉（旭贝尔）	28.01	5.70	13.55	2.05
婴儿即食配方豆粉（旭贝尔）	2.63	0.75	1.60	0.28
即食谷物（美国，卡希）	17.40	8.40	7.70	1.40
即食坚果玉米片（英国，家乐氏）	0.03	0.01	0.02	—
即食谷物（美国，凯洛洛氏）	0.02	0.01	0.01	—
即食谷物（大豆蛋白，家乐氏）	93.9	41.90	41.90	10.20
花生（生）	0.26	0.02	0.24	

续表

食物名称	大豆异黄酮			
	总含量	黄豆苷元	染料木黄酮	黄豆黄素
花生酱（减脂）	2.09	1.30	0.69	0.08
绿豆芽（生）	0.10	0.06	0.08	0
豌豆（绿，冷冻）	0.01	0	0.01	—
青大豆（生，包括毛豆）	48.95	20.34	22.57	7.57
黄豆芽（蒸）	12.5	5.00	6.70	0.80
黄豆芽（生）	34.39	12.86	18.77	2.88
提取物和原料类				
植脂末（添加豆粉或大豆蛋白）	0.21	0.06	0.14	—
大豆纤维	44.43	18.80	21.68	7.90
大豆粉	172.55	67.69	89.42	20.02
大豆粉（脱脂）	150.94	64.55	87.31	15.08
大豆粉（生，全脂）	178.1	72.92	98.77	16.12
大豆粉（熟，全脂）	165.04	89.46	85.12	16.40
豆粉（速溶）	109.51	40.07	62.18	10.90
大豆卵磷脂	15.70	5.40	10.30	—
大豆粗粉（生，脱脂）	209.58	80.77	114.71	16.12
浓缩大豆蛋白（水洗）	94.65	38.25	52.81	4.94
浓缩大豆蛋白（乙醇提取）	11.49	5.78	5.26	1.57
大豆蛋白提取物	91.05	30.81	57.28	8.54

资料来源：美国农业部（United States Department of Agriculture，USDA）。

2. 植物甾醇的食物速查表

植物甾醇是植物中天然存在的一种活性成分，在结构上与动物性固醇（如胆固醇）相似。自Peterson于1951年证明植物甾醇对高胆固醇喂饲的鸡有降低血脂含量的功能以来，大量流行病学资料和实验室研究显示，摄入较多的植物甾醇与人群许多慢性病的低发生风险有关，可降低人群血清胆固醇水平，并可减少冠状动脉粥样硬化性心脏病、良性前列腺肥大、癌症等的发生风险。目前植物甾醇受到越来越多的重视，多国已经批准了植物甾醇在食品中的使用。2000年，美国食品药品管理局批准其为GRAS（generally recognized as safe，一般认为安全）物质，并通过了植物甾醇减少心脏病发病风险的功能声明。2004年，欧盟食品科学委员会认为人类食用富含植物甾醇酯的类人造黄油是安全的。

植物甾醇广泛存在于各种植物油、豆类、谷类、坚果和植物种子中（表5–2），水果和蔬菜中的含量相对较少。油类食物中以酯化型的植物甾醇为主，常见的有β–谷甾醇、菜油甾醇、豆甾醇及谷甾烷醇等。

我国已经批准植物甾醇和植物甾醇酯作为新食品原料，其中植物甾醇食用量≤2.4g/d，植物甾醇酯食用量≤3.9g/d，可在除婴幼儿食品外的各类食品中使用。我国学者根据国内外最新研究提出，植物甾醇降低血清总胆固醇（TC）和低密度脂蛋白胆固醇（LDL–C）水平的特定建议值为0.8g/d（植物甾醇酯为1.3g/d）。

表5–2 常见食物中植物甾醇的含量和分布

单位：mg/100g

食物名称	植物甾醇				
	总含量	β–谷甾醇	菜油甾醇	豆甾醇	β–谷甾烷醇
豆类及制品					
全麦粉	85.49	48.08	13.46	1.81	14.66
标准粉	64.07	38.00	9.55	1.49	10.33
富强粉	52.21	29.36	6.24	0.96	10.85
饺子粉	48.75	28.90	5.45	1.65	8.60
小站稻（天津）	15.78	9.32	2.49	2.37	1.60
糯米	13.90	5.21	2.01	1.35	3.94
香米	12.16	5.47	1.82	2.35	1.84
大米	12.28	6.65	2.52	1.32	1.63
黄豆	114.54	64.98	25.55	17.18	5.15
青豆	86.12	56.36	14.64	9.48	4.61
黑豆	83.84	53.40	13.06	10.34	6.00
绿豆	64.07	38.92	7.03	2.55	10.93
花豇豆	35.61	16.37	7.14	7.62	4.46
大白芸豆	33.01	21.93	3.33	3.80	3.95
赤小豆	23.56	9.36	4.92	3.74	5.81
花芸豆	22.66	13.29	4.46	2.48	2.32
豆腐丝	86.40	50.99	19.63	14.66	Tr

续表

食物名称	植物甾醇				
	总含量	β-谷甾醇	菜油甾醇	豆甾醇	β-谷甾烷醇
豆奶粉	48.62	26.81	8.91	5.98	4.84
南豆腐	37.24	21.53	8.85	5.43	1.42
北豆腐	29.23	15.17	5.97	4.3	2.72
豆浆	7.08	4.08	1.76	1.24	Tr
豌豆	72.70	55.20	7.45	5.33	4.72
蔬菜类					
油麦菜	31.45	16.98	3.31	7.91	3.09
小油菜	10.15	8.48	1.41	Tr	0.26
娃娃菜	15.17	12.16	0.26	2.50	0.15
圆生菜	17.39	10.45	1.29	4.31	1.34
圆白菜	13.62	11.61	2.01	10.37	Tr
菠菜	10.51	5.37	0.78	2.90	0.76
韭菜	13.05	11.92	0.6	Tr	0.53
大白菜	12.52	9.65	0.54	2.10	0.50
胡萝卜	19.29	13.97	1.94	2.99	0.23
香菜	18.70	9.26	1.14	7.94	0.36
荷兰豆	17.73	14.02	1.44	2.00	0.26
豆角	14.59	8.60	1.39	3.88	0.72
豇豆	29.77	19.40	3.76	6.05	0.56
黄豆芽	15.26	7.52	1.82	5.44	0.48
菜花	42.79	40.79	0.88	1.12	Tr
西蓝花[绿菜花]	40.96	34.48	5.31	0.74	0.44
芹菜	14.11	8.87	0.50	4.20	0.47
藕	10.23	8.45	0.84	0.37	0.56
西红柿	6.17	2.94	0.62	1.88	0.73
黄瓜	7.20	3.75	0.17	2.90	0.28
西葫芦	16.69	7.31	0.42	8.40	0.41
白萝卜	5.77	4.28	1.36	0.09	Tr
圆青椒	3.18	2.11	1.07	Tr	Tr
茄子	3.03	2.01	0.23	0.65	0.14

续表

食物名称	植物甾醇				
	总含量	β-谷甾醇	菜油甾醇	豆甾醇	β-谷甾烷醇
冬瓜	1.20	0.83	0.13	0.24	—
长青辣椒	13.13	8.08	2.75	0.82	1.12
洋葱	8.60	6.58	0.44	1.33	0.25
姜	14.94	9.88	1.38	1.48	1.95
蒜薹	12.48	10.55	1.33	0.60	Tr
大蒜	11.15	8.71	1.99	0.46	Tr
大葱	22.07	16.19	5.14	Tr	0.74
水果类					
脐橙	32.63	27.02	3.50	1.62	0.50
橙子	24.30	19.64	2.84	1.28	0.53
橘子	25.53	21.14	2.49	1.36	0.54
芒果	24.44	19.43	2.73	1.47	0.81
贡梨（新疆）	17.91	17.26	0.31	0.19	0.15
香梨（新疆）	16.45	15.64	0.18	0.42	0.22
鸭梨	12.73	11.34	0.24	0.20	0.94
雪花梨	8.63	7.99	0.21	0.26	0.18
猕猴桃	17.47	13.40	1.11	1.95	1.00
木瓜	16.86	8.63	5.35	2.87	Tr
菠萝	16.66	12.04	3.96	0.22	0.44
葡萄	14.83	12.32	1.21	0.21	1.09
圣女果	14.37	7.97	1.42	3.42	1.56
桃	13.66	11.56	0.46	1.64	Tr
植物油					
花生油	259.70	175.44	37.12	23.83	23.30
大豆油	317.12	180.90	60.72	58.34	15.92
菜籽油	570.16	341.50	155.01	8.04	11.36
芝麻油	588.48	370.57	109.74	42.36	65.82
橄榄油	270.10	216.36	10.58	4.07	39.10
胡麻油	441.83	237.50	112.06	53.53	29.59
葵花籽油	372.26	268.00	53.51	31.81	18.95

续表

食物名称	植物甾醇				
	总含量	β-谷甾醇	菜油甾醇	豆甾醇	β-谷甾烷醇
红花籽油	270.45	168.34	50.00	25.43	23.29
油茶籽油	87.82	52.06	21.52	14.14	30.20
茶油	180.63	38.72	13.04	11.91	116.97

资料来源：NutriData综合信息数据平台。

3.膳食纤维的食物速查表

膳食纤维的概念，于1941年首次由Duckworth等提出。膳食纤维是聚合度≥3，不能被人体小肠消化吸收，但对人体有健康意义的可食用碳水化合物。膳食纤维可分为3类：①天然存在于植物中；②通过物理、化学、酶法从植物中提取；③通过合成获得。其中，提取和合成的碳水化合物聚合物需要明确的有益健康的科学证据，才能被认定为膳食纤维（组分）。研究资料显示，膳食纤维的健康效益日益明确，主要包括有助于调节肠道菌群、改善排便和肠道健康、调控血糖和血脂等。

膳食纤维是一大类食物成分，它包括非淀粉多糖、抗性淀粉、抗性低聚糖等，此外还有木质素。一般植物性食物中都含有一定量的膳食纤维，其含量高低与加工过程是否精细有关。膳食中的膳食纤维大都来自天然食物的表皮，如谷物、蔬菜、水果、豆类等，坚果和种子中膳食纤维含量也相当丰富（表5-3）。

成人和老年人每天膳食纤维的适宜摄入量在25 ~ 30g。

表5-3 膳食纤维的食物速查表

单位：g/100g

食物名称	膳食纤维	食物名称	膳食纤维
谷薯豆类			
小麦粉	0.8	黄米	4.4
挂面	0.9	高粱米	4.3
龙须面	0.2	糜子	6.3
生面条	0.8	苦荞麦粉	5.8
通心面	0.4	荞麦	6.5
花卷	1.5	薏米	2.0

续表

食物名称	膳食纤维	食物名称	膳食纤维
烙饼	1.9	燕麦	6.0
馒头	1.3	藜麦	6.5
糖烧饼	2.1	土豆	1.1
油饼	2.0	土豆粉	3.5
油条	0.9	红薯	1.0
油面筋	1.3	红薯粉	0.1
稻米	0.6	木薯	1.6
粳米	0.7	玉米淀粉	0.1
黑米	3.9	团粉	0.8
糙米	3.4	藕粉	0.1
糯米	0.8	魔芋粉	74.4
紫糯米	1.4	粉丝	1.1
米饭	0.3	粉条	0.6
米粥	0.1	黄豆	15.5
鲜玉米	2.9	黑豆	10.2
大麦	9.9	青豆	12.6
青稞	1.8	黄豆粉	7.0
小米	1.6	豆浆粉	2.2
小米面	0.7	内酯豆腐	0.4
黍子	3.5	豆汁	0.1
甜豆浆	0.1	绿豆	6.4
豆腐丝	1.1	绿豆面	5.8
油豆腐丝	2.2	红小豆	7.7
豆腐卷	1.0	红豆沙	1.8
油豆腐	0.6	红豆馅	2.8
腐竹	1.0	花豆	5.5
千张	1.0	芸豆	9.8
臭豆腐干	0.4	蚕豆（干）	1.7
卤豆腐干	1.6	蚕豆（烤）	2.2
香豆腐干	0.8	蚕豆（炸）	0.5
熏豆腐干	0.3	眉豆[白豆]	6.6

续表

食物名称	膳食纤维	食物名称	膳食纤维
素鸡	0.9	豇豆（干）	7.1
素什锦	2.0	豌豆（干）	10.4
烤麸	0.2	鹰嘴豆	11.6
蔬菜及菌藻类			
红萝卜[卞萝卜]	1.1	红辣椒	3.2
心里美萝卜	1.4	葫子[瓠子瓜]	0.9
小水萝卜	1.0	秋葵	1.8
芥菜头	1.4	白瓜	0.9
苤蓝	1.3	菜瓜	0.4
甜菜头	5.9	佛手瓜	1.2
根芹	4.6	葫芦	0.8
紫菜头	4.2	黄瓜	0.5
扁豆角	2.1	节瓜	1.2
鲜蚕豆	3.1	金瓜	0.7
刀豆角	1.8	苦瓜	1.4
豆角	2.6	南瓜	0.8
荷兰豆	1.4	南瓜粉	11.5
龙豆	1.9	蛇瓜	2.0
龙牙豆	1.3	笋瓜	0.7
毛豆	4.0	西葫芦	0.6
菜豆[四季豆]	1.5	飞碟瓜	1.6
豌豆（鲜）	3.0	黄茎瓜	0.7
豌豆尖（发芽豌豆）	1.3	栗面南瓜	2.6
油豆角	1.6	大蒜	1.1
芸豆角	2.1	紫皮大蒜	1.2
长豇豆	1.8	青蒜	1.7
黄豆芽	1.5	蒜黄	1.4
绿豆芽	1.2	蒜苗	1.8
黑豆苗	1.6	蒜薹	2.5
绿皮茄子	1.2	大葱	2.2
圆茄子	1.7	洋葱	0.9

续表

食物名称	膳食纤维	食物名称	膳食纤维
辣椒（干）	41.7	韭黄	1.2
韭薹	1.9	菱角	1.7
藠头	0.3	蒲菜	0.9
大白菜	0.9	水芹菜	0.9
白菜薹	1.7	茭白	1.9
紫菜薹[红菜薹]	0.9	荸荠	1.1
乌菜[乌塌菜]	1.4	莼菜	0.5
油菜薹	2.0	藕	2.2
奶白菜	1.5	凉薯	0.8
乌塌菜（安徽）	1.8	粉葛	2.4
圆白菜	1.0	山药	0.8
雪里蕻[芥菜]	1.6	芋头	1.0
芥菜	1.0	姜	2.7
羽衣甘蓝	3.2	菊芋[洋姜]	4.3
菜花	2.1	白沙蒿	1.9
菠菜	1.7	白薯叶	1.0
冬苋菜	2.2	败酱	7.5
萝卜缨	4.0	朝鲜蓟	1.1
落葵[木耳菜]	1.5	洋槐花	2.2
芹菜	1.2	苦苦菜[苦苣菜]	1.8
芹菜叶	2.2	罗勒	3.9
甜菜叶	1.3	马齿苋	0.7
香菜	1.2	马兰头	1.6
绿苋菜	2.2	蒲公英	2.1
红苋菜	1.8	香椿	1.8
茼蒿	1.2	沙葱	1.5
茴香	1.6	榆钱	4.3
荠菜	1.7	蕨菜	1.8
莴笋	0.6	枸杞菜	1.6
西芹	2.2	苦苣	1.7
观达菜	2.8	苜蓿	1.4

续表

食物名称	膳食纤维	食物名称	膳食纤维
球茎茴香	2.2	红菇（干）	31.6
竹笋	1.8	地衣[地皮菜]	1.8
笋（干）	43.2	冬菇	32.3
春笋	2.8	猴头菇	4.2
冬笋	0.8	金针菇	2.7
玉兰片	11.3	口蘑	17.2
百合（鲜）	1.7	鲜蘑	2.1
百合（干）	1.7	木耳（干）	29.9
黄花菜	7.7	黑木耳（水发）	2.6
菊苣	0.9	香菇	3.3
红薯叶	2.8	香菇（干）	31.6
慈姑	1.4	羊肚菌	12.9
豆瓣菜	1.2	银耳（干）	30.4
榛蘑（水发）	3.1	竹荪（干）	46.4
鸡油菌	2.6	发菜（干）	35.0
鸡枞	1.3	海带	0.5
油鸡枞	5.4	琼脂	0.1
白牛肝菌	1.5	苔菜（干）	9.1
黑牛肝菌	1.6	紫菜（干）	21.6
青头菌	2.2	螺旋藻	1.0
杏鲍菇	2.1	裙带菜	31.1
水果类			
苹果	1.7	杏（干）	4.4
国光苹果	0.8	西梅	0.7
红富士苹果	2.1	枣	1.9
红香蕉苹果	0.9	枣（干）	6.2
黄香蕉苹果	2.2	金丝小枣	7.0
黄元帅苹果	1.8	密云小枣	7.3
祝光苹果	1.5	黑枣	9.2
梨	2.6	酒枣	1.4
红肖梨	3.2	蜜枣	5.8

续表

食物名称	膳食纤维	食物名称	膳食纤维
京白梨	1.4	冬枣	2.2
库尔勒香梨	6.7	酸枣	10.6
莱阳梨	2.6	樱桃	0.3
苹果梨	2.3	葡萄	1.0
酥梨	1.2	红玫瑰葡萄	2.2
香梨	2.7	巨峰葡萄	0.4
雪花梨	0.8	马奶子葡萄	0.4
雪梨	3.0	玫瑰香葡萄	1.0
鸭广梨	5.1	葡萄（干）	1.6
鸭梨	1.1	石榴	4.9
牛油果	2.1	柿子	1.4
红果	3.1	磨盘柿子	1.5
红果（干）	49.7	柿饼	2.6
海棠果	1.8	桑葚	4.1
沙果	2.0	黑加仑	2.4
桃	1.0	沙棘	0.8
高山白桃	1.3	无花果	3.0
黄桃	1.2	猕猴桃	2.6
久保桃	0.6	草莓	1.1
蜜桃	0.6	橙	0.6
蒲桃	2.8	福橘	0.4
李子	0.9	金橘	1.4
青梅	1.0	芦橘	0.6
杏	1.3	蜜橘	1.4
红橘（四川）	0.7	杨梅	1.0
小叶橘	0.9	杨桃	1.2
柚	0.4	椰子	4.7
柠檬	1.3	枇杷	0.8
芭蕉	3.1	橄榄	4.0
菠萝	1.3	红毛丹	0.5
菠萝蜜	0.8	火龙果	1.6

续表

食物名称	膳食纤维	食物名称	膳食纤维
番石榴	5.9	榴莲	1.7
桂圆	0.4	酸木瓜	3.0
桂圆肉	2.0	山竹	0.4
荔枝	0.5	香蕉	1.2
芒果	1.3	白兰瓜	0.8
木瓜	0.8	哈蜜瓜、西瓜	0.2
人参果	3.5	甜瓜	0.4
坚果、种子类			
山核桃	7.4	莲子（干）	3.0
板栗	1.2	南瓜子（炒）	4.1
松子（炒）	12.4	西瓜子（炒）	4.5
杏仁（炒）	9.1	西瓜子（话梅味）	13.2
杏仁（炸）	10.5	白芝麻	9.8
榛子（炒）	8.2	黑芝麻	14.0
腰果	10.4	花生仁（炸）	17.2
开心果（熟）	8.2	葵花籽（熟，奶油香）	14.6
花生（炒）	6.3	葵花籽（熟，原味）	8.2
花生仁（炒）	4.3	南瓜子（熟）	9.1
葵花籽（炒，咸）	4.8	西瓜子（熟）	8.9
其他			
海棠脯	2.2	冰糖酸角	6.9
苹果脯	1.6	甘草杏	12.5
青梅果脯	2.9	雪梅	13.0
桃脯	2.4	九制梅肉	17.1
杏脯	1.8	九制西梅	14.1
金糕	0.6	九制应子	13.1
金糕条	1.6	梅脯	4.5
果丹皮	2.6	黑贡枣	6.4

资料来源：NutriData综合信息数据平台。

4. 白藜芦醇的食物速查表

白藜芦醇是含有芪类结构的非黄酮类多酚化合物，广泛存在于葡萄、松树、虎杖，以及花生等天然植物及其果实中。研究发现白藜芦醇具有抗炎、调节糖脂代谢，以及预防心血管疾病的作用，欧盟已经批准将白藜芦醇作为成人的膳食补充剂使用。

白藜芦醇很不稳定，常与葡萄糖结合成糖苷，在植物中主要是以白藜芦醇糖苷形式存在。白藜芦醇与其糖苷均有顺式和反式两种结构，自然界中的白藜芦醇主要以反式结构存在，并且反式异构体的生物活性高于顺式异构体。

白藜芦醇在葡萄、桑葚、菠萝、花生、可可豆、冬笋、白花菜、茭白等植物或果实中含量较高（表5-4）。葡萄中白藜芦醇的含量差异很大，主要与葡萄的品种、土壤环境、栽培方法以及病虫害等因素有关。红酒中白藜芦醇（反式）的浓度在0.2 ~ 10.6mg/L范围内。

白藜芦醇的人群干预和大型观察性研究证据较少，并且缺乏中国人群白藜芦醇摄入量的相关数据，因此不足以提出白藜芦醇的特定建议值。欧盟相关法规限定将白藜芦醇作为成人的食品补充剂使用时，每日的最高剂量为150mg。

表5-4　白藜芦醇的食物速查表

单位：μg/100g

食物名称	白藜芦醇	白藜芦醇糖苷	食物名称	白藜芦醇	白藜芦醇糖苷
谷薯豆类					
小麦仁（天津）	14	132	黑豆（天津）	57	352
麦仁（武汉）	7	Tr	青豆（武汉）	33	11
黑米（广州）	45	47	白芸豆（武汉）	1	1
黑米（天津）	304	350	花豆（武汉）	15	Tr
黑米（武汉）	Tr	27	豌豆（武汉）	17	28
玉米（武汉）	Tr	21	扁豆（广州）	11	Tr
玉米（天津）	Tr	5	蚕豆（广州）	Tr	2
酪玉米	Tr	40	蚕豆（武汉）	2	8
玉米渣（天津）	Tr	31	绿豆（武汉）	1	7
小米（天津）	1	52	小红豆（重庆）	Tr	70
大麦仁（天津）	26	Tr	大眉豆（重庆）[大白豆]	55	54
燕麦（广东）	Tr	105	豆腐（天津）	1	Tr

续表

食物名称	白藜芦醇	白藜芦醇糖苷	食物名称	白藜芦醇	白藜芦醇糖苷
燕麦（武汉）	Tr	8	豆腐（鲜，广州）	Tr	14
荞麦（武汉）	Tr	21	豆腐干（卤，武汉）	Tr	6
甘薯（重庆）	Tr	19	眉豆干（广州）[白豆干]	Tr	11
甘薯（红，天津）	Tr	3 733	豆腐干（天津）	Tr	8
甘薯（红，武汉）	Tr	1 010	黄豆干（广州）	Tr	17
黄豆（广州）	Tr	43	豆皮（天津）	Tr	71
黑豆（广州）	Tr	23	豆皮（重庆）	Tr	81
黑豆（武汉）	14	10	素虾（武汉）	Tr	26
蔬菜及菌藻类					
小白菜（广东，秋冬）	4	6	小番茄（重庆）	33	94
小白菜（重庆，秋冬）	34	24	小红尖椒（广州）	1	14
小白菜（广州）	1	Tr	小青尖椒（重庆，秋冬）	241	75
紫甘蓝（重庆）	Tr	10	宜昌茼蒿（武汉，春夏）	Tr	8
蕹菜（重庆）[空心菜]	100	20	油豆（天津，春夏）	10	130
油菜（重庆，春夏）	5	Tr	油豆角（天津）	Tr	200
油麦菜（广州，春夏）	4	Tr	鸡腿菇（武汉）	42	574
鱼腥草（重庆）	125	5	鸡尾菇（广东）	Tr	3
蚕豆（鲜，重庆）	8	45	毛菇（广东）	Tr	5
玉兰片（重庆）	55	94	平菇（广东，秋冬）	Tr	2
双胞蘑菇（重庆）	1	Tr	平菇（天津，秋冬）	Tr	88
口蘑（天津）	6	11	草菇（广东）	Tr	2
金针菇（天津，春夏）	Tr	80	茶树菇（广东，秋冬）	2	1
金针菇（重庆，秋冬）	Tr	463	茶树菇（重庆，秋冬）	586	157
鸡腿菇（重庆）	165	Tr	银耳（广东）	Tr	56
水果类					
大蕉（广东）	Tr	170	皇帝柑（广东）	Tr	2
白甜瓜（天津，春夏）	9	Tr	西柚（广州）	10	72
甜瓜（海南，春夏）	Tr	100	柚子（宜昌）	410	11 340
甜瓜（青，天津）	1 380	300	沙田蜜柚（梅州，秋冬）	78	89
西瓜（天津，春夏）	4	Tr	贡橘（武汉）	17	271
草莓（武汉，春夏）	17	Tr	海棠果（广州，秋冬）	Tr	2

续表

食物名称	白藜芦醇	白藜芦醇糖苷	食物名称	白藜芦醇	白藜芦醇糖苷
草莓（重庆，秋冬）	38	170	黑布林（重庆）	Tr	116
草莓（天津）	13	173	黑加仑（美国进口）	253	109
小山楂（天津，秋冬）	63	23	火龙果（重庆，秋冬）	497	677
冬枣（天津，秋冬）	Tr	22	火龙果肉（广州，秋冬）	17	28
小枣（天津）	650	Tr	蜜梨（广州，秋冬）	Tr	1
枣（重庆）	9	13	水晶梨（广州，秋冬）	Tr	4
番石榴（广州，春夏）	Tr	1	京白梨（辽宁，秋冬）	15	13
胭脂红番石榴（广州）	Tr	3	南果梨（辽宁，秋冬）	2	27
脐橙（重庆，春夏）	157	304	梨（重庆，春夏）	Tr	36
脐橙（广州，春夏）	Tr	5	皇冠梨（武汉，春夏）	Tr	50
金橘（武汉）	2	875	冰糖梨（广州，秋冬）	Tr	13
小金橘（广东，春夏）	Tr	181	酸梨（天津，秋冬）	13	263
柑橘（武汉，春夏）	Tr	1 390	贡梨（新疆，秋冬）	Tr	9
冰糖橘（宜昌）	Tr	2 380	巨峰葡萄皮（广州，秋冬）	268	112
橘子（广州，秋冬）	Tr	19	葡萄皮（武汉）	16 260	525
乳橘（武汉，春夏）	Tr	2 570	提子皮（宜昌）	202 620	280 800
沙糖橘（广州，秋冬）	Tr	13	提子肉（武汉）	440	4 580
蜜柑（广州）	2	4	提子籽（宜昌）	490	7 050
榴莲（重庆，秋冬）	80	Tr	香梨（新疆）	Tr	6
芒果（重庆，秋冬）	Tr	45	雪花梨（广州，秋冬）	5	Tr
猕猴桃（武汉，秋冬）	Tr	111	雪花梨（天津，秋冬）	10	1
磨盘柿子（天津，秋冬）	70	576	鸭梨（天津，秋冬）	Tr	14
柿子（宜昌）	30	2 340	李子（天津，秋冬）	41	154
柠檬（广东，秋冬）	Tr	17	青提（广州）	60	51
柠檬（武汉）	7	Tr	桑葚（天津，春夏）	104 090	Tr
枇杷（重庆，秋冬）	Tr	14	桑葚（武汉）	3 049	Tr
红富士苹果（烟台，秋冬）	Tr	40	圣女果（天津，秋冬）	Tr	60
红香蕉苹果（天津，秋冬）	Tr	30	石榴（广州，秋冬）	1	8
黄香蕉苹果（天津，秋冬）	Tr	19	油桃（天津，春夏）	60	170
红元帅苹果（广东，秋冬）	Tr	23	油桃（武汉，春夏）	Tr	42
印度青苹果（天津，秋冬）	Tr	23	水蜜桃（天津，春夏）	710	1 220

续表

食物名称	白藜芦醇	白藜芦醇糖苷	食物名称	白藜芦醇	白藜芦醇糖苷
苹果（重庆，春夏）	Tr	267	水蜜桃（重庆，春夏）	Tr	130
葡萄肉（广州）	Tr	2	脆桃（武汉）	Tr	76
葡萄籽（广州）	22	146	黄杏（天津，春夏）	240	1 000
巨峰葡萄（天津，秋冬）	90	79	杏（重庆，秋冬）	Tr	172
玫瑰香葡萄（天津，秋冬）	23	23	杨梅（武汉）	2 007	496
巨峰葡萄（广州，秋冬）	268	112	杨梅（重庆，秋冬）	156	52
坚果、种子类					
核桃（天津）	4	3 141	莲子（武汉）	Tr	104
核桃（重庆）	5	20	红皮花生（武汉）	Tr	6
白芝麻（广州）	129	Tr	花生（广州）	9	136
黑芝麻（广州）	433	11	花生米（天津）	76	37
黑芝麻（武汉）	51	Tr	葵瓜子（广州）	10	6

资料来源：NutriData综合信息数据平台。

5.原花青素的食物速查表

原花青素是指一类由不同数量的儿茶素、表儿茶素或没食子酸聚合而成的同源或异源黄酮类化合物。原花青素广泛存在于水果、蔬菜、坚果、鲜花、树皮以及某些植物种子中，其中葡萄和蔓越莓的原花青素含量较为丰富。膳食原花青素的主要来源是深色水果的果皮或果肉（表5–5）。

原花青素的结构复杂，食物来源不同，化学结构各异。根据碳–碳键连接的位置不同，可将原花青素寡聚体分为A、B、C、D、T五种类型，葡萄籽中的原花青素主要是B、C和T型，而蔓越莓、树皮、花生、李子、小红莓和鳄梨等食物中的主要是A型。

研究显示，原花青素具有抗氧化、降低心血管疾病发生/死亡风险等作用。依据美国的食物数据库，估算中国成年人原花青素的摄入量为每天19.1 ~ 126.6mg，平均值为每天73.38mg。综合国内外研究，中国营养学会建议原花青素降低心血管疾病风险的特定建议值为200mg/d，该剂量对血糖、血脂或血压也有一定的改善作用。

表5-5 原花青素的食物速查表

单位：mg/100g或mg/100mL

食物名称	原花青素	食物名称	原花青素
肉桂粉	8 108.2	黑巧克力	153.8
葡萄籽（干）	2 872.0	草莓	138.0
高粱	1 893.3	红蛇果（带皮）	119.5
花豆	756.6	大麦	96.1
芸豆（红）	494.0	嘎啦苹果	86.5
榛子	490.8	白葡萄	80.6
红小豆	446.0	黄水蜜桃	67.3
红葡萄酒	293.0	苹果（带皮，富士）	62.5
开心果	226.4	紫葡萄	60.3
李子	204.5	油桃	23.6
美国大杏仁	176.3	牛油果	6.4
蓝莓	173.0	香蕉	3.2

资料来源：中国居民膳食营养素参考摄入量（2023版）。

6.嘌呤的食物速查表

嘌呤是一种核酸物质，广泛存在于各种食物中，肉类食品含量相对丰富。通常，嘌呤在人体内经过代谢转化为尿酸后由肾脏排出。痛风患者由于嘌呤代谢紊乱导致血尿酸水平过高，尿酸盐结晶沉积，引起关节疼痛。对这样的患者来说，避免高嘌呤类食物是十分重要的（表5-7、表5-8）。

一般将食物按嘌呤含量分为四类，供选择食物时参考，详见表5-6。

第一类：高嘌呤，每100g含150 ～ 1 000mg。

第二类：较高嘌呤，每100g含75 ～ 150mg。

第三类：较低嘌呤，每100g含30 ～ 75mg。

第四类：低嘌呤，每100g含＜30mg。

表5-6 常见食物按嘌呤含量分类

单位：mg/100g

嘌呤含量	分类	食物举例
150 ~ 1 000	第一类（高嘌呤）	肝、肾；海苔、紫菜（干）；鲭鱼、贻贝、生蚝、海兔、鱿鱼等
75 ~ 150	第二类（较高嘌呤）	牛肉、猪肉、羊肉；兔、鸭、鹅；鲤鱼、比目鱼、草鱼等
30 ~ 75	第三类（较低嘌呤）	大米、燕麦、荞麦；豆角、菜花；香菇（鲜）、金针菇（鲜）、口蘑（鲜）等
＜30	第四类（低嘌呤）	马铃薯、甘薯；胡萝卜、油菜、生菜、竹笋；水果类；奶及奶制品等

注：分类依据参考《成人高尿酸血症与痛风食养指南（2024年版）》。

一些特殊的鱼类和肉类如凤尾鱼、三文鱼、猪肾等，酵母发酵制作的产品和啤酒等的嘌呤含量也较高（表5-9、表5-10）。

表5-7 低嘌呤食物速查表（每100g嘌呤含量＜30mg）

单位：mg/100g

食物名称	嘌呤	食物名称	嘌呤	食物名称	嘌呤
谷薯豆类					
大馇子	8	高粱米	15	高筋粉	21
小馇子	10	黄米	16	油炸糕	21
粽子	12	肉粽子	18	面粉	26
玉米面	12	油条	19	馒头	27
虎皮糕	13	玉米面发糕	19	油饼	27
长白糕	13	小米	20	烧饼	27
薏米	15	挂面	21	雪饼	28
粉条	2	土豆淀粉	5	马铃薯	13
番薯粉（干）	2	木薯	10	甘薯（红心）	19
拉皮	3	地瓜	13	甘薯（紫心）	24
豆浆（生，5%，无糖）	18	豆浆（生，10%，无糖）	29	豆浆（熟，甜）	29
蔬菜及菌藻类					
冬瓜	1	油麦菜	13	菜心	17
芹菜（茎）	5	竹笋	13	油菜	17
尖椒	6	水萝卜	14	芥蓝	19
青椒	6	丝瓜	14	西葫芦	20

续表

食物名称	嘌呤	食物名称	嘌呤	食物名称	嘌呤
菠菜	8	黄花菜（鲜）	14	香菜	21
白萝卜	9	大白菜	14	香芋（生）	21
根芥菜[大头菜]	10	倭瓜	15	蕹菜[空心菜]	22
莲藕	10	茼蒿	15	菜豆[四季豆]	23
白萝卜	11	芋头（生）	15	蛇瓜	23
绿豆芽	11	山药（生）	15	茭白	23
黄瓜	11	莴苣[生菜]	16	鸡腿蘑（鲜）	21
苦瓜	12	胡萝卜	17	香葱	25
莴笋	12	海带根	17	黄豆芽	29
香芋（熟）	12	西红柿	17	南瓜	29
红萝卜	13	酸白菜	17	榛蘑（鲜）	23
茄子（紫皮，长）	13				
水果类					
苹果	1	西瓜	6	樱桃	11
大头梨	4	马奶葡萄	7	小芒果	11
胡柚（杭州）	4	龙眼（干）[桂圆]	7	菠萝	11
橘子	4	香蕉	7	樱桃	11
木瓜	4	香瓜	7	大芒果	12
香梨	5	伊丽莎白瓜	7	大枣	13
油桃	5	巨峰葡萄	8	火龙果	13
李子	5	提子	9	桃	14
杏	5	蜜橘	9	荔枝（干）	20
砂糖橘	5	杨梅	10	菇娘[毛酸浆]	25
坚果、种子类					
鲍鱼果（熟）	16	夏威夷果（熟）	26	葵花籽（熟）	27
动物性食物					
鸡蛋（熟）	1	牛骨头汤（火锅前）	4	海蜇丝	9
松花鸭蛋（熟）	1	奶粉	4	燕窝	10
鹅蛋（熟）	1	鹌鹑蛋（熟）	7	海参（水发）	18
牛奶	1	海参（鲜）	8	银鱼	23
奶酪	2	鲍鱼（水发）	9		

续表

食物名称	嘌呤	食物名称	嘌呤	食物名称	嘌呤
调味品					
米醋（9度）	2	番茄酱	7	香醋（镇江）	21
米醋（3.5度）	3	甜面酱	10	酱油（正阳）	28
沙拉酱	3	陈醋（山西）	12		
速食食品					
饼干	11	薯片	28		
爆米花	20	月饼	29		

资料来源：NutriData综合信息数据平台，嘌呤含量为总嘌呤值。

表5-8　较低嘌呤食物速查表（每100g嘌呤含量30 ~ 75mg）

单位：mg/100g

食物名称	嘌呤	食物名称	嘌呤	食物名称	嘌呤
谷薯豆类					
粳米	31	全麦粉	42	面包（去皮）	50
红米	33	大米	44	糯米	50
荞麦	34	花卷	45	面包（带皮）	51
糙米	35	煎饼（玉米味）	46	燕麦	59
煎饼（大米味）	36	豆浆（生，15%，无糖）	46	黑米	63
富强粉	37	大麦	47	豆浆（生，20%，无糖）	63
麻花	39	江米	48	水豆腐[北豆腐]	68
蔬菜及菌藻类					
大葱	31	豆角	40	豇豆角	45
黄花菜（干）	32	香椿	40	西蓝花[绿菜花]	58
茴香	38	菜花[花椰菜]	41	白玉菇（鲜）	56
香菇（鲜）	37	口蘑（鲜）	50	金针菇（鲜）	59
木耳（水发）	38	猴头菇（鲜，熟）	50	鸡腿蘑（干）	68
白灵菇（鲜）	39	猴头菇（鲜）	53	滑子蘑（鲜）	73
茶树菇（鲜）	48	黄蘑（鲜）	53		
坚果、种子类					
杏仁（熟）	32	香榧（熟，干）	37	大杏仁（熟）	45
碧根果（熟）	32	核桃（熟）	40	南瓜子（熟）	61

续表

食物名称	嘌呤	食物名称	嘌呤	食物名称	嘌呤
小野杏（熟）	34	开口大榛子（熟）	42	白芝麻（熟）	66
栗子（熟）	35	黑芝麻（熟）	43	开心果（熟）	70
动物性食物					
猪血、牛蹄筋	40	牛骨头汤（火锅后）	53	牛肉松	71
牛肉汤	70	鳕鱼	71	鱼翅（水发，养殖）	36
银鳕鱼	65	晶鱼	58	多宝鱼	70
调味品					
颗粒花生酱	41	葱虾味酱	45	海鲜酱油	58
速食食品					
薯片	32	猪肉香菇饺子	42	绿豆糕	56
羊肉萝卜包子	35	黑芝麻糊	47	锅巴	73
方便面	36	猪肉芹菜饺子	56		

资料来源：NutriData综合信息数据平台，嘌呤含量为总嘌呤值。

表5-9　较高嘌呤食物速查表（每100g嘌呤含量75 ~ 150mg）

单位：mg/100g

食物名称	嘌呤	食物名称	嘌呤	食物名称	嘌呤
干豆类及制品					
豆制品	89	豆腐渣	109	白芸豆	125
干豆腐[南豆腐]	94	纳豆	110		
内酯豆腐	100	花芸豆	118		
蔬菜及菌藻类					
豌豆	86	滑子蘑（鲜，熟）	84	杏鲍蘑（鲜）	94
银耳（干）	124	平菇（鲜）	89		
裙带菜（干）	136	海木耳（干）	90		
坚果、种子类					
松子（熟）	75	腰果（熟）	80		
野生榛子（熟）	76	花生（熟）	85		
动物性食物					
猪肉松	76	午餐肉罐头	94	牛肉干	127

续表

食物名称	嘌呤	食物名称	嘌呤	食物名称	嘌呤
火腿肠	80	梅花鹿肉（熟，养殖）	99	猪肉肠	131
牛肉火腿肠	85	火腿罐头	103	猪手（熟）	134
烧鸭（熟，北京）	86	牛肉	105	猪肉	138
烧鸭（熟）	88	羊肉（生）	109	鹅脑（熟）	140
烧鹅	89	猪耳朵（熟）	114	野兔肉（熟）	148
牛蛙腿肉	92	驴肉（熟）	117	兔肉（熟）	148
红肠（秋林）	94	叉烧肉（熟）	124	河豚（熟）	78
沙丁鱼	82	鳗鱼	117	比目鱼（熟）	134
鲽鱼（熟）	85	大马哈鱼[鲑鱼]	117	红线鱼	136
大海螺	95	编织鱼	119	大马哈鱼籽	136
小海螺	97	鳜鱼	121	梭鱼	137
对虾（鲜）	102	大闸蟹（熟）	121	冬蟹（熟）	137
鲍鱼（鲜）	102	鲤鱼	122	棒棒鱼[高体墨头鱼]（熟）	138
比目鱼	104	罗非鱼	126	鲢鱼	141
鱿鱼丝	106	鳝鱼	127	河蟹肉（熟）	144
甲鱼	110	武昌鱼	128	金鳟鱼	146
鲍鱼（即食）	110	河豚	129	怀头鱼[怀头鲇]	147
鳜鱼（熟）	111	金昌鱼	130	大马哈鱼（熟，熏）	147
鲍鱼（鲜，熟）	113	金枪鱼	130	河蟹（生）	147
鲟鱼	114	鱼肉松	131	棒棒鱼[高体墨头鱼]	149
熏鲨鱼翅（俄式，养殖）	116	河鲈鱼	133	蛏子	149
章鱼片	116	草鱼	134		
其他类					
豆瓣酱	77	月饼（米旗）	85	三鲜水饺	145

资料来源：NutriData综合信息数据平台，嘌呤含量为总嘌呤值。

表5-10　高嘌呤食物速查表（每100g嘌呤含量150 ~ 1 000mg）

单位：mg/100g

食物名称	嘌呤	食物名称	嘌呤	食物名称	嘌呤
干豆类及制品					
红小豆	156	豆粉	167	绿豆	196
豆皮	157	黑豆	170	黄豆	218
腐竹	160	微豆[绿豆]	175	蚕豆	307
蔬菜及菌藻类					
木耳（干）	166	姬松茸（干）	226	香菇[花菇]（干）	357
猴头菇（干）	178	海苔	249	香菇[金钱菇]（干）	405
榛蘑（干）	186	元蘑（干）[亚侧耳]	267	榆黄蘑（干）	415
白灵菇（干）	201	竹荪（干）	285	紫菜（干）	415
滑子蘑（干）	205	茶树菇（干）	293	鲍鱼菇（干）	424
动物性食物					
乌鸡肉（熟）	159	干肠	215	鹅心（熟）	259
鸡心	168	鸡胗	218	猪肺	272
野猪肉（熟）	169	羊肉串（熟）	223	猪肝	275
鹅胗（生）	169	羊肝（熟）	227	猪肥肠（熟）	296
猪心	170	鸭脑（熟）	227	鸭胗（熟）	316
乌鸡肉（生）	173	羊肝（生）	228	鸡肝	317
鸡肉肠	175	鸡肚（熟）	229	鸭肠（熟）	346
鹅胗（熟）	182	猪胰	234	鹅肝	377
猪舌（熟）	186	猪肾	239	鸭肝（熟，北京）	398
烧鸡（熟）	188	牛肝	251	鹅肝（熟）	408
鸡胸脯肉	208	猪肚（熟）	252	白鱼	153
鲫鱼	154	河蟹黄（生）	180	海鲈鱼	227
白鱼（熟）	160	蚬子	180	鳕鱼（烤）	230
刀鱼	161	河蟹黄（熟）	182	江虾（生）	231
草鱼（熟）	162	鱼肝	185	扇贝	235
澳洲龙虾	163	鲶鱼	187	牡蛎	242
海鲈鱼（熟）	165	基围虾（生）	187	鱿鱼	244
黄花鱼	165	鱼片（烤）	188	泥鳅鱼	247

续表

食物名称	嘌呤	食物名称	嘌呤	食物名称	嘌呤
河鲈鱼（熟）	165	鲫鱼（熟）	190	皮皮虾（生）	254
河蟹肉（生）	167	干贝	193	凤尾鱼（香辣）	263
鲜贝	167	蛏子（熟）	193	江虾（熟）	265
三文鱼	168	牡蛎（熟）	193	海兔	266
鱼片	169	红头鱼	195	蛏子[小人仙]	276
黑鱼	169	八爪鱼	198	生蚝	282
鲍鱼（干）	171	皮皮虾（熟）	200	鲭鱼	298
虹鳟鱼	172	鲟鱼（熟）	202	毛蚶（熟）	343
鱼翅（干，养殖）	174	鸳鸯贝	202	虾仁（干）	345
基围虾（熟）	174	蚬子（熟）	206	对虾（干）	349
小龙虾	174	鸦片鱼	211	面条鱼（干）	383
鲽鱼	175	鲅鱼	214	虾（烤）	389
深海鲐鱼（酱汁）	179	黑鱼（熟）	214	贻贝	414
青虾	180	海米[小虾米]	220	鲅鱼（烤）	452
调味品类					
酵母（干）	335	鸡精（家乐）	350	鸡精（太太乐）	518

资料来源：NutriData综合信息数据平台，嘌呤含量为总嘌呤值。

7.咖啡因的食物速查表

咖啡因还有一个名字，叫咖啡碱，在化学上属于甲基嘌呤类生物碱化合物，可以从咖啡豆、茶叶、可可中提炼，也可以人工合成。由于我国有饮茶的习惯，对成年人来说，咖啡因的主要来源是茶水、茶饮料、奶茶和咖啡等（表5-11）。一杯茶水含咖啡因10mg左右，咖啡和巧克力中咖啡因的含量不等。咖啡因具有兴奋提神的功效，但是大量摄入咖啡因可引起失眠、神经紧张，以及其他生理反应。婴幼儿、孕妇应注意控制每天的摄入量，否则会对儿童的肝、肾等器官，以及胎儿、婴幼儿智力发育产生影响。钙摄入量偏低的中年女性不宜多饮咖啡，否则可能导致骨质疏松和骨折的发生率升高。

咖啡因的摄入量以多少为宜，尚没有权威说法。有些人特别敏感，喝1杯就难入睡；有些人耐受性较高，喝4杯咖啡也没问题。2021年，国家食品安全风险评估中心发布的《中国居民膳食咖啡因摄入水平及其风险评估》报告建议健康成年人如有提升注意力的需求，在日常生活中可一天摄入咖啡因60 ~ 400mg；如想改善由体力或脑力疲劳引起的不良情绪，可一天摄入咖啡因含量约为200mg的天然咖啡因饮品。爱喝奶茶和咖啡的消费者，只要摄入量在合理范围内均可放心选用。也可根据自身情况选择合适饮用时间，但晚上或入睡前不建议再喝含有咖啡因的茶饮或咖啡。

表5-11 含咖啡因的食物速查表

单位：mg/100g

食物名称	咖啡因
咖啡类	
燕麦拿铁（冰，360ml）	70.2
燕麦拿铁（热，360ml）	68.7
美式黑咖啡（陌刻）	58.4
美式咖啡（冰，MANNER）	56.3
美式咖啡（冰，M Stand）	54.1
拿铁咖啡（冰，MANNER）	52.4
香草拿铁（正常糖，AIRBAG）	51.6
拿铁咖啡（冰，360ml）	50.8
香草拿铁（陌刻）	50.2
美式咖啡（冰，喜茶）	48.2
美式咖啡（冰，COSTA）	47.2
双浓萃美式咖啡星冰乐（冷，星巴克，354ml）	46.0
拿铁咖啡（冰，Peet's）	45.7
美式咖啡（冰，Peet's）	45.5
美式咖啡（冰，麦当劳）	44.4
拿铁咖啡（热，360ml）	44.2
拿铁咖啡（陌刻）	44.0
拿铁咖啡（冰，COTTI）	43.1
拿铁咖啡（冰，M Stand）	43.1
拿铁咖啡（冰，麦当劳）	42.8
拿铁咖啡（冰，480ml）	42.7
香草拿铁咖啡（漫猫）	42.5

续表

食物名称	咖啡因
香草拿铁（正常糖，单行线）	41.5
经典冰砖拿铁（冰，473ml）	41.2
拿铁咖啡（漫猫）	40.3
拿铁咖啡（热，480ml）	39.9
美式咖啡（冰，奈雪的茶）	39.7
香草拿铁（标准糖，幸运咖）	39.3
经典拿铁（热，355ml）	38.9
美式咖啡（冰，星巴克）	38.7
焦糖风味拿铁（热，355ml）	37.7
美式咖啡（冰，肯德基）	37.5
拿铁咖啡（冰，COSTA）	36.9
美式咖啡（冰，瑞幸）	36.3
不止拿铁（Tims）	36.3
铂金美式咖啡（热，麦当劳）	35.7
拿铁咖啡（冰，喜茶）	35.3
拿铁咖啡（7-Eleven）	35.0
美式咖啡（冰，COTTI COFFEE）	34.0
美式咖啡（冰，Tims）	34.0
拿铁咖啡（COSTA）	33.1
拿铁咖啡（冰，奈雪的茶）	32.4
经典美式咖啡（不加糖，老塞行动）	31.8
香草拿铁（COSTA）	31.7
香草拿铁咖啡（西西弗矢量咖啡）	30.7
拿铁咖啡（冰，瑞幸）	29.7
美式咖啡（7-Eleven）	29.5
美式咖啡（COTTI COFFEE）	29.0
美式咖啡（西西弗矢量咖啡）	28.9
香草拿铁（标准甜，瑞幸）	28.4
熔岩巧克力拿铁（热，星巴克，355ml）	28.2
拿铁咖啡（冰，星巴克）	27.9
厚乳拿铁（冰，480ml）	27.5

续表

食物名称	咖啡因
拿铁（MR coffee）	27.5
经典拿铁（冰，355ml）	26.5
香草拿铁（COTTI COFFEE）	25.8
香草拿铁（MR coffee）	25.4
经典拿铁（COTTI COFFEE）	25.4
拿铁咖啡（西西弗矢量咖啡）	25.0
香草拿铁咖啡（标准糖，老塞行动）	24.3
燕麦奶拿铁（冰，473ml）	23.9
香草风味拿铁（热，肯德基）	23.6
厚乳拿铁（热，480ml）	23.5
拿铁咖啡（冰，Tims）	22.5
燕麦奶拿铁（热，473ml）	21.8
法式焦糖拿铁（热，星巴克，355ml）	21.1
拿铁咖啡（冰，肯德基）	16.4
香草风味拿铁（星巴克）	15.6
奶茶类	
经典丝袜奶茶（米芝莲）	52.1
经典纯奶茶（热，7-Eleven，480ml）	46.5
经典纯奶茶（冰，7-Eleven711，655ml）	42.7
波波冰奶茶（喜茶）	35.6
珍珠奶茶（大卡司）	27.5
玫瑰锡兰冰博克	26.8
烤黑糖波波牛乳茶	25.2
红豆奶茶	24.8
夏梦玫珑	24.7
经典红玉奶茶（YO！ tea有茶）	24.2
红茶鲜奶茶（凌云）	22.8
冻顶宝藏茶（奈雪）	22.7
黄金珍奶（KOI）	22.4
珍珠鲜奶茶（贝啦）	21.8
金珠珠奶茶（台盖）	21.5

续表

食物名称	咖啡因
龙珠奶茶	20.2
厚芋泥波波奶茶	19.8
珍珠奶茶	19.8
黑糖珍珠奶茶	19.3
珍珠奶茶（COCO都可）	18.9
泷珠奶茶	18.1
黑丸奶茶（泰象）	18.1
波霸奶茶（一点点）	18.1
茉香奶绿	18.0
鸭屎香宝藏茶	17.9
鸳鸯奶茶	17.0
鸭屎香奶茶	16.3
正山小种奶茶	16.2
铁观音珍珠奶茶（维星）	15.1
乌龙奶茶	14.8
雪山金桂轻乳茶	14.5
锡兰红茶鲜牛乳	13.4
白桃乌龙鲜奶茶	13.3
经典珍珠奶茶	13.3
海盐焦糖奶茶	12.2
白桃乌龙奶茶	11.9
乌龙鲜奶	10.8
劲Q奶茶	7.8
功能性饮料	
能量风味饮料（魔爪）	28.1
维生素风味饮料（红牛）	22.6
维生素功能饮料（东鹏特饮）	19.5
保健饮料（力保健）	19.4
奥地利劲能风味饮料（红牛）	19.2
维生素功能饮料（红牛）	19.2
能量型维生素饮料（战马）	14.8

续表

食物名称	咖啡因
氨基酸维生素功能饮料（乐虎）	12.6
维生素果味饮料（卡拉宝）	12.3
体质能量维生素饮料（中沃）	2.1
巧克力类	
巧克力（60% ~ 69%可可固体）	86.0
巧克力（70% ~ 85%可可固体）	80.0
巧克力（45% ~ 59%可可固体）	43.0
牛奶巧克力	20.0
其他类	
馥芮白（热，星巴克，354ml）	46.0
馥芮白（冷，星巴克，354ml）	46.0
英式红茶（热，480ml）	36.5
那堤（热，星巴克，354ml）	31.1
卡布奇诺（热，星巴克，354ml）	27.7
英式红茶（冰，655ml）	27.5
海盐焦糖摩卡（热，星巴克，355ml）	26.8
浓缩玛奇朵（热，星巴克，355ml）	21.1
焦糖玛奇朵（热，星巴克，355ml）	21.1
星冰乐（冷，星巴克，355ml）	19.7
茶瓦纳格雷伯爵红茶（星巴克，355ml）	11.3
醇香巧克力饮（热，茶室，354ml）	7.6
热巧克力（热，星巴克，355ml）	5.6
白巧克力（热，星巴克，355ml）	0.0

资料来源：NutriData营养综合信息数据库。
注：不同品牌不同杯型规格不同，不同杯型咖啡因浓度不同，所以特在产品名称后括号中进行标注。

8. 草酸的食物速查表

草酸又称乙二酸，是一种最简单的二元酸。草酸主要存在于一些蔬菜中，尤以水芹、木薯、苋菜和菠菜中含量较高（表5-12）。蔬果中的草酸主要以草酸盐（草酸钙和草酸钾）的形式存在。

草酸钙不溶于水和胃液、肠液，不会被吸收，与人体结石形成有关。草酸钾的水溶性强，做菜时可随水留在汤里。大量摄入草酸会影响矿物元素如钙、铁、锌等的吸收利用，还可在血液中形成草酸钙沉淀，影响健康。

表5-12 含草酸的食物速查表

单位：g/100g

食物名称	草酸	食物名称	草酸
水芹	1.48 ~ 1.70	绿豆（水发）	0.13
马齿苋	1.31	芦笋	0.13
木薯	1.26	卷心菜	0.10
苋菜	1.09	甜玉米	0.10 ~ 0.19
菠菜	0.97	秋葵	0.05
甜菜叶	0.61	西红柿	0.05
胡萝卜	0.50	芜菁叶	0.05
萝卜	0.48 ~ 0.61	土豆	0.05
甘蓝	0.36	洋葱	0.05 ~ 0.36
大蒜	0.36	豌豆	0.05 ~ 0.36
莴苣[生菜]	0.33	芒果	0.04
豆瓣菜	0.31	葡萄	0.02
红薯	0.24	南瓜	0.02
大黄	0.23	山莓	0.02
菊苣	0.21	草莓	0.02
黄瓜	0.21	李子	0.01
椰菜	0.19	樱桃	0.01
韭黄	0.19	醋栗	0.01
香菜	0.19	杏	0.01
芹菜	0.19	黑莓	0.01
茄子	0.19 ~ 0.24	苹果	Tr
花椰菜	0.15		

第六章

食物烹调损失率速查表

——“知食”就是力量，做饭好吃又营养

烹调是一个复杂的理化改变过程，它不仅提高了食物的品质，使其更加美味、安全，而且是人类文明进步的标志。在加工过程中，我们不但需要对各种蔬菜或食物干品进行处理，如择洗或泡发等，还需要利用蒸、煮、炒等方法烹调。随着温度、水分、时间的变化，食物的重量及其中各种营养成分会也发生变化和/或损失。以下各表将介绍这些营养素损失率和计算方法。

1. 干燥食品的泡涨率速查表

晒干、晾干的食物，需要泡涨才能烹调和食用。当我们利用食物成分表计算营养素摄入量的时候，必须准确地判断食物是什么状态。食物的重量常常是估计营养素摄入量的重要依据，表6-1所示的泡涨率可帮助你准确计算所食用食物的重量转换。

表6-1 干燥食品的泡涨率速查表

食品名称	膨胀方法	泡涨前重量/g	泡涨后重量/g	泡涨前盐分/%	泡涨后盐分/%	膨胀倍数
干海藻、海产品						
羊栖菜（生）	自来水浸泡30分钟	45	210	2.4	0.1	5
昆布（日高）	自来水浸泡15分钟	70	170	7.1	0.5	2.5
快煮昆布	自来水浸泡5分钟	50	145	20.0	1.5	3
昆布丝	水洗3分钟，换2次水	40	127	7.6	0.8	3
洋菜丝	自来水浸泡30分钟	20	180	0.1	0	9
海带芽（干）	自来水浸泡10分钟	5	72	15.5	0.6	14
海带芽（咸味）	自来水浸泡10分钟	40	84	33.0	0.6	2
速食海带芽	自来水浸泡5分钟	5	52	2.1	0.3	10
综合海藻（咸味）	自来水浸泡20分钟，中途换1次水	250	240	57.0	0.4	1
海苔（水前寺）	自来水浸泡浸15 ~ 30分钟	3	30	0.3	0	10
鳕鱼（干）	自来水浸泡2晚，中途换1次水	200	360	1.2	0.3	1.8
鲱鱼（去头、尾）	洗米水浸泡2晚	120	220	1.3	0.1	2
虾仁（干）	50℃温水浸泡20分钟	15	21	3.0	2.0	1.4
海蜇皮（咸味）	速烫后，自来水浸泡2 ~ 3天，换数次水	100	70	25.0	0.1	0.7

续表

食品名称	膨胀方法	泡涨前重量/g	泡涨后重量/g	泡涨前盐分/%	泡涨后盐分/%	膨胀倍数
海蜇皮（咸味）	自来水浸泡30分钟，中途换1次水	70	73	15.0	0.2	1
干菜、香菇						
香菇（干，香信）	自来水浸泡20分钟	8	44	—	—	5.5
香菇（干，冬菇）	自来水浸泡120分钟	30	150	—	—	5
切丝萝卜（干）	自来水浸泡15分钟	50	225	—	—	4.5
金针菇	50℃温水浸泡20分钟后，烫1分钟	50	175	—	—	3.5
菜葫芦（干）	水中烫至手指拉得断为止	15	108	—	—	7
薇菜（干）	自来水浸泡1晚，滚水烫20分钟	30	123	—	—	4
芋头	自来水浸泡10分钟，烫5分钟，水冲20分钟	20	144	—	—	7
木耳	自来水浸泡20分钟	3	20	—	—	7
白木耳	自来水浸泡30分钟	20	160	—	—	8
豆、豆制品						
黄豆	自来水浸泡1晚	150	300	—	—	2
红豆	烫60 ~ 90分钟	160	400	—	—	2.5
白花豆	自来水浸泡1晚，煮至沸腾	160	360	—	—	2.3
青豆仁	自来水浸泡1晚后，连同浸泡水一起煮	130	320	—	—	2.5
冻豆腐	60℃水浸泡25分钟，挤干	63	386	—	—	6
腐衣片	自来水浸泡3分钟	9	25	—	—	3
腐衣卷	用湿毛巾包裹放置2小时	12	15	—	—	1.2
腐竹	自来水浸泡2小时	40	95	—	—	2.1
面条、粉丝制品						
荞麦面（干）	8 ~ 10倍滚水烫5分钟	400	1 030	1.6	0.3	2.5
乌龙面	8 ~ 10倍滚水烫10分钟，蒸3分钟	330	940	3.0	0.3	3
凉面	滚水煮3分钟	300	790	3.0	0.3	2.5
细面	滚水煮1分钟，闷1 ~ 2分钟	100	300	3.0	0.3	3
面干	8 ~ 10倍0.5%滚烫盐水煮13分钟	300	735	0	0.4	2.5
通心面	8 ~ 10倍0.5%滚烫盐水煮12分钟	100	220	0	0.4	2

续表

食品名称	膨胀方法	泡涨前重量/g	泡涨后重量/g	泡涨前盐分/%	泡涨后盐分/%	膨胀倍数
中华面（干）	滚水煮4分钟	90	225	0.4	0.1	2.5
中华面（生）	滚水煮2分钟	130	230	0.3	0	1.8
米粉	滚水煮2 ~ 3分钟	100	300	—	—	3
冬粉（日本）	滚水浸3 ~ 4分钟	100	300	—	—	3
冬粉（中国）	滚水煮1分钟，放置5分钟	100	450	—	—	4.5
粉条	煮3分钟，闷10分钟	45	160	—	—	3.5
精白米、胚芽精米	自来水浸泡30 ~ 60分钟，蒸熟	160	380	—	—	2.4
糯米	自来水浸泡5小时，蒸熟	160	290	—	—	1.8
烤麸（车麸）	自来水浸泡20分钟	35	160	—	—	4.5
烤麸	自来水浸泡5分钟	5	65	—	—	13

资料来源：中国疾病预防控制中心营养与健康所实验室发表数据。

2. 食物的废弃率速查表

食物的废弃率和食物的可食部（edible part，EP）百分比是一个互补互换的概念。很多食物具有不可食部分，如香蕉要去掉皮、猪排要去掉骨头等。本书食物营养素含量都以100克可食部表达。

食物的“废弃率”是以不可食用部分的质量除以总质量再乘100%所求出的数值（表6–2）。“可食部”一栏中的数值表示某一食物中可食用部分占食物样品的百分比，用于计算食物可食部分的质量。

可食部（EP）=[食品重量（W）–废弃部分的重量（W_1）]×100%。

计算1 000克食物中营养成分的含量，可用公式：

X=A×10×EP

X：1 000克食物中某营养素的含量；

A：食物成分表中每100克可食部中该营养素的含量；

EP：食物成分表中可食部百分比；

10：由1 000克食品折合成100克时的计算系数。

食物的可食部比例不是固定不变的，它会因运输、贮藏和加工处理等的不同而有所不同。因此，当认为食物实际的可食部比例与表中的数值有较大出入时，可以采用自己实际测定的食物可食部的比例来计算营养素含量。营养价值的计算方式是以净重重量即可食部为基准。

表6-2 食物的废弃率速查表

食物名称	可食部/%	废弃率/%	食物处理描述
谷薯豆类			
玉米（鲜）	46	54	去芯
马铃薯	94	6	去皮
甘薯	88	12	去皮
木薯	99	1	去皮
花豆	99	1	去皮
芸豆	100	0	—
蚕豆粒	93	7	去皮
蚕豆（烤）	100	0	—
蚕豆（炸）	100	0	—
眉豆[白豆]	100	0	—
豇豆	100	0	—
豌豆	100	0	—
蔬菜类			
白萝卜	95	5	去须、去皮
红萝卜[卞萝卜]	94	6	去须、去皮
青萝卜	95	5	去须、去皮
小水萝卜	66	34	去叶、去须
心里美萝卜	88	12	去皮
胡萝卜	97	3	去须、去皮
芥菜头	83	17	去须、去皮
苤蓝	78	22	去皮
根芹	67	33	去蒂、去皮
扁豆角	91	9	去丝
蚕豆荚（鲜）	31	69	去丝、去壳
刀豆角	92	8	去丝
豆角	97	3	去丝

续表

食物名称	可食部/%	废弃率/%	食物处理描述
荷兰豆	88	12	去丝
龙豆	98	2	去丝
毛豆	53	47	去丝、去皮
菜豆[四季豆]	96	4	去丝
豌豆	42	58	去丝、去皮
甜脆荷兰豆	100	0	—
豌豆尖（发芽豌豆）	100	0	—
油豆角	99	1	去丝
芸豆角	96	4	去丝
豇豆	98	2	去丝
四棱豆	96	4	去蒂、去筋
黄豆芽	100	0	—
绿豆芽	100	0	—
豌豆苗	86	14	去根
绿皮茄子	90	10	去皮
圆茄子	95	5	去皮
长茄子	96	4	去皮
番茄	97	3	去蒂
辣椒（干）	88	12	去籽
红辣椒	80	20	去籽
青尖椒	84	16	去籽
柿子椒	82	18	去籽
葫子[瓠子瓜]	85	15	去籽
秋葵	88	12	去籽
樱桃番茄	98	2	去蒂
彩椒	83	17	去蒂、去籽
白瓜	83	17	去籽
菜瓜	88	12	去籽
冬瓜	80	20	去籽
佛手瓜	100	0	—
葫芦	87	13	去籽

续表

食物名称	可食部/%	废弃率/%	食物处理描述
黄瓜	92	8	去皮
苦瓜	81	19	去籽
南瓜	85	15	去籽
南瓜粉	100	0	—
丝瓜	83	17	去皮、去蒂
西葫芦	73	27	去瓤
小西胡瓜	79	21	去皮
飞碟瓜	91	9	去蒂
黄金西葫芦	91	9	去蒂
黄茎瓜	100	0	—
迷你黄瓜	92	8	去蒂
秋黄瓜	92	8	去蒂
栗面南瓜	74	26	去皮、去瓤
大蒜	87	13	去皮、去根
紫皮大蒜	89	11	去皮、去根
青蒜	84	16	去根
蒜黄	97	3	去根
蒜苗	82	18	去根
蒜薹	90	10	去根
大葱	82	18	去根
细香葱	89	11	去根
小葱	73	27	去根
洋葱	90	10	去根
韭菜	90	10	去根
韭黄	88	12	去根
韭薹	85	15	去根
大白菜	87	13	去根
酸白菜	100	0	—
小白菜	81	19	去根
白菜薹	84	16	去根
乌菜[乌塌菜]	89	11	去根

续表

食物名称	可食部/%	废弃率/%	食物处理描述
油菜	87	13	去根
油菜薹	82	18	去根
奶白菜	100	0	—
鸡毛菜	100	0	—
娃娃菜	97	3	去根
乌塌菜（安徽）	96	4	去根
圆白菜	86	14	去根
菜花	82	18	去根
西蓝花[绿菜花]	83	17	去根
雪里蕻[芥菜]	94	6	去根
盖菜	71	29	去根
芥菜	88	12	去根
芥蓝	78	22	去根
结球甘蓝（紫）	86	14	去粗根
抱子甘蓝	87	13	去蒂
羽衣甘蓝	100	0	—
菠菜	89	11	去根
冬苋菜	58	42	去根
萝卜缨	100	0	—
落葵[木耳菜]	76	24	去根
芹菜	66	34	去根、去叶
芹菜叶	100	0	—
油麦菜	81	19	去根
莴苣[生菜]	94	6	去根
甜菜叶	100	0	—
香菜	81	19	去根
绿苋菜	74	26	去根
红苋菜	73	27	去根
茼蒿	82	18	去根
茴香	86	14	去根
荠菜	88	12	去根

续表

食物名称	可食部/%	废弃率/%	食物处理描述
莴笋	62	38	去根、去皮
莴笋叶	89	11	去根
蕹菜[空心菜]	76	24	去根
番杏叶	100	0	—
白凤菜	100	0	—
紫背天葵	100	0	—
西芹	85	15	去根、去叶
观达菜	100	0	—
球茎茴香	70	30	去根、去外皮
竹笋	63	37	去外皮
笋干	64	36	去外皮
冬笋	39	61	去外皮
玉兰片	100	0	—
百合	82	18	去皮
百合（干）	100	0	—
黄花菜	98	2	去根
菊苣	100	0	—
芦笋	90	10	去皮
结球菊苣	89	11	去根
软化白菊苣	97	3	去根
慈姑	89	11	去皮
菱角	57	43	去壳
藕	88	12	去外皮、去根
茭白	74	26	去皮
荸荠	78	22	去皮
莼菜	100	0	—
凉薯	91	9	去皮
山药	83	17	去皮
芋头	84	16	去皮
姜	95	5	去须、去皮
菊芋[洋姜]	100	0	—

续表

食物名称	可食部/%	废弃率/%	食物处理描述
白沙蒿	100	0	—
白薯叶	100	0	—
苦苦菜[苦苣菜]	100	0	—
马齿苋	100	—	—
香椿	76	24	去根
榆钱	100	0	—
苜蓿	100	0	—
枸杞菜	49	51	去根
鱼腥草（叶）	100	0	—
鱼腥草（根）	86	14	去根须
草菇	100	0	—
红菇（干）	100	0	—
冬菇（干）	86	14	去蒂根
猴头菇	100	0	—
黄蘑（干）	89	11	去蒂
金针菇	100	0	—
口蘑	100	0	—
鲜蘑	99	1	去杂质
蘑菇（干）	100	0	—
木耳（干）	100	0	—
平菇	93	7	去柄
松茸（干）	100	0	—
香菇	100	0	—
香菇（干）	95	5	去根
羊肚菌	100	0	—
银耳（干）	96	4	去蒂
榛蘑（干）	77	23	去蒂
茶树菇	100	0	—
海带	100	0	—
石花菜	100	0	—
琼脂	100	0	—

续表

食物名称	可食部/%	废弃率/%	食物处理描述
紫菜（干）	100	0	—
螺旋藻	100	0	—
裙带菜	100	0	—
水果类			
苹果	76	24	去核
国光苹果	78	22	去核
红富士苹果	85	15	去核
红香蕉苹果	87	13	去核
黄香蕉苹果	88	12	去核
梨	82	18	去核
红肖梨	87	13	去核
京白梨	79	21	去核
莱阳梨	80	20	去核
苹果梨	94	6	去核
酥梨	72	28	去核
香梨	89	11	去核
雪花梨	86	14	去核
鸭广梨	76	24	去核
鸭梨	82	18	去核
红果	76	24	去核
红果（干）	100	0	—
海棠果	86	14	去核
沙果	95	5	去核
蛇果	84	16	去皮、去芯
桃	86	14	去核
高山白桃	69	31	去核
黄桃	93	7	去核
久保桃	94	6	去核
蜜桃	88	12	去核
蒲桃	69	31	去核
李子	91	9	去核

续表

食物名称	可食部/%	废弃率/%	食物处理描述
杏	91	9	去核
杏（干）	25	75	去核
布朗[黑布林]	87	13	去核
西梅	76	24	去核
枣	87	13	去核
枣（干）	80	20	去核
金丝小枣	81	19	去核
密云小枣	92	8	去核
黑枣	59	41	去核
酒枣	91	9	去核
蜜枣	100	0	—
冬枣	93	7	去核
酸枣	52	48	去核
樱桃	80	20	去核
葡萄	86	14	去皮、去籽
红玫瑰葡萄	96	4	去皮、去籽
巨峰葡萄	84	16	去皮、去籽
马奶子葡萄	84	16	去皮、去籽
玫瑰香葡萄	86	14	去皮、去籽
葡萄干	100	0	—
石榴	57	43	去皮、去籽
柿子	87	13	去蒂、去核
荷柿	98	2	去蒂
磨盘柿子	98	2	去蒂
柿饼	97	3	去蒂
桑葚	100	0	—
沙棘	87	13	去皮
无花果	100	0	—
猕猴桃	83	17	去皮
草莓	97	3	去蒂
红提	86	14	去皮、去籽

续表

食物名称	可食部/%	废弃率/%	食物处理描述
橙	74	26	去皮、去籽
柑橘	77	23	去皮、去籽
福橘	67	33	去皮、去籽
金橘	89	11	去皮、去籽
芦柑	77	23	去皮、去籽
蜜橘	76	24	去皮、去籽
红橘（四川）	78	22	去皮、去籽
小叶橘	81	19	去皮、去籽
柚	69	31	去皮、去核
柠檬	66	34	去皮、去核
芭蕉	68	32	去皮
菠萝	68	32	去皮
菠萝蜜	43	57	去皮、去籽
番石榴	97	3	去籽
桂圆	50	50	去皮、去核
桂圆（干）	37	63	去皮、去核
桂圆肉	100	0	—
荔枝	73	27	去皮、去核
芒果	60	40	去皮、去核
木瓜	86	14	去皮、去核
人参果	88	12	去核
香蕉	59	41	去皮
杨梅	82	18	去核
杨桃	88	12	去核
椰子	33	67	去皮
枇杷	62	38	去核、去皮
橄榄	80	20	去核
红毛丹	79	21	去皮、去核
火龙果	69	31	去皮
荔枝（干）	56	44	去皮、去核
榴莲	37	63	去壳、去核

续表

食物名称	可食部/%	废弃率/%	食物处理描述
酸木瓜	79	21	去皮、去籽
山竹	25	75	去壳、去核
香蕉（红，海南）	70	30	去皮
香蕉（红，泰国）	67	33	去皮
白兰瓜	55	45	去皮、去籽
哈密瓜	71	29	去皮、去籽
甜瓜	78	22	去皮、去籽
西瓜	56	44	去皮、去籽
小西瓜	62	38	去皮、去籽
畜禽肉类			
猪后臀尖	97	3	去皮
猪后肘	73	27	去骨
猪肋条肉	96	4	去皮
猪里脊肉	100	0	—
猪五花肉	82	18	去骨
猪前肘	77	23	去骨
猪肉（瘦）	100	0	—
猪腿肉	100	0	—
猪大肠	100	0	—
猪大排	68	32	去骨
猪耳	100	0	—
猪蹄	60	40	去骨
猪蹄筋	100	0	—
猪小排	72	28	去骨
猪肚	96	4	去内皮
猪肺	97	3	去气管
猪肝	99	1	去膜
猪肝（卤）	100	0	—
猪蹄（熟）	43	57	去骨
猪肘棒（熟）	72	28	去骨
牛后腱肉	94	6	去筋

续表

食物名称	可食部/%	废弃率/%	食物处理描述
牛里脊肉	100	0	—
牛前腿肉	100	0	—
牛前腱肉	95	5	去筋
牛肾	89	11	去膜
羊肉	100	0	—
羊后腿肉	77	23	去骨
羊脖肉	74	26	去骨
羊里脊肉	100	0	—
羊前腿肉	71	29	去骨
羊肾	95	5	去膜
手抓羊肉	70	30	去骨
鸡	66	34	去骨
母鸡	66	34	去骨
肉鸡	74	26	去骨
乌骨鸡	48	52	去骨
鸡胸脯肉	100	0	—
鸡翅	69	31	去骨
鸡腿	69	31	去骨
鸡爪	60	40	去骨
扒鸡	66	34	去骨
鸡（烤）	73	27	去骨
鸡（炸）	70	30	去骨
鸡（卤）	70	30	去骨
鸡肉松	100	0	—
鸭	68	32	去骨
鸭胸脯肉	100	0	—
鸭翅	67	33	去骨
鸭掌	59	41	去骨
鸭肠	53	47	去内容物
鸭舌	61	39	去皮、去骨
鸭胗	98	2	去内皮

续表

食物名称	可食部/%	废弃率/%	食物处理描述
烤鸭（北京）	80	20	去骨
鸭（酱）	80	20	去骨
盐水鸭	81	19	去骨
鹅	63	37	去骨
鹅肝	100	0	—
鹅肫	100	0	—
烧鹅	73	27	去骨
鸽	42	58	去骨
鹌鹑	58	42	去骨
蛋类			
鸡蛋	88	12	去蛋壳
白皮鸡蛋	87	13	去蛋壳
红皮鸡蛋	88	12	去蛋壳
松花鸡蛋	83	17	去蛋壳
鸭蛋	87	13	去蛋壳
松花鸭蛋	90	10	去蛋壳
咸鸭蛋	88	12	去蛋壳
鹅蛋	87	13	去蛋壳
鹌鹑蛋	86	14	去蛋壳
鱼虾类			
草鱼	58	42	去骨、去鳞
鳜鱼	54	46	去骨、去鳞
黄鳝	67	33	去骨
鲤鱼	54	46	去骨、去鳞
罗非鱼	54	46	去骨、去鳞
泥鳅	60	40	去骨
青鱼	63	37	去骨、去鳞
石斑鱼	57	43	去骨、去鳞
银鱼	100	0	—
鲢鱼	61	39	去骨、去鳞
鲫鱼	54	46	去骨、去鳞
鲮鱼	57	43	去骨、去鳞

续表

食物名称	可食部/%	废弃率/%	食物处理描述
鲮鱼（罐头）	100	0	—
武昌鱼	59	41	去骨、去鳞
河鳗	84	16	去骨
胖头鱼	61	39	去骨、去鳞
鳜鱼	61	39	去骨、去鳞
虹鳟鱼	57	43	去骨、去鳞
带鱼	76	24	去骨
海鳗	67	33	去骨
红娘鱼	55	45	去骨、去鳞
大黄花鱼	66	34	去骨、去鳞
小黄花鱼	63	37	去骨、去鳞
橡皮鱼	52	48	去骨、去鳞
沙丁鱼	67	33	去骨、去鳞
鲅鱼	80	20	去骨、去鳞
片口鱼[比目鱼]	68	32	去骨、去鳞
鲈鱼	58	42	去骨、去鳞
大马哈鱼[鲑鱼]	72	28	去骨、去鳞
鱼子酱	100	0	—
凤尾鱼	85	15	去骨、去鳞
平鱼	70	30	去骨、去鳞
鲽鱼	72	28	去骨、去鳞
快鱼	71	29	去骨、去鳞
鳕鱼	45	55	去骨、去鳞
对虾	61	39	去壳、去头
海虾	51	49	去壳、去头
河虾	86	14	去壳、去头
基围虾	60	40	去壳、去头
龙虾	46	54	去壳、去头
草虾	57	43	去壳、去头
海蟹	55	45	去壳
河蟹	42	58	去壳
梭子蟹	49	51	去壳

续表

食物名称	可食部/%	废弃率/%	食物处理描述
鲍鱼	65	35	去贝壳
蛏子	57	43	去贝壳
赤贝	34	66	去贝壳
河蚌	43	57	去贝壳
河蚬	35	65	去贝壳
泥蚶	30	70	去贝壳
扇贝	35	65	去贝壳
贻贝	49	51	去贝壳
蛤蜊	39	61	去贝壳
花蛤蜊	46	54	去贝壳
毛蛤蜊	25	75	去贝壳
螺	41	59	去螺壳
螺蛳	37	63	去螺壳
石螺	27	73	去螺壳
田螺	26	74	去螺壳
海参	100	0	—
海参（干）	93	7	去肠腔
海参（水发）	100	0	—
墨鱼	69	31	去肠腔
墨鱼（干）	82	18	去肠腔
鱿鱼（水发）	98	2	去肠腔
乌鱼蛋	73	27	去壳
章鱼	78	22	去肠腔
其他			
泡泡糖	68	32	—
冰糖酸角	67	33	去核
甘草杏	60	40	去核
清凉杏肉	100	0	—
雪梅	70	30	去核
九制梅肉	100	0	—
九制西梅	73	27	去核
九制应子	83	17	去核
糖蒜	74	26	去皮

续表

食物名称	可食部/%	废弃率/%	食物处理描述
乌梅	34	66	去核
枸杞子	98	2	去蒂
甲鱼	70	30	去甲
田鸡	37	63	去骨
田鸡腿	35	65	去骨
蛇	36	64	去骨

资料来源：中国疾病预防控制中心营养与健康所实验室发表数据。

3. 食物烹调质量变化率和油炸食品吸油率速查

食物从生到熟的过程实际上是一个食物脱水和吸水的过程。这个过程也伴随着食物重量的变化，以及营养素的分解和丢失。因此，在计算食物营养素摄入量的时候，如果不把食物重量的变化计算在内，营养素的摄入量将不能准确计算。表6-3列出了食物烹调后重量的变化，图6-1显示了不同油炸食品的吸油率。

表6-3 食物烹调后质量变化率速查表

食物名称	烹调方法	生熟重量比例		重量保留率/%
		生/g	熟/g	
牛腿肉	烤	120	100	85
猪腹肉	卤煮	140	100	70
猪腿肉	白煮	155	100	65
猪里脊肉	炖	130	100	77
牛腿肉	烤	125	100	80
鸡腿肉	烤	140	100	70
鸡腿肉	炸	125	100	80
牛、猪绞肉	烤	130	100	77
猪腰肉	炸肉馅饼	130	100	77
竹荚鱼	盐烤	125	100	80
鲕鱼	红烧	115	100	87
沙丁鱼	炖	130	100	77
鲽鱼	炸	125	100	80
墨鱼	烤	135	100	75

续表

食物名称	烹调方法	生熟重量比例		重量保留率/%
		生/g	熟/g	
墨鱼	煮	125	100	80
墨鱼身	墨鱼炒蔬菜	125	100	80
带壳虾	烤	125	100	80
去壳虾	炒	90	100	110
菠菜	拌	100	100	100
鸭儿芹	拌	125	100	80
生菜（青花椰）	拌	100	100	100
胡萝卜、红萝卜	烫	100	100	100
生菜（四种蔬菜）	炒	110	100	90
地瓜	烤	125	100	80
马铃薯	炸	165	100	60

资料来源：中国疾病预防控制中心营养与健康所实验室发表数据。

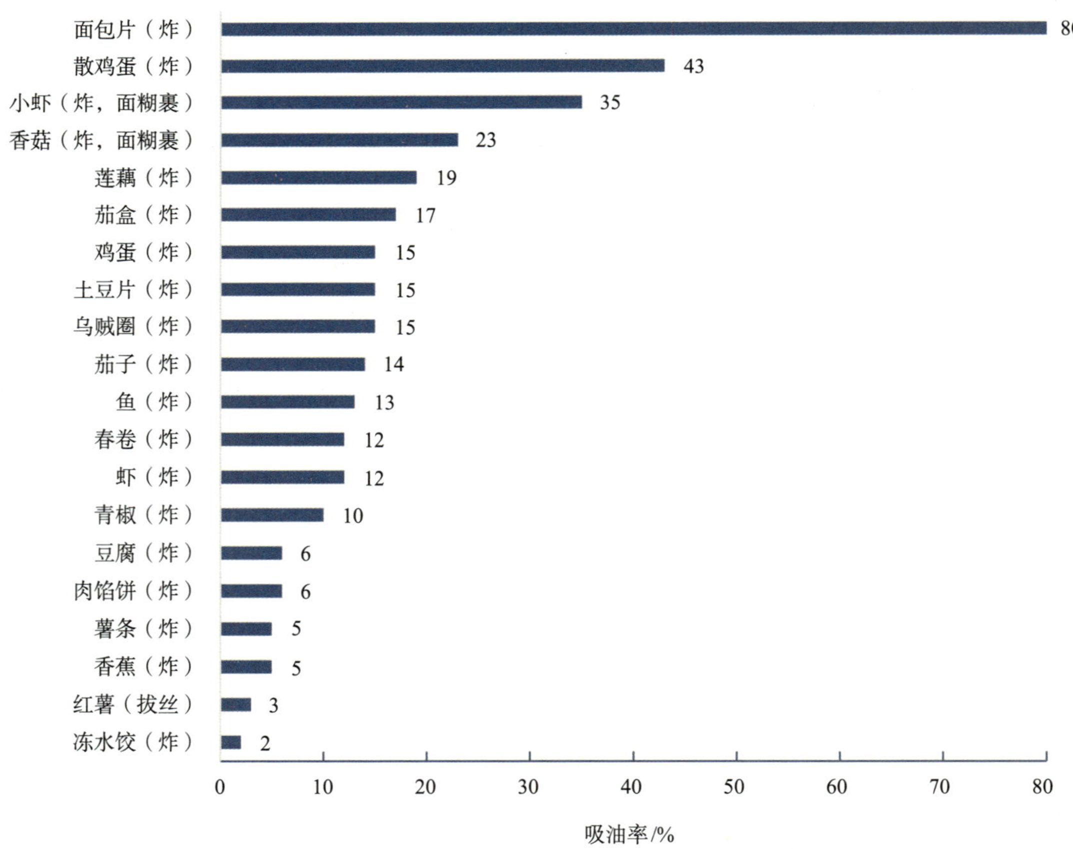

图6-1　不同油炸食品的吸油率

4. 食物烹调后营养素保留率速查表

烹调的常见方法有炒、煎、焯、炸、蒸、烤、煮、炖等。

烹调的温度和时间是对营养素保留产生影响的关键因素，特别是水溶性的营养素，更容易随温度的升高和时间的延长分解和丢失。各种常用的烹调方法及其温度见表6-4。

表6-4 常见的烹调方法及其温度

烹调方式	温度/℃
炒	160 ~ 200
炸	140 ~ 200
炖（水多油少）	75 ~ 96
炖（油多水少）	180 ~ 200
蒸	97 ~ 100
蒸汽（工业）	97 ~ 100
焯	97 ~ 100
小火煮	75 ~ 96
烫	97 ~ 100
烤	160 ~ 170
炭火烤	300 ~ 350
电烤	225 ~ 240
微波（煮）	98 ~ 100
微波（烤）	160 ~ 180
深煎	140 ~ 200
浅煎	160 ~ 200
高压锅	101 ~ 125
水煮	96 ~ 100

大多数食物烹调后会有一些营养素损失，这些损失除了受到烹调温度和时间的影响，还受到食物本身变化的影响，包括：

物理分散作用：如吸收、膨胀、溶解等；蔬菜用开水烫过，又挤去菜汁，水溶性维生素和矿物质会损失很多；

水解作用：食物受热过程中发生水解，如淀粉分解为葡萄糖，蛋白质分解为氨基酸，脂肪在加热过程中分解为脂肪酸和甘油等；

凝固作用：如食物加盐过早，引起食物表面蛋白的凝固；

氧化作用：食物中的多种维生素在热的状况下被氧化破坏，维生素C最容易被破坏，其次是维生素B_1和维生素B_2；尤其碱，对维生素有较强的破坏作用，但在酸性溶液中较稳定。

计算不同烹调方法的营养素保留率是修正烹调损失的一个方法。表6-5到表6-9中的结果是首先测定生食中的营养素含量，然后按照日常方法烹调，再测定熟食中营养素含量，按公式计算得出的。

烹调后营养素保留率%=烹调后营养素含量/烹调前营养素含量×100%

表6-5 蔬菜烹调后维生素保留率速查表

食物名称	处理和烹调方法	维生素保留率/%					
		维生素C	维生素B_1	维生素B_2	维生素B_6	烟酸	胡萝卜素
炒							
豇豆	切3cm段，160～200℃油炒3分钟	79.3	75.2	91.4	66.3	76.7	—
扁豆	切丝，160～200℃油炒4.5～5分钟	46.4	56.1	80.0	44.4	83.6	—
白萝卜	切薄片，160～200℃油炒2.5分钟	73.3	56.3	72.8	75.3	83.2	—
胡萝卜	切薄片，160～200℃油炒2～2.5分钟	66.6	81.0	84.8	88.9	80.7	—
	切片，油炒6～12分钟，加盐	—	—	—	—	—	79.0
土豆	切薄片，160～200℃油炒4分钟	52.4	87.4	73.8	82.6	61.9	—
	切丝，油炒6～8分钟，加调味品	54.0	—	—	—	—	—
油菜	整叶片，160～200℃油炒1～2分钟	86.1	28.1	73.1	55.6	81.3	—
	切段，油炒5～10分钟，加调味品	64.0	—	—	—	—	76.0
小白菜	整叶片，160～200℃油炒1～2分钟	90.7	96.5	73.4	80.7	77.8	—
	切段，油炒11～13分钟，加调味品	69.0	—	—	—	—	94.0
大白菜	切块，油炒12～18分钟，加酱油	57.0	—	—	—	—	—
菠菜	整叶片，160～200℃油炒1～2分钟	88.9	82.2	85.7	84.8	83.8	—
茄子	切丝，160～200℃油炒2分钟	—	59.5	59.9	69.7	100.0	—
黄瓜	切薄片，160～200℃油炒1.5分钟	30.9	79.4	81.0	79.3	—	—
番茄	切块，160～200℃油炒1.5分钟	81.3	77.6	80.9	76.5	87.5	—
青椒	切薄片，160～200℃油炒1.5分钟	90.2	95.9	78.0	64.2	97.3	—

续表

食物名称	处理和烹调方法	维生素保留率/%					
		维生素C	维生素B_1	维生素B_2	维生素B_6	烟酸	胡萝卜素
绿豆芽	油炒9～13分钟，加调味品	59.0	—	—	—	—	—
豇豆荚	切段，油炒23～26分钟，加调味品	67.0	—	—	—	—	93.0
苤蓝	切丝，油炒15分钟，加调味品	45.0	—	—	—	—	—
结球甘蓝[洋白菜]	切丝，11～14分钟，加酱油和盐	68.0	—	—	—	—	—
雪里蕻[芥菜]	切段，油炒5～9分钟，加盐	69.0	—	—	—	—	79.0
菠菜	切段，油炒9～10分钟，加酱油	84.0	—	—	—	—	87.0
韭菜	切段，油炒5分钟，加调味品	52.0	—	—	—	—	94.0
番茄	切块，油炒3～4分钟，加盐	94.0	—	—	—	—	—
辣椒	切丝，油炒1.5分钟，加盐	78.0	—	—	—	—	90.0
炖							
豇豆	切3cm段，油炒1分钟，100℃炖3分钟	89.5	81.9	100.0	70.1	78.8	—
扁豆	切5cm段，油炒1.5分钟，100℃炖10分钟	75.6	64.2	74.1	53.9	—	—
白萝卜	切较大块，油炒1.5分钟，100℃炖13～15分钟	65.5	55.3	84.9	81.9	58.3	—
胡萝卜	切较大块，油炒1.5分钟，100℃炖13～15分钟	70.4	62.9	50.6	72.4	62.4	—
	切块，加调味品和水，炖20～30分钟	—	—	—	—	—	93.0
土豆	切块，油炒2分钟，100℃炖8分钟	96.3	90.8	78.0	93.1	80.8	—
	切块，加调味品和水，大火煮15分钟，小火煮15分钟	71.0	—	—	—	—	—
	切块，油煸5～16分钟，水煮5～6分钟	98.0	—	—	—	—	—
焯							
豇豆	切3cm段，开水焯2分钟	100.0	85.5	99.2	76.0	100.0	—
扁豆	切5cm段，开水焯4分钟	81.8	65.8	71.0	54.7	88.5	—
白萝卜	切薄片，开水焯2分钟	62.7	25.5	61.8	64.0	55.5	—
胡萝卜	切薄片，开水焯2分钟	70.2	65.6	100.0	96.6	84.4	—
土豆	切1cm厚片，开水焯3～4分钟	56.1	74.4	58.3	64.4	66.4	—
油菜	整叶片，开水焯1～2分钟	58.0	21.6	44.2	47.3	67.8	—

续表

食物名称	处理和烹调方法	维生素保留率/%					
		维生素C	维生素B_1	维生素B_2	维生素B_6	烟酸	胡萝卜素
小白菜	整叶片，开水焯1～2分钟	58.1	60.9	52.5	70.9	55.6	—
菠菜	整叶片，开水焯1～2分钟	95.3	42.7	53.7	65.7	64.4	—
炸							
扁豆	切8cm段，裹面糊，160～200℃油炸至金黄色	65.3	80.2	91.8	62.3	90.8	—
白萝卜	切1cm厚片，裹面糊，160～200℃油炸至金黄色	83.8	54.8	61.9	86.6	95.2	—
土豆	切1cm厚片，裹面糊，160～200℃油炸至金黄色	38.5	62.4	52.7	55.7	72.6	—
茄子	切1cm厚片，裹面糊，160～200℃油炸至金黄色	37.1	51.7	71.3	87.1	77.5	—
蒸							
胡萝卜	切较厚的块，开水锅中蒸17～22分钟	74.5	61.0	94.0	71.3	70.5	—
土豆	切较厚的块，开水锅中蒸25分钟	48.7	89.2	74.8	90.4	81.9	—
茄子	切较厚的块，开水锅中蒸10分钟	27.9	51.3	79.6	43.5	92.1	—
腌							
豇豆	25%盐水中20℃腌15天	5.4	51.9	94.7	37.2	—	—
白萝卜	切2cm厚片，25%盐水中20℃腌15天	5.4	82.2	—	41.4	—	—

资料来源：中国疾病预防控制中心营养与健康所实验室发表数据。

表6-6 蔬菜烹调后矿物质保留率速查表

食物名称	处理和烹调方法	矿物质保留率/%					
		钾	钠	钙	锌	铜	磷
炒							
豇豆	切3cm段，160～200℃油炒3分钟	100.0	85.6	99.8	85.3	94.8	82.1
扁豆	切丝，160～200℃油炒4.5～5分钟	69.6	70.6	70.2	65.4	71.2	69.2
白萝卜	切薄片，160～200℃油炒2.5分钟	77.2	78.1	81.7	73.4	81.6	86.7
胡萝卜	切薄片，160～200℃油炒2～2.5分钟	91.1	96.6	97.5	100.0	86.2	82.4
土豆	切薄片，160～200℃油炒4分钟	80.0	95.2	—	57.9	56.5	—
油菜	整叶片，160～200℃油炒1～2分钟	—	78.2	62.0	—	89.7	83.3
茄子	切丝，160～200℃油炒2分钟	91.2	—	88.0	—	—	—

续表

食物名称	处理和烹调方法	矿物质保留率/%					
		钾	钠	钙	锌	铜	磷
黄瓜	切薄片，160 ~ 200℃油炒1.5分钟	91.5	71.4	94.7	—	—	—
番茄	切块，160 ~ 200℃油炒1.5分钟	90.4	84.1	95.0	84.4	—	84.5
青椒	切薄片，160 ~ 200℃油炒1.5分钟	89.1	100.0	85.2	—	100.0	100.0
炖							
豇豆	切3cm段，油炒1分钟，100℃炖3分钟	—	92.4	100.0	97.9	89.5	89.1
扁豆	切5cm段，油炒1.5分钟，100℃炖10分钟	85.1	95.4	92.6	83.6	94.9	86.1
白萝卜	切较大块，油炒1.5分钟，100℃炖13 ~ 15分钟	79.6	83.8	89.0	77.3	94.2	92.6
胡萝卜	切较大块，油炒1.5分钟，100℃炖13 ~ 15分钟	58.9	76.8	82.7	—	80.9	78.3
土豆	切块状，油炒2分钟，100℃炖8分钟	88.5	100.0	88.4	—	—	—
茄子	切块状，油炒1.5分钟，100℃炖6分钟	100.0	100.0	59.2	100.0	—	94.4
焯							
豇豆	切3cm段，开水焯2分钟	94.1	—	98.1	100.0	90.0	96.2
扁豆	切5cm段，开水焯4分钟	81.8	97.7	78.5	82.7	76.3	88.1
白萝卜	切薄片，开水焯2分钟	53.8	73.6	86.3	83.3	90.9	60.8
胡萝卜	切薄片，开水焯2分钟	100.0	91.5	—	—	—	—
土豆	切1cm厚片，开水焯3 ~ 4分钟	62.7	94.9	87.0	88.1	—	74.9
油菜	整叶片，开水焯1 ~ 2分钟	69.3	—	—	60.0	—	100.0
小白菜	整叶片，开水焯1 ~ 2分钟	49.4	64.0	83.0	87.1	91.4	87.8
菠菜	整叶片，开水焯1 ~ 2分钟	54.2	69.7	—	73.3	77.0	73.3
炸							
扁豆	切8cm段，裹面糊，160 ~ 200℃油炸至金黄色	98.6	82.9	70.2	—	81.2	76.2
白萝卜	切1cm厚片，裹面糊，160 ~ 200℃油炸至金黄色	—	90.3	92.7	100.0	70.6	95.3
土豆	切1cm厚片，裹面糊，160 ~ 200℃油炸至金黄色	97.3	85.8	100.0	81.4	—	95.5
蒸							
胡萝卜	切较厚的块，开水锅中蒸17 ~ 22分钟	—	98.7	94.9	—	81.5	—
土豆	切较厚的块，开水锅中蒸25分钟	96.5	—	92.5	—	—	—
茄子	切较厚的块，开水锅中蒸10分钟	92.1	77.8	81.2	—	—	—

资料来源：中国疾病预防控制中心营养与健康所实验室发表数据。

表6-7 动物性和其他常见食物烹调后维生素保留率速查表

食物名称	加工方法	维生素保留率/%						
		维生素B_1	维生素B_2	尼克酸	维生素B_6	叶酸	维生素B_{12}	维生素A
鸡蛋	炒	85	95	95	95	75	85	100
	煮	85	95	95	95	75	85	100
	荷包蛋（煮）	80	85	85	85	75	80	100
牛奶	加热1小时	60	100	100	55	70	30	100
牛奶	加热30分钟	75	100	100	75	80	55	100
	加热10分钟	90	100	100	90	85	80	100
	再热	95	100	100	95	95	95	100
鸡肉	炸	70	90	80	80	60	65	75
	烤	70	90	80	80	60	65	75
火鸡肉	烤	65	85	90	70	60	65	75
	炖	75	100	95	70	70	70	80
燕麦片	速溶，熟	90	95	95	100	100	100	100
水果	罐制	80	90	90	90	50	100	75
	风干	70	90	90	90	50	100	50
	冷冻	95	100	100	100	95	100	95
水果（非柑橘类）	烤	80	95	90	95	60	100	85
	捣成果泥	80	90	90	90	50	100	75
猪肉（鲜）	炖	55	90	95	65	70	75	80
	烘烤	70	100	80	65	85	90	75
	炸	70	100	80	65	85	90	75
	火烤	60	95	85	85	95	80	75
猪肉	炒肉丝2分钟	87	79	55	—	—	—	—
	蒸丸子1小时	53	13	70	—	—	—	—
	炸里脊1.5分钟	57	62	47	—	—	—	—
	清炖30分钟	35	59	25	—	—	—	—
	红烧1小时	40	62	50	—	—	—	—
猪肝	油炒3分钟	68	99	83	—	—	—	59
	卤煮1小时	45	63	45	—	—	—	50
土豆	烤	80	95	95	95	75	100	100

资料来源：美国USAD《食物成分数据库》。

表6-8　碘盐中的碘在不同食物烹调过程中保留率速查表

食物名称	碘保留率/%			
	炒	炖	蒸	炸
猪肉	49.5	35.0	60.4	54.0
牛肉	52.0	37.4	59.4	61.1
羊肉	60.3	42.5	52.9	60.2
猪肝	51.1	54.4	57.7	42.2
鸡肝	48.1	44.8	—	—
鸡肉	56.6	37.4	—	—
鸡蛋	74.6	—	—	—
白萝卜	65.0	57.9	—	—
胡萝卜	55.5	44.6	—	—
小白菜	44.1	34.6	—	—
菜花	47.2	43.7	—	—
西葫芦	60.7	—	—	—
圆白菜	56.5	33.8	—	—
芹菜	50.1	—	—	—
藕	71.0	—	—	—
洋葱	79.4	—	—	—
茄子	37.4	49.0	—	—
土豆	40.0	43.7	—	—
冬瓜	—	34.6	—	—
青椒	50.4	—	—	—
海带（固有碘）	—	97.5（煮）	85.6	—
碘蛋（固有碘）	—	96.7（煮）	99.2	—
碘面（固有碘）	—	81.9（煮）	—	—

资料来源：中国疾病预防控制中心食物营养与监测数据。

表6-9 9种常见食物烹调后矿物质保留率速查表

食物名称	加工方法	矿物质保留率/%					
		钙	铁	镁	磷	锌	铜
鸡蛋	炒	100	100	100	100	100	100
	煮	100	100	100	100	100	100
	荷包蛋（水煮）	100	100	100	100	100	100
牛奶	加热1小时	100	100	100	100	100	100
	加热30分钟	100	100	100	100	100	100
	加热10分钟	100	100	100	100	100	100
	再热	100	100	100	100	100	100
鸡肉	炸	95	90	75	80	100	95
	烤	95	90	75	80	100	95
火鸡肉	烤	100	95	80	80	100	70
	炖	100	100	100	100	100	100
燕麦片	速溶，熟	100	100	100	100	100	100
水果	罐制	95	100	100	100	100	90
	风干	100	100	100	100	100	100
	冷冻	95	100	100	100	100	90
水果（非柑橘类）	烤	95	100	100	100	100	90
	捣成果泥	95	100	100	100	100	90
猪肉（鲜）	烘烤	75	80	95	90	100	95
	炸	75	80	95	90	100	95
	火烤	95	100	75	85	100	100
土豆	烤	100	100	100	100	100	100

资料来源：美国USAD《食物成分数据库》。

第七章 常见市售食品营养成分速查表

——去超市怎么选？看看这里吧

本章列举了超市中几类常见食品的营养成分，如小吃和零食、婴幼儿食品、奶类、饮料、调味品等。

1. 小吃和零食营养成分速查表

本节的小吃是指各省、自治区、直辖市具有当地特色的传统食品；零食则指在正餐以外的闲暇或休闲时间所食用的食品。表7-1包括小吃类、零食类、糖果类、坚果种子类共175种食品。

表7-1　小吃和零食营养成分速查表

单位：/100g

食物名称	可食部/g	水分/g	能量/kcal	蛋白质/g	脂肪/g	碳水化合物/g	膳食纤维/g	灰分/g	维生素A/μg RE	硫胺素/mg	核黄素/mg	烟酸/mg	维生素C/mg	维生素E/mg α-TE	钙/mg	钾/mg	钠/mg	铁/mg	锌/mg	硒/μg
小吃类																				
艾窝窝	100	52.1	190	4.3	Tr	43.4	0.3	0.2	—	0.02	0.04	0.60	—	0.19	19	53	2	0.5	0.32	1.6
白水羊头	100	61.9	193	22.4	11.0	1.2	—	3.5	13	Tr	0.28	1.40	—	0.87	41	32	899	5.4	1.50	11.2
茶汤	100	75.2	93	1.5	0.1	21.5	0.1	1.7	—	0.05	0.04	0.40	—	0.25	17	42	24	1.1	0.43	0.8
炒肝	100	84.8	96	2.8	8.0	3.3	0.0	1.1	150	0.01	0.02	2.10	—	—	22	27	260	2.9	0.56	0.4
春卷	100	23.5	465	6.1	33.7	34.8	1.0	1.9	—	0.01	0.01	3.00	—	3.89	10	89	486	1.9	0.83	6.4
豆腐脑（带卤）	100	88.1	48	2.6	1.8	5.4	0.2	2.1	—	0.01	0.01	0.40	—	0.87	301	108	236	1.7	0.45	0.5
粉皮	100	84.3	62	0.2	0.3	15.0	0.6	0.2	—	0.03	0.01	—	—	—	5	15	4	0.5	0.27	0.5
灌肠	100	66.1	134	0.2	0.3	32.8	0.3	0.6	—	0.01	0.13	0.10	—	—	11	18	13	5.8	0.16	5.1
煎饼	100	6.8	354	7.6	0.7	83.8	9.1	1.0	—	0.10	0.04	0.20	—	—	46	117	86	7.0	1.62	3.8
焦圈	100	5.7	534	6.9	34.9	48.9	1.8	3.6	—	—	0.01	8.40	—	1.36	24	263	762	—	1.65	11.4
栗羊羹	100	24.1	302	3.7	0.6	70.9	0.8	0.7	—	0.06	0.12	0.40	—	0.93	80	16	6	0.9	0.88	0.6
凉粉	100	90.5	38	0.2	0.3	8.9	0.6	0.1	—	0.02	0.01	0.20	—	—	9	5	3	1.3	0.24	0.7
凉粉（带调料）	100	87.8	51	0.3	0.5	11.3	0.1	0.1	—	—	—	—	—	—	9	—	—	0.8	0.21	0.4
凉面	100	59.8	167	4.8	1.7	33.3	0.2	0.4	—	Tr	Tr	—	—	0.53	2	10	164	4.2	1.21	8.7
龙虾片	100	11.1	342	0.6	0.1	85.5	1.8	2.7	—	—	0.01	0.30	—	—	112	25	640	15.4	1.66	4.1
驴打滚	100	48.5	198	8.2	0.2	41.8	1.9	1.3	—	0.05	0.07	0.30	—	2.33	34	165	192	8.6	1.05	1.6

续表

食物名称	可食部/g	水分/g	能量/kcal	蛋白质/g	脂肪/g	碳水化合物/g	膳食纤维/g	灰分/g	维生素A/μg RE	硫胺素/mg	核黄素/mg	烟酸/mg	维生素C/mg	维生素E/mg α-TE	钙/mg	钾/mg	钠/mg	铁/mg	锌/mg	硒/μg
蜜麻花	100	19.4	369	4.8	11.0	63.2	0.9	1.6	—	0.01	0.01	8.60	—	7.93	99	135	362	4.5	0.60	7.2
蜜三刀	100	10.3	427	4.4	14.2	70.7	0.8	0.4	0	0.06	Tr	0.20	—	8.33	4	53	48	1.6	1.38	8.7
面窝	100	38.1	291	5.2	10.7	44.0	1.1	2.0	—	0.01	0.01	0.70	—	1.53	38	95	155	0.4	0.01	10.5
年糕	100	60.9	156	3.3	0.6	34.7	0.8	0.5	—	0.03	—	1.90	—	1.15	31	81	56	1.6	1.36	2.3
酿皮	100	72.4	107	4.4	0.3	21.8	0.3	1.1	—	—	Tr	—	—	—	4	138	515	2.7	0.70	—
三鲜豆皮	100	51.2	239	6.0	10.2	31.0	0.6	1.6	74	0.05	0.08	1.10	—	2.83	4	21	207	1.3	0.58	—
豌豆黄	100	63.7	138	7.5	0.6	26.7	2.2	1.5	5	0.04	0.04	1.70	—	2.91	141	137	152	5.1	2.71	1.1
香油炒面	100	1.9	410	12.4	4.8	80.1	1.5	0.8	17	0.25	0.09	2.90	—	2.81	16	154	46	2.9	1.38	36.8
油茶	100	76.3	96	2.4	0.9	20.0	0.9	0.4	—	0.01	0.06	0.40	—	0.06	22	46	20	1.1	0.42	4.1
炸糕	100	43.6	282	6.1	12.3	37.3	1.2	0.7	—	0.03	0.02	3.60	—	3.61	24	143	97	2.4	0.76	2.3
糌粑	100	49.3	261	4.1	13.1	32.5	1.8	1.0	—	0.05	0.15	1.90	—	2.68	71	123	9	13.9	9.55	7.5
春卷（素馅）	100	55.2	182	4.9	4.6	33.8	3.5	1.5	0	0.04	0.03	0.33	—	3.59	31	171	536	0.7	0.46	3.8
黑芝麻汤圆	100	37.2	311	4.4	13.8	42.3	2.0	0.4	0	0.04	0.03	1.23	—	2.09	69	102	23	1.6	1.31	2.3
醪糟	100	74.7	100	2.6	0.2	22.4	0.5	0.1	—	0.02	0.02	Tr	—	—	1	12	19	0.1	0.39	0.6
蛋糕	100	18.6	348	8.6	5.1	67.1	0.4	0.6	86	0.09	0.09	0.80	—	2.80	39	77	68	2.5	1.01	14.1
奶油蛋糕	100	21.9	379	7.2	13.9	56.5	0.6	0.5	175	0.13	0.11	1.40	—	3.31	38	67	81	2.3	1.88	8.1
西式蛋糕	100	24.5	316	7.8	3.4	63.8	0.3	0.5	103	0.05	0.06	0.10	—	3.62	5	86	48	1.6	1.04	8.7
蛋糕（巧克力）	100	24.1	437	4.7	30.4	40.2	—	0.6	78	0.03	0.10	0.20	Tr	1.01	41	66	129	0.7	—	—
蛋糕（水果）	100	25.3	347	2.9	9.1	61.6	—	1.0	4	0.05	0.10	0.80	—	1.06	33	153	270	2.1	—	—

续表

食物名称	可食部/g	水分/g	能量/kcal	蛋白质/g	脂肪/g	碳水化合物/g	膳食纤维/g	灰分/g	维生素A/μg RE	硫胺素/mg	核黄素/mg	烟酸/mg	维生素C/mg	维生素E/mg α-TE	钙/mg	钾/mg	钠/mg	铁/mg	锌/mg	硒/μg
豆沙月饼	100	11.7	411	8.2	13.6	65.6	3.1	0.9	7	0.05	0.05	1.90	—	8.06	64	211	22	3.1	0.64	7.1
五仁月饼	100	11.3	424	8.0	16.0	64.0	3.9	0.7	7	—	0.08	4.00	—	8.82	54	198	19	2.8	0.61	7.0
枣泥月饼	100	11.7	427	7.1	15.7	64.9	1.4	0.6	8	0.11	0.05	2.70	—	1.49	66	178	24	2.8	0.81	2.4
蛋黄月饼	100	23.0	399	6.0	20.0	50.2	1.5	0.8	45	0.05	0.13	Tr	—	6.36	35	223	109	2.0	0.97	10.8
蛋黄酥	100	6.3	388	11.7	3.9	76.9	0.8	1.2	33	0.15	0.04	4.20	—	1.08	47	105	100	3.0	1.46	11.7
江米条	100	4.0	440	5.7	11.7	78.1	0.4	0.5	—	0.18	0.03	2.50	—	14.32	33	68	47	2.5	0.84	6.3
开口笑	100	5.3	519	8.4	30.0	55.3	3.1	1.0	12	0.05	0.06	5.90	—	27.79	39	143	68	4.4	0.52	12.0
绿豆糕	100	11.5	351	12.8	1.0	73.4	1.2	1.3	47	0.23	0.02	6.10	—	3.68	24	416	12	7.3	1.04	5.0
麻烘糕	100	4.4	398	3.8	3.8	87.2	0.3	0.8	—	0.01	Tr	2.50	—	0.34	59	45	2	6.0	—	1.8
麻花	100	6.0	527	8.3	31.5	53.4	1.5	0.8	—	0.05	0.01	3.20	—	21.60	26	213	99	—	3.06	7.2
米花糖	100	7.3	385	3.1	3.3	85.8	0.3	0.5	—	0.05	0.09	2.50	—	2.16	144	55	43	5.4	—	2.3
起酥	100	12.9	500	8.7	31.7	45.1	0.3	1.6	55	0.07	0.05	1.80	—	5.73	—	73	494	2.5	0.46	6.6
酥皮糕点	100	10.7	429	8.1	15.5	65.0	1.4	0.7	12	0.10	0.10	3.20	—	1.01	24	105	56	2.7	0.68	9.8
桃酥	100	5.4	483	7.1	21.8	65.1	1.1	0.6	—	0.02	0.05	2.30	—	14.14	48	90	34	3.1	0.69	15.7
芝麻桃酥	100	4.9	467	7.0	17.7	70.1	0.3	0.3	15	0.04	0.07	0.10	—	14.21	6	78	2	1.9	0.51	1.0
茯苓夹饼	100	10.0	345	4.4	0.4	84.3	6.5	0.9	—	0.11	0.14	1.30	—	4.73	65	105	103	5.7	0.60	1.3
沙琪玛蛋酥	100	8.0	506	5.9	30.4	55.1	3.0	0.6	Tr	0.03	0.05	0.30	—	3.61	6	155	114	0.7	0.28	5.1
零食类																				
饼干	100	5.7	435	9.0	12.7	71.7	1.1	0.9	37	0.08	0.04	4.70	3.0	4.57	73	85	204	1.9	0.91	12.5

续表

食物名称	可食部/g	水分/g	能量/kcal	蛋白质/g	脂肪/g	碳水化合物/g	膳食纤维/g	灰分/g	维生素A/μg RE	硫胺素/mg	核黄素/mg	烟酸/mg	维生素C/mg	维生素E/mg α-TE	钙/mg	钾/mg	钠/mg	铁/mg	锌/mg	硒/μg
钙奶饼干	100	3.3	446	8.4	13.2	73.9	0.9	1.2	—	0.06	0.03	1.10	3.0	1.67	115	83	112	3.5	3.30	12.4
高蛋白饼干	100	5.6	451	11.0	16.2	66.0	1.5	1.2	77	0.13	0.05	5.50	9.0	6.75	111	103	105	3.7	1.48	27.0
奶油饼干	100	6.5	431	8.5	13.1	70.2	1.0	1.7	22	0.09	0.02	3.60	—	7.23	49	110	196	2.1	1.52	20.6
牛奶饼干	100	4.3	408	8.1	6.1	80.3	0.2	1.2	94	0.01	0.02	0.20	—	1.13	6	129	399	2.9	1.55	2.7
曲奇饼干	100	1.9	546	6.5	31.6	59.1	0.2	0.9	—	0.06	0.06	1.30	—	6.04	45	67	175	1.9	0.31	12.8
苏打饼干	100	5.7	408	8.4	7.7	76.2	—	2.0	—	0.03	0.01	0.40	—	1.01	—	82	312	1.6	0.35	39.3
三明治饼干	100	2.0	515	7.1	30.4	57.9	4.6	2.6	127	0.10	0.17	0.60	—	7.69	178	291	408	1.7	0.48	2.7
夹心饼干	100	1.4	449	6.2	15.9	75.3	5.1	1.2	—	0.03	0.12	0.40	—	3.41	45	242	303	1.3	0.38	2.4
甜酥夹心饼干	100	2.3	557	5.6	35.1	55.6	—	1.4	—	0.08	0.07	0.73	—	5.29	17	114	324	3.0	0.24	4.9
苏打夹心饼干	100	1.6	463	7.6	19.3	69.8	5.2	1.7	—	0.06	0.11	0.82	—	5.40	26	195	394	1.3	0.66	6.1
咸饼干	100	1.4	496	8.4	25.6	62.7	4.7	1.9	26	0.05	0.07	0.68	—	3.82	16	223	697	2.0	0.64	4.2
曲奇饼（加奶油）	100	1.5	526	6.4	27.2	64.0	—	1.0	8	—	—	—	Tr	—	70	—	140	1.0	—	—
早茶饼	100	3.4	440	8.1	14.5	72.2	3.0	1.8	—	0.04	0.10	0.63	—	—	61	144	436	1.3	0.58	2.9
土豆片（炸）	100	4.1	615	4.0	48.4	41.9	1.9	1.6	8	0.09	0.05	6.40	—	5.22	11	620	61	1.2	1.42	0.4
酥香兰花豆	100	9.2	418	12.8	13.6	61.7	1.2	2.7	—	0.26	0.17	1.50	—	8.13	59	508	110	2.3	2.43	8.9
米饼（鸡蛋牛奶味）	100	1.7	536	4.2	29.9	63.2	—	1.0	—	0.05	0.03	0.44	—	3.91	6	34	192	1.4	0.40	2.9
雪米饼	100	2.5	463	5.5	17.6	73.5	2.9	0.9	—	0.02	0.02	0.44	—	—	6	29	241	0.3	0.49	0.9

续表

食物名称	可食部/g	水分/g	能量/kcal	蛋白质/g	脂肪/g	碳水化合物/g	膳食纤维/g	灰分/g	维生素A/μg RE	硫胺素/mg	核黄素/mg	烟酸/mg	维生素C/mg	维生素E/mg α-TE	钙/mg	钾/mg	钠/mg	铁/mg	锌/mg	硒/μg
蛋酥卷	100	2.1	523	8.1	35.3	53.7	10.6	0.8	177	0.02	0.15	0.45	—	—	18	150	145	2.0	0.84	10.4
巧克力派	100	11.1	425	4.3	17.7	65.7	3.5	1.2	Tr	0.03	0.07	0.25	—	5.24	48	144	274	19.0	0.52	4.1
法式卷饼	100	2.0	535	7.6	34.0	54.7	5.0	1.7	135	0.04	0.22	0.28	—	5.54	103	324	310	1.4	0.83	5.6
立体脆	100	2.6	475	6.0	24.7	63.8	6.6	2.9	—	0.87	0.07	1.45	—	—	56	268	597	2.5	1.32	2.8
粟米脆	100	1.4	553	5.6	34.7	56.5	2.0	1.8	—	0.05	0.04	—	—	—	168	53	465	0.9	0.10	1.1
通心脆	100	2.5	500	3.1	29.6	61.6	6.3	3.2	—	0.04	0.04	2.12	—	—	10	364	97	0.8	0.41	0.9
洋葱圈	100	3.8	476	4.3	21.3	68.5	1.8	2.1	Tr	0.31	0.04	0.64	—	1.50	131	125	519	2.4	0.42	2.3
锅巴（豆香）	100	0.9	528	7.6	30.6	59.2	3.6	1.7	107	0.03	0.04	—	—	9.11	13	264	239	2.7	0.97	1.6
锅巴（小米）	100	0.9	554	6.0	36.9	54.6	5.1	1.6	114	0.11	0.05	0.81	—	7.36	14	211	487	4.5	1.37	0.5
海苔	100	5.0	177	29.4	4.8	50.4	46.4	10.4	1 595	0.24	0.93	5.98	186.0	1.26	336	1 774	1 599	14.3	4.11	30.5
香菇片	100	9.5	316	9.9	12.4	61.9	20.8	6.3	—	0.54	0.24	—	2.0	—	12	304	2 350	12.5	1.97	6.8
薯片（烧烤味）	100	1.9	548	7.5	37.6	49.2	4.2	3.8	—	0.17	0.06	2.76	—	—	22	1 082	509	1.8	0.93	2.7
薯片（香辣味）	100	2.1	555	7.4	40.0	46.6	5.3	3.9	—	0.31	0.05	2.71	—	5.35	11	1 464	366	3.0	1.74	0.8
薯圈	100	2.2	576	1.3	42.6	51.7	5.0	2.2	—	—	0.02	0.88	—	—	6	178	702	2.2	0.17	3.0
怪味胡豆	100	2.5	403	12.6	12.1	69.6	8.7	3.2	—	0.08	0.19	1.73	—	4.53	61	524	1 102	6.7	1.01	14.8
奶油五香豆	100	11.1	220	26.2	2.0	54.0	29.8	6.7	—	0.44	0.20	1.02	—	—	74	1 054	1 577	4.2	1.77	1.3
夹心米果	100	1.8	593	5.0	41.9	50.4	1.4	0.9	46	0.03	0.16	0.64	—	9.91	100	217	79	0.6	0.82	2.8
乐芙球	100	2.0	573	7.6	45.0	43.9	9.5	1.5	—	0.04	0.31	Tr	—	—	52	188	276	2.1	0.86	6.8
玉米花	100	3.6	406	10.8	13.4	70.4	9.9	1.8	Tr	0.10	0.11	1.19	—	4.50	2	496	1	2.0	2.61	3.7

续表

食物名称	可食部/g	水分/g	能量/kcal	蛋白质/g	脂肪/g	碳水化合物/g	膳食纤维/g	灰分/g	维生素A/μg RE	硫胺素/mg	核黄素/mg	烟酸/mg	维生素C/mg	维生素E/mg α-TE	钙/mg	钾/mg	钠/mg	铁/mg	锌/mg	硒/μg
果仁脆枣	100	4.3	484	13.0	25.6	55.1	—	2.0	—	—	—	—	Tr	—	17	—	300	1.3	—	—
空心脆枣	100	1.9	376	6.5	1.2	88.6	—	1.8	—	—	—	—	Tr	—	25	—	817	1.8	—	—
鱼肉粒	100	6.3	376	27.1	3.3	59.5	—	3.8	Tr	0.06	0.21	3.14	—	1.04	9	470	1 212	2.3	0.95	26.7
果冻（草莓水果冻）	100	82.1	71	0.1	0.2	17.2	Tr	0.4	—	—	Tr	Tr	—	—	35	42	38	0.9	Tr	0.2
果冻（蒟蒻冻）	100	74.2	100	0	Tr	25.6	0.5	0.2	—	Tr	Tr	Tr	—	—	1	35	33	0.2	—	0.1
果冻（蒟蒻椰果冻）	100	72.0	109	0	Tr	27.8	0.5	0.2	—	Tr	Tr	Tr	—	—	1	54	37	0.2	—	0.1
果冻（AD钙果冻）	100	82.6	70	0.1	0.4	16.6	—	0.4	—	Tr	Tr	Tr	—	—	6	72	50	0.9	0.01	0.2
糖果类																				
白砂糖	100	0	400	0	0	99.9	0	0.1	0	0	0	0	0	0	20	5	0	0.6	0.06	0
绵白糖	100	0.9	396	0.1	0	98.9	0	0.1	0	0	0	0.20	0	0	6	2	2	0.2	0.07	0.4
冰糖	100	0.6	397	0	0	99.3	0	0.1	0	0.03	0.03	0	0	0	23	1	3	1.4	0.21	0
红糖	100	1.9	389	0.7	0	96.6	0	0.8	0	0.01	0	0.30	0	0	157	240	18	2.2	0.35	4.2
麦芽糖	100	12.8	331	0.2	0.2	82.0	0	4.8	0	0.10	0.17	2.10	0	0	0	0	0	0	0	0
蜂蜜	100	22.0	321	0.4	1.9	75.6	0	0.1	0	0	0.05	0.10	3.0	0	4	28	0	1.0	0.37	0.2
花生牛轧糖	100	6.5	432	4.9	12.3	75.4	0	0.9	—	0.06	0.01	0.50	—	11.29	29	73	168	3.6	2.12	0
马蹄软糖	100	10.1	359	0.1	—	89.6	—	0.2	—	0.04	0.02	0.20	—	—	26	2	—	1.1	1.16	—
棉花糖	100	19.5	321	4.9	—	75.3	—	0.3	—	0.04	0.01	0.30	—	—	19	2	95	—	—	—

续表

食物名称	可食部/g	水分/g	能量/kcal	蛋白质/g	脂肪/g	碳水化合物/g	膳食纤维/g	灰分/g	维生素A/μg RE	硫胺素/mg	核黄素/mg	烟酸/mg	维生素C/mg	维生素E/mg α-TE	钙/mg	钾/mg	钠/mg	铁/mg	锌/mg	硒/μg
奶糖	100	5.6	407	2.5	6.6	84.5	—	0.8	—	0.08	0.17	0.60	—	—	50	75	223	3.4	0.29	0.9
泡泡糖	68	9.7	360	0.2	—	89.8	—	0.3	—	0.04	0.09	0.50	—	—	6	—	21	—	0.08	—
巧克力	100	1.0	586	4.3	40.1	53.4	1.5	1.2	—	0.06	0.08	1.40	—	1.62	111	254	112	1.7	1.02	1.2
巧克力（酒芯）	100	13.8	401	1.3	12.0	72.2	0.4	0.7	—	0.06	0.34	0.20	—	2.64	128	76	36	2.3	0.44	1.2
巧克力（威化）	100	2.1	575	8.2	38.4	49.7	1.2	1.6	—	0.08	0.07	0.40	—	11.66	61	292	111	5.5	1.36	—
山楂球	100	6.6	371	0.5	—	92.6	0.9	0.3	—	0.04	—	0.70	—	—	58	88	160	2.3	—	—
什锦糖果	100	0.3	399	0.3	0.2	98.9	0	0.3	—	0.01	—	—	—	—	8	14	180	2.5	4.06	—
酥糖	100	3.3	444	6.0	13.9	75.6	4.0	1.2	—	0.10	0.04	3.50	—	4.85	186	148	45	6.0	1.52	1.1
芝麻南糖	100	4.2	548	4.8	35.6	54.4	4.7	1.0	—	0.13	0.10	2.10	—	4.36	—	148	34	10.3	10.26	0.9
夹心糖	100	1.1	494	2.6	20.7	74.2	Tr	1.4	—	0.04	0.11	Tr	—	—	127	144	247	4.0	0.86	2.4
水果味软糖	100	8.0	369	6.0	0.3	85.6	0.1	0.1	—	0.02	0.04	Tr	—	—	4	14	57	0.7	0.28	0.6
牛奶糖	100	0.7	435	2.2	8.2	88.2	—	0.7	—	0.07	0.10	Tr	—	—	65	200	3	0.5	1.55	0.9
酸奶软糖	100	1.0	404	Tr	1.6	97.3	Tr	0.1	—	Tr	0.01	Tr	—	—	2	3	8	0.1	0.07	0.4
太妃糖	100	6.0	452	3.7	16.5	72.8	—	1.0	79	0.02	0.14	Tr	—	2.74	—	—	—	—	—	—
花生芝麻糖	100	2.4	498	21.3	25.3	48.7	—	2.3	Tr	0.07	0.05	8.68	—	13.06	248	349	64	2.1	2.69	2.6
四味粽子糖	100	1.0	397	0.1	0.4	98.3	Tr	0.2	—	Tr	0.03	Tr	—	—	4	145	45	0.5	0.26	Tr
巧克力（充气）	100	1.1	543	9.2	32.8	54.9	—	2.0	54	0.11	0.49	0.35	—	9.12	—	—	—	—	—	2.3

续表

食物名称	可食部/g	水分/g	能量/kcal	蛋白质/g	脂肪/g	碳水化合物/g	膳食纤维/g	灰分/g	维生素A/μg RE	硫胺素/mg	核黄素/mg	烟酸/mg	维生素C/mg	维生素E/mg α-TE	钙/mg	钾/mg	钠/mg	铁/mg	锌/mg	硒/μg
巧克力（果仁）	100	1.0	511	9.9	33.5	53.5	—	2.1	29	0.10	0.37	0.67	—	11.32	—	—	—	—	—	2.5
巧克力（黑）	100	0	516	4.2	30.0	63.1	5.9	—	2	0.06	0.09	0.43	0.0	—	32	365	11	—	1.62	3.1
巧克力（牛奶）	100	0.9	575	8.2	39.2	49.9	—	1.8	32	0.11	0.24	0.53	—	9.15	—	—	—	—	—	2.5
海棠脯	100	25.8	290	0.6	0.2	72.6	2.2	0.8	—	0.02	0.05	0.30	Tr	1.11	19	144	201	3.1	0.27	0.3
苹果脯	100	14.2	340	0.6	0.1	84.9	1.6	0.2	—	0.01	0.09	0.10	—	0.44	9	67	13	1.6	0.16	0.2
青梅果脯	100	20.0	314	1.2	0.6	77.4	2.9	0.8	—	—	0.33	0.10	4.0	0.88	106	23	223	4.0	0.16	0.2
桃脯	100	19.2	315	1.4	0.4	77.6	2.4	1.4	—	0.01	0.12	0.80	6.0	6.25	96	286	243	10.4	0.18	1.4
杏脯	100	15.3	333	0.8	0.6	82.0	1.8	1.3	—	0.02	0.09	0.60	6.0	0.61	68	266	213	4.8	0.56	1.7
金糕	100	55.0	178	0.2	0.3	44.0	0.6	0.5	—	0.18	0.07	0.10	4.0	0.42	49	93	34	1.8	0.10	0.3
金糕条	100	22.6	303	0.6	0.6	74.6	1.6	1.6	—	0.02	0.08	0.30	10.0	4.54	42	302	192	6.3	0.41	1.9
果丹皮	100	16.7	326	1.0	0.8	80.0	2.6	1.5	—	0.02	0.03	0.70	3.0	1.85	52	312	116	11.6	0.73	0.6
冰糖酸角	67	27.0	257	2.3	0	68.9	6.9	1.8	—	0.22	0.04	0.23	—	—	61	1 330	121	4.3	0.34	0.7
甘草杏	60	42.1	155	2.7	1.1	46.1	12.5	8.0	99	0.02	0.02	0.80	—	—	378	1 523	2 574	7.2	0.61	—
清凉杏肉	100	16.4	311	2.0	0.2	79.0	—	2.4	—	—	—	—	0.9	—	22	—	846	2.4	—	—
雪梅	70	17.2	260	3.1	1.1	72.4	13.0	6.2	—	—	0.04	0.65	—	—	205	1 653	896	24.7	1.06	—
九制梅肉	100	15.0	257	3.4	3.2	70.8	17.1	7.6	—	Tr	0.07	—	—	—	219	1 317	958	39.0	0.65	0.6
九制西梅	73	28.7	228	2.6	1.2	65.9	14.1	1.6	Tr	0.03	0.04	0.77	—	—	100	1 437	4	1.8	0.48	6.1
九制应子	83	28.7	157	2.3	0.6	48.6	13.1	19.8	Tr	0.03	0.03	Tr	—	—	49	258	8 323	5.4	0.55	1.1
梅脯	100	19.4	308	0.3	1.1	78.8	4.5	0.4	—	0.02	0.01	Tr	—	0.14	52	179	86	2.1	1.26	—

续表

食物名称	可食部/g	水分/g	能量/kcal	蛋白质/g	脂肪/g	碳水化合物/g	膳食纤维/g	灰分/g	维生素A/μg RE	硫胺素/mg	核黄素/mg	烟酸/mg	维生素C/mg	维生素E/mg α-TE	钙/mg	钾/mg	钠/mg	铁/mg	锌/mg	硒/μg
阿胶枣	100	14.7	334	2.5	0.2	82.0	—	0.6	—	—	—	—	Tr	—	24	—	493	1.4	—	—
黑贡枣	100	17.3	305	2.7	0.9	78.0	6.4	1.1	Tr	0.06	0.12	Tr	14.0	Tr	52	548	8	5.0	0.52	0.3
多味山楂	89	30.9	249	1.8	1.9	61.8	—	3.6	—	—	—	—	51.0	—	22	—	4 248	2.0	—	—
山楂脯	100	35.6	255	0.5	0.6	62.9	—	0.4	—	—	—	—	6.3	—	21	—	619	1.3	—	—
地瓜干	100	12.1	338	2.4	0.1	83.9	—	1.5	—	—	—	—	23.8	—	10	—	1 287	1.9	—	—
蜂蜜（槐花）	100	10.0	361	0.2	0.3	89.5	—	Tr	—	0.01	0.01	0.09	—	Tr	2	174	2	0.3	0.82	—
蜂蜜（天麻）	100	18.2	326	5.2	0.3	75.7	—	0.6	38	0.11	0.14	1.80	6.0	—	20	143	11	8.5	1.19	6.9
蜂蜜（硬蜜）	100	18.5	328	0.3	0.5	80.5	—	0.2	Tr	Tr	0.02	0.10	3.0	0.03	10	116	15	15.9	0.67	1.5
蜂蜜（油菜花）	100	15.8	338	0.2	0.3	83.7	—	Tr	Tr	0.01	Tr	0.10	9.0	Tr	5	13	4	1.3	0.11	0.4
坚果种子类																				
白果	67	9.9	355	13.2	1.3	72.6	—	3.0	—	—	0.10	Tr	Tr	24.70	54	17	18	0.2	0.69	14.5
山核桃	24	2.2	616	18.0	50.4	26.2	7.4	3.2	3	0.16	0.09	0.50	—	65.55	57	237	251	6.8	6.42	0.9
板栗	78	46.6	214	4.8	1.5	46.0	1.2	1.1	20	0.19	0.13	1.20	36.0	—	15	—	—	1.7	—	—
松子（炒）	31	3.6	644	14.1	58.5	21.4	12.4	2.4	3	—	0.11	3.80	Tr	25.20	161	612	3	5.2	5.49	0.6
杏仁（炒）	91	2.1	618	25.7	51.0	18.7	9.1	2.5	8	0.15	0.71	2.50	—	—	141	—	—	3.9	—	—
杏仁（炸）	100	2.8	631	21.2	55.2	17.7	10.5	3.1	—	0.09	0.78	3.70	—	—	291	699	1	3.7	3.07	4.4
榛子（炒）	21	2.3	611	30.5	50.3	13.1	8.2	3.8	9	0.21	0.22	9.80	—	25.20	815	686	153	5.1	3.75	2.4
腰果	100	2.1	615	24.0	50.9	20.4	10.4	2.6	4	0.24	0.13	1.28	—	6.70	19	680	36	7.4	5.30	10.9
榛子仁（熟）	100	2.2	628	15.6	52.9	26.7	—	2.6	—	0.19	0.12	1.16	—	22.18	86	807	153	4.2	2.22	1.1

续表

食物名称	可食部/g	水分/g	能量/kcal	蛋白质/g	脂肪/g	碳水化合物/g	膳食纤维/g	灰分/g	维生素A/μg RE	硫胺素/mg	核黄素/mg	烟酸/mg	维生素C/mg	维生素E/mg α-TE	钙/mg	钾/mg	钠/mg	铁/mg	锌/mg	硒/μg
开心果（熟）	82	0.8	631	20.6	53.0	21.9	8.2	3.7	—	0.45	0.10	1.05	—	19.36	108	735	756	4.4	3.11	6.5
香榧子	61	1.1	644	12.4	57.0	26.9	—	2.6	—	0.04	0.10	—	—	114.16	83	664	216	1.8	1.94	1.5
花生（炒）	71	4.1	601	21.7	48.0	23.8	6.3	2.4	5	0.13	0.12	18.90	Tr	12.94	47	563	35	1.5	2.03	3.9
花生仁（炒）	100	1.8	589	23.9	44.4	25.7	4.3	4.2	—	0.12	0.10	18.90	Tr	14.97	284	674	445	6.9	2.82	7.1
葵花籽（炒，咸）	52	2.0	625	22.6	52.8	17.3	4.8	5.3	3	0.43	0.26	4.80	Tr	26.46	72	491	1 322	6.1	5.91	2.0
莲子（干）	100	9.5	350	17.2	2.0	67.2	3.0	4.1	—	0.16	0.08	4.20	5.0	2.71	97	846	5	3.6	2.78	3.4
南瓜子（炒）	68	4.1	582	36.0	46.1	7.9	4.1	5.9	—	0.08	0.16	3.30	—	27.28	37	672	16	6.5	7.12	27.0
西瓜子（炒）	43	4.3	582	32.7	44.8	14.2	4.5	4.0	—	0.04	0.08	3.40	Tr	1.23	28	612	188	8.2	6.76	23.4
西瓜子（话梅味）	38	5.0	567	30.3	46.5	13.4	13.2	4.8	—	0.03	0.05	3.20	—	2.71	392	516	134	4.4	5.88	6.2
白芝麻	100	5.3	536	18.4	39.6	31.5	9.8	5.2	—	0.36	0.26	3.80	—	38.28	620	266	32	14.1	4.21	4.1
黑芝麻	100	5.7	559	19.1	46.1	24.0	14.0	5.1	—	0.66	0.25	5.90	—	50.40	780	358	8	22.7	6.13	4.7
花生仁（炸）	100	1.3	583	22.2	47.1	26.2	17.2	3.2	—	0.30	0.08	—	—	8.70	20	551	208	1.6	3.16	—
葵花籽（熟，奶油香）	51	1.4	620	22.7	54.1	17.9	14.6	3.9	—	0.54	0.12	2.46	—	21.79	77	423	604	6.7	7.62	12.5
葵花籽（熟，原味）	48	2.7	591	28.5	49.0	15.1	8.2	4.7	4	0.94	0.12	2.10	—	11.70	112	399	635	6.4	7.45	56.7
南瓜子（熟）	69	3.2	615	26.6	52.8	12.9	9.1	4.5	7	0.20	0.10	2.96	—	31.06	26	610	145	9.1	7.77	2.4
西瓜子（熟）	38	10.7	550	29.0	46.0	9.5	8.9	4.8	Tr	0.06	0.06	1.12	—	21.10	44	880	599	7.7	5.02	22.6

资料来源：NutriData综合信息数据平台。

2.婴幼儿食品和奶类食品营养成分速查表

婴幼儿食品包括婴儿配方食品、罐装辅助食品和谷类辅助食品。婴儿配方食品是指适用于0 ~ 6月龄婴儿食用的配方食品，其能量和营养成分能满足0 ~ 6月龄正常婴儿的日常营养需要。此外，还有6 ~ 36月龄较大婴幼儿食用的配方食品，常见的产品有婴幼儿配方奶粉、婴幼儿液态奶等。罐装辅助食品是指可在常温下保存的，适合6月龄以上婴幼儿食用的罐装食品，包含泥（糊）状、颗粒状、汁类等产品形状，允许使用的原料有畜肉、禽肉、鱼肉、水果、蔬菜等；常见的产品有肉泥、鱼泥、果泥、蔬菜泥等。谷类辅助食品是指以一种或多种谷物（如小麦、大米、大麦、燕麦、黑麦、玉米等）为主要原料，且谷物占干物质组分的25%以上，添加适量的营养强化剂和/或其他辅料，经加工制成的适于6月龄以上婴儿和幼儿食用的辅助食品；常见的产品有米粉、米饼、面条、磨牙棒等。

奶类食品可大致分为6个亚类：液态奶、奶粉、酸奶（发酵乳）、奶酪、奶油和其他。液态奶有两种类型：巴氏杀菌乳和灭菌乳。调味乳的蛋白质不可低于2.3%，脂肪含量比灭菌乳低0.6%。奶粉是指以生牛/羊乳为原料，经加工制成的粉状产品，通常分为全脂乳粉、脱脂乳粉、部分脱脂乳粉和调制乳粉四大类。一般来讲，全脂乳粉蛋白质等成分的含量是液体乳的7 ~ 8倍，调制乳粉是5倍左右。表7–2共包括182种食品。

表7-2 婴幼儿食品和奶类食品营养成分速查表

单位：/100g

食物名称	水分/g	能量/kcal	蛋白质/g	脂肪/g	碳水化合物/g	膳食纤维/g	灰分/g	维生素A/μg RE	硫胺素/mg	核黄素/g	烟酸/mg	维生素C/mg	维生素E/mg α-TE	钙/mg	钾/mg	钠/mg	铁/mg	锌/mg	硒/μg
婴幼儿食品																			
米粉（果蔬，贝因美）	—	418	8.0	6.0	83.3	0.8	—	400	0.50	0.50	3.00	60.0	5.00	450	—	300	5.0	4.00	—
米粉（乳清蛋白，贝因美）	—	418	6.0	6.0	83.3	0.8	—	400	0.50	0.50	3.00	40.0	5.00	420	—	300	5.0	4.00	—
米粉（多口味，亨氏）	—	407	5.4	5.0	85.4	0.4	—	465	0.50	0.50	4.00	—	3.00	400	—	—	5.0	4.00	—
米粉（胡萝卜，亨氏）	—	407	5.4	5.0	85.4	0.4	—	465	0.50	0.50	4.00	—	4.00	400	—	—	5.0	4.00	—
米粉（混合蔬菜，亨氏）	—	407	5.4	5.0	85.4	0.4	—	465	0.50	0.50	4.00	—	3.00	400	—	—	5.0	4.00	—
米粉（鳕鱼苹果，亨氏）	—	414	12.0	5.0	80.4	0.4	—	465	0.50	0.50	5.00	—	3.00	500	—	—	5.0	4.00	—
米粉（鱼肉蔬菜，亨氏）	—	414	12.0	5.0	80.4	0.4	—	465	0.50	0.50	4.50	—	3.00	500	—	—	5.0	4.00	—
米粉（猪肝蔬菜，亨氏）	—	414	12.0	5.0	80.4	0.4	—	465	0.50	0.50	4.00	—	3.00	500	—	—	5.0	4.00	—
米粉（缤纷水果，2段，嘉宝）	—	385	6.2	1.9	87.2	2.6	—	300	0.56	0.40	4.80	38.0	3.33	570	590	8	5.8	5.00	—
米粉（菠菜，2段，嘉宝）	—	385	6.4	1.9	87.0	2.6	—	300	0.56	0.40	4.80	38.0	3.33	600	570	10	5.5	5.00	—

续表

食物名称	水分/g	能量/kcal	蛋白质/g	脂肪/g	碳水化合物/g	膳食纤维/g	灰分/g	维生素A/μg RE	硫胺素/mg	核黄素/g	烟酸/mg	维生素C/mg	维生素E/mg α-TE	钙/mg	钾/mg	钠/mg	铁/mg	锌/mg	硒/μg
米粉（番茄牛肉，3段，嘉宝）	—	386	7.2	1.9	86.2	2.6	—	300	0.56	0.40	4.80	38.0	3.33	590	610	5	5.5	5.00	—
米粉（胡萝卜，1段，嘉宝）	—	385	6.4	1.9	87.0	2.6	—	300	0.56	0.40	4.80	38.0	3.33	590	600	10	5.5	5.00	—
米粉（燕麦，3段，嘉宝）	—	382	9.5	1.5	84.5	3.9	—	300	0.56	0.40	4.80	38.0	3.33	400	600	2	5.5	5.00	—
米粉（1段，嘉宝）	—	386	6.4	1.9	87.0	2.6	—	300	0.56	0.40	4.80	38.0	3.33	600	575	10	5.5	5.00	—
米粉（多维蔬菜，2段，圣元）	—	431	7.0	5.0	92.0	5.0	—	300	0.30	0.30	3.00	30.0	3.00	500	—	6	5.8	5.00	—
米粉（钙铁锌，1段，圣元）	—	431	7.0	5.0	92.0	5.0	—	300	0.30	0.30	3.00	30.0	3.00	600	—	6	7.0	6.00	—
米粉（1段，圣元）	—	431	7.0	5.0	92.0	5.0	—	300	0.30	0.30	3.00	30.0	3.00	500	—	6	5.8	5.00	—
米粉（高蛋白，3段，圣元）	—	408	13.0	2.0	87.0	5.0	—	300	0.30	0.35	3.00	30.0	3.00	550	—	8	5.8	5.00	—
面条（蛋黄，贝因美）	—	99	11.0	5.0	—	5.0	—	300	0.60	0.60	4.00	—	—	320	—	150	5.0	3.60	—
面条（果蔬，贝因美）	—	99	11.0	5.0	—	5.0	—	300	0.60	0.60	4.00	—	—	320	—	150	5.0	3.60	—
面条（黑芝麻，贝因美）	—	99	11.0	5.0	—	5.0	—	300	0.60	0.60	4.00	—	—	320	—	150	5.0	3.60	—
面条（核桃黑芝麻，方广）	—	308	6.0	1.5	70.0	5.0	—	427	0.20	0.21	1.50	—	9.60	200	—	100	5.6	4.70	—
粒粒面（黑米紫薯，亨氏）	—	373	11.2	4.5	72.0	0	—	290	0.23	0.25	1.88	28.0	1.50	200	—	80	5.0	5.00	—

续表

食物名称	水分/g	能量/kcal	蛋白质/g	脂肪/g	碳水化合物/g	膳食纤维/g	灰分/g	维生素A/μg RE	硫胺素/mg	核黄素/g	烟酸/mg	维生素C/mg	维生素E/mg α-TE	钙/mg	钾/mg	钠/mg	铁/mg	锌/mg	硒/μg
面条（猪肝蔬菜，伊威）	—	275	6.0	3.0	56.0	—	—	425	0.26	0.26	2.40	—	9.65	200	—	200	5.5	4.90	—
饼干（磨牙棒，贝因美）	—	377	8.0	5.0	75.0	—	—	—	0.40	0.40	2.00	—	—	400	—	300	6.0	—	—
机能饼干（方广）	—	448	7.0	20.0	60.0	—	—	—	0.30	0.33	—	—	—	280	—	300	4.0	4.50	—
蔬菜饼干（小儿七种蔬菜，格兰宝）	—	415	11.5	16.8	57.0	5.0	—	—	0.35	—	—	—	—	408	—	310	5.3	4.40	—
星星泡芙饼干（草莓苹果味，嘉宝）	—	24	—	0	6.0	—	—	—	0.05	0.06	0.80	—	1.00	25	10	0	1.5	0.75	—
饼干（香草圈圈，嘉宝）	—	17	0.0	0.5	3.0	—	—	—	0.01	0.02	0.21	—	1.10	96	5	15	1.2	0.88	—
营养饼干（全技能字母宝宝，伊威）	—	507	8.5	23.5	65.5	0.5	—	—	—	—	—	—	—	410	—	300	—	—	—
蔬菜泥（3段，亨氏）	—	88	3.3	4.6	8.4	—	—	21	—	—	—	—	—	—	—	70	—	—	—
胡萝卜鱼肉泥（2段，亨氏）	—	54	4.4	1.4	6.0	—	—	—	—	—	—	—	—	—	—	70	—	—	—
混合蔬菜泥（1段，亨氏）	—	37	1.3	1.0	6.6	1.8	—	—	—	—	—	—	—	—	—	30	—	—	—
混合水果泥（1段，亨氏）	—	66	1.0	1.0	13.2	—	—	—	—	—	—	—	—	—	—	30	—	—	—
苹果胡萝卜泥（1段，亨氏）	—	46	1.0	1.0	8.2	—	—	—	—	—	—	—	—	—	—	60	—	—	—
苹果南瓜红枣泥（2段，亨氏）	—	52	1.0	1.0	9.7	—	—	—	—	—	—	—	—	—	—	30	—	—	—

续表

食物名称	水分/g	能量/kcal	蛋白质/g	脂肪/g	碳水化合物/g	膳食纤维/g	灰分/g	维生素A/μg RE	硫胺素/mg	核黄素/g	烟酸/mg	维生素C/mg	维生素E/mg α-TE	钙/mg	钾/mg	钠/mg	铁/mg	锌/mg	硒/μg
金香苹果泥（1段，亨氏）	—	52	1.0	1.0	9.8	—	—	—	—	—	—	—	—	—	—	30	—	—	—
苹果香蕉泥（1段，亨氏）	—	70	1.0	1.0	14.2	—	—	—	—	—	—	—	—	—	—	30	—	—	—
三文鱼番茄泥（2段，亨氏）	—	64	3.6	1.7	8.6	—	—	—	—	—	—	—	—	—	—	70	—	—	—
蔬菜骨泥（2段，亨氏）	—	42	3.2	1.5	4.0	—	—	—	—	—	—	—	—	—	—	110	—	—	—
甜嫩豌豆泥（1段，亨氏）	—	54	2.8	1.0	9.3	1.5	—	—	—	—	—	—	—	—	—	30	—	—	—
甜嫩玉米泥（亨氏）	—	50	1.9	1.0	8.4	—	—	—	—	—	—	—	—	—	—	60	—	—	—
香甜胡萝卜泥（亨氏）	—	35	1.0	1.0	5.5	—	—	—	—	—	—	—	—	—	—	90	—	—	—
香甜南瓜泥（1段，亨氏）	—	33	—	1.0	6.9	1.6	—	—	—	—	—	—	—	—	—	30	—	—	—
冻干草莓脆果	—	352	4.2	0	83.7	—	—	—	—	—	—	573.0	—	—	—	11	—	—	—
全机能肝粉（伊威）	—	427	30.0	25.2	20.0	—	—	5 000	—	—	—	—	—	—	—	395	18.0	—	—
宝宝营养猪肝酥（方广）	—	420	25.0	20.0	35.0	—	—	—	—	—	—	—	—	260	—	680	2.5	1.50	—
婴幼儿纯肉松（伊威）	—	430	22.0	22.0	36.0	—	—	—	—	—	—	—	—	260	—	1 000	1.2	1.20	—
宝宝菠菜营养肉酥（贝因美）	—	476	32.0	20.0	42.0	—	—	—	—	—	—	—	—	—	—	950	2.0	2.00	—

续表

食物名称	水分/g	能量/kcal	蛋白质/g	脂肪/g	碳水化合物/g	膳食纤维/g	灰分/g	维生素A/μg RE	硫胺素/mg	核黄素/g	烟酸/mg	维生素C/mg	维生素E/mg α-TE	钙/mg	钾/mg	钠/mg	铁/mg	锌/mg	硒/μg
宝宝胡萝卜营养肉酥（贝因美）	—	476	32.0	20.0	42.0	—	—	—	—	—	—	—	—	—	—	950	2.0	2.00	—
宝宝营养肉酥（原味，贝因美）	—	476	32.0	20.0	42.0	—	—	—	—	—	—	—	—	—	—	950	2.0	2.00	—
宝宝野生鳕鱼酥（方广）	—	420	25.8	20.0	35.0	—	—	—	—	—	—	—	—	58	—	780	1.5	1.00	—
苹果胡萝卜汁（1段，亨氏）	—	45	1.0	1.0	8.0	—	—	—	—	—	—	—	—	—	—	30	—	—	—
苹果汁（1段，亨氏）	—	46	1.0	1.0	8.2	—	—	—	—	—	—	—	—	—	—	30	—	—	—
葡萄汁（1段，亨氏）	—	54	1.0	1.0	10.2	—	—	—	—	—	—	—	—	—	—	30	—	—	—
香橙汁（1段，亨氏）	—	43	1.0	1.0	7.5	—	—	—	—	—	—	—	—	—	—	30	—	—	—
香梨汁（1段，亨氏）	—	46	1.0	1.0	8.3	—	—	—	—	—	—	—	—	—	—	30	—	—	—
奶及奶制品																			
纯牛奶（全脂）	87.6	65	3.3	3.6	4.9	0	0.7	54	0.03	0.12	0.11	Tr	0.13	107	108	64	0.3	0.28	1.3
纯牛奶（全脂，光明）	88.0	61	3.1	3.2	5.0	0	0.7	28	0.02	0.10	0.13	Tr	0.07	85	132	25	0.1	0.25	1.7
纯牛奶（全脂，乐百氏）	87.4	67	3.3	3.8	4.8	0	0.7	11	0.02	0.09	0.13	Tr	0.09	104	142	38	0.6	0.85	1.1
纯牛奶（全脂，三元）	86.9	69	3.4	3.9	5.1	0	0.7	30	0.02	0.10	0.13	Tr	0.18	88	177	35	0.3	0.42	1.7

续表

食物名称	水分/g	能量/kcal	蛋白质/g	脂肪/g	碳水化合物/g	膳食纤维/g	灰分/g	维生素A/μg RE	硫胺素/mg	核黄素/g	烟酸/mg	维生素C/mg	维生素E/mg α-TE	钙/mg	钾/mg	钠/mg	铁/mg	锌/mg	硒/μg
纯牛奶（全脂，完达山）	88.3	60	2.9	3.2	4.9	0	0.7	17	0.03	0.09	0.08	Tr	0.10	91	161	292	0.1	0.28	0.6
纯牛奶（全脂，蒙牛）	87.2	67	3.1	3.7	5.3	0	0.7	14	0.02	0.11	0.11	Tr	0.10	98	159	49	0.2	0.51	1.1
纯牛奶（全脂，帕玛拉特）	88.1	61	2.9	3.2	5.1	0	0.7	15	0.02	0.13	0.08	Tr	0.07	93	181	62	0.4	0.58	1.3
纯牛奶（全脂，伊利）	86.9	68	3.2	3.7	5.4	0	0.8	16	0.02	0.13	0.08	Tr	Tr	110	348	50	0.1	0.45	1.5
纯牛奶（全脂，金凯利）	88.5	62	3.2	3.6	4.1	—	0.6	84	0.02	0.15	—	Tr	0.08	108	217	22	0.2	0.14	—
纯牛奶（全脂，德国甘蒂牧场）	87.7	64	3.3	3.6	4.7	—	0.7	74	0.01	0.15	—	Tr	0.16	107	192	19	0.2	0.16	—
纯牛奶（全脂，光明）	88.5	60	3.4	3.4	4.0	—	0.7	102	0.02	0.13	—	Tr	0.10	118	303	30	0.2	0.17	—
纯牛奶（全脂，光明优+）	87.4	67	3.6	3.8	4.5	—	0.7	93	0.03	0.13	—	Tr	0.11	114	204	20	0.2	0.17	—
纯牛奶（全脂，辉山）	87.4	66	3.5	3.7	4.7	—	0.7	64	0.02	0.14	—	Tr	0.16	137	123	179	1.8	0.27	—
纯牛奶（全脂，蒙牛）	87.3	67	3.4	3.8	4.7	—	0.8	70	0.02	0.12	—	Tr	0.14	113	187	19	0.2	0.18	—
纯牛奶（全脂，蒙牛特仑苏）	86.8	69	3.4	4.0	4.9	—	0.9	46	0.03	0.13	—	Tr	0.14	115	407	41	0.3	0.18	—
纯牛奶（全脂，明治醇壹）	87.2	67	3.6	3.7	4.8	—	0.7	60	0.02	0.12	—	Tr	0.11	114	117	112	0.2	0.22	—
纯牛奶（全脂，圣牧）	86.0	74	3.5	4.1	5.7	—	0.7	98	0.03	0.13	—	Tr	0.10	118	171	17	0.2	0.20	—

续表

食物名称	水分/g	能量/kcal	蛋白质/g	脂肪/g	碳水化合物/g	膳食纤维/g	灰分/g	维生素A/μg RE	硫胺素/mg	核黄素/g	烟酸/mg	维生素C/mg	维生素E/mg α-TE	钙/mg	钾/mg	钠/mg	铁/mg	锌/mg	硒/μg
纯牛奶（全脂，完达山）	88.1	66	3.5	4.2	3.6	—	0.6	42	0.02	0.14	—	Tr	0.17	137	123	184	0.4	0.25	—
纯牛奶（全脂，现代牧业）	87.3	66	3.3	3.6	5.1	—	0.7	103	0.02	0.11	—	Tr	0.16	118	138	94	0.2	0.17	—
纯牛奶（全脂，新希望复原乳）	88.2	63	3.0	3.6	4.6	—	0.6	90	0.02	0.18	—	Tr	0.30	111	327	33	0.2	0.14	—
纯牛奶（全脂，新希望千岛湖牧场）	88.4	61	3.2	3.5	4.3	—	0.6	103	0.03	0.11	—	Tr	0.11	111	318	32	0.3	0.17	—
纯牛奶（全脂，伊利）	87.8	66	3.4	3.9	4.2	—	0.7	45	0.02	0.14	—	Tr	0.14	112	231	23	0.1	0.17	—
纯牛奶（全脂，伊利金典）	86.3	73	3.5	4.1	5.4	—	0.7	76	0.02	0.14	—	Tr	0.23	111	146	15	0.2	0.18	—
纯牛奶（低脂）	89.4	47	3.5	1.5	4.8	0	0.7	45	0.02	0.16	0.07	Tr	0.07	111	232	80	0.2	0.20	1.5
纯牛奶（低脂，蒙牛特仑苏）	88.9	48	3.8	1.3	5.2	—	0.8	61	0.03	0.14	—	Tr	0.28	116	358	36	0.1	0.20	—
纯牛奶（低脂，明治醇壹）	89.2	46	3.6	1.2	5.2	—	0.8	49	0.02	0.13	—	Tr	0.04	115	133	108	0.2	0.23	—
纯牛奶（低脂，新西兰安佳）	88.5	51	3.8	1.5	5.5	—	0.7	39	0.03	0.23	—	Tr	0.07	120	188	19	0.2	0.18	—
纯牛奶（低脂，恒天然田园）	90.1	45	3.7	1.7	3.8	—	0.7	26	0.03	0.22	—	Tr	0.09	120	412	41	0.2	0.20	—
纯牛奶（低脂，伊利金典）	88.8	48	3.7	1.3	5.4	—	0.8	80	0.02	0.12	—	Tr	0.08	121	279	28	0.2	0.22	—
纯牛奶（脱脂）	91.0	34	3.5	0.3	4.6	0	0.7	37	0.03	0.16	0.07	Tr	0.05	116	200	127	0.3	0.28	1.1

续表

食物名称	水分/g	能量/kcal	蛋白质/g	脂肪/g	碳水化合物/g	膳食纤维/g	灰分/g	维生素A/μg RE	硫胺素/mg	核黄素/g	烟酸/mg	维生素C/mg	维生素E/mg α-TE	钙/mg	钾/mg	钠/mg	铁/mg	锌/mg	硒/μg
纯牛奶（脱脂，帕玛拉特）	91.4	33	2.9	0.2	4.8	0	0.7	Tr	0.03	0.08	0.07	Tr	Tr	75	204	117	0.3	0.54	1.1
纯牛奶（脱脂，德国甘蒂牧场）	91.5	34	3.3	0.5	4.0	—	0.7	62	0.03	0.15	—	Tr	0.10	136	148	201	0.3	0.23	—
纯牛奶（脱脂，新西兰安佳）	91.2	32	3.9	0.0	4.2	—	0.7	47	0.03	0.23	—	Tr	0.09	116	142	93	0.1	0.17	—
醇纤牛奶（蒙牛特仑苏）	86.3	72	3.4	4.0	5.5	—	0.8	69	0.03	0.14	—	Tr	0.14	116	258	26	0.2	0.20	—
零乳糖牛奶（蒙牛新养道珍养型）	88.8	60	3.0	3.5	4.0	—	0.7	96	0.02	0.13	—	Tr	2.30	110	115	90	0.2	0.14	—
臻醇牛奶（完达山）	86.8	69	3.4	3.7	5.4	—	0.7	53	0.02	0.15	—	Tr	0.10	138	119	193	0.7	0.23	—
复原乳牛奶（旺仔）	84.3	74	2.5	2.6	10.1	—	0.5	48	0.02	0.15	—	Tr	0.10	103	228	23	0.1	0.10	—
特浓牛奶（新希望）	87.1	66	3.3	3.5	5.4	—	0.7	108	0.03	0.17	—	Tr	0.15	110	216	22	0.2	0.16	—
舒化奶（无乳糖，伊利）	87.0	68	3.5	3.8	5.0	—	0.7	93	0.03	0.13	—	Tr	0.12	109	188	19	0.2	0.17	—
早餐奶（麦香味，伊利）	85.7	71	2.9	3.2	7.6	—	0.6	113	0.02	0.11	—	Tr	0.07	105	75	72	0.7	0.34	—
调制乳（低脂，强化锌、钙，帕玛拉特）	88.2	60	3.0	3.1	5.0	0	0.7	15	0.02	0.11	0.08	Tr	0.06	93	171	62	1.0	1.10	1.4
舒化奶（低脂、无乳糖，伊利）	89.8	46	3.4	1.5	4.6	—	0.7	38	0.02	0.12	—	Tr	0.06	112	255	26	0.2	0.17	—
高钙奶（低脂，伊利）	89.2	46	3.2	1.3	5.5	—	0.8	58	0.02	0.12	—	Tr	0.10	117	356	36	0.2	0.16	—

续表

食物名称	水分/g	能量/kcal	蛋白质/g	脂肪/g	碳水化合物/g	膳食纤维/g	灰分/g	维生素A/μg RE	硫胺素/mg	核黄素/g	烟酸/mg	维生素C/mg	维生素E/mg α-TE	钙/mg	钾/mg	钠/mg	铁/mg	锌/mg	硒/μg
调制乳（脱脂，伊利）	91.2	34	3.3	0.3	4.5	—	0.7	68	0.02	0.12	—	Tr	0.02	110	288	29	0.2	0.17	—
鲜牛奶（全脂）	87.1	67	3.4	3.7	5.1	0	0.7	73	0.02	0.12	—	Tr	0.11	113	127	120	0.3	0.24	—
鲜牛奶（全脂，光明）	87.9	63	3.4	3.5	4.5	—	0.7	105	0.02	0.11	—	Tr	0.09	114	136	106	0.2	0.20	—
鲜牛奶（全脂，辉山鲜博士）	87.3	70	3.6	4.3	4.1	—	0.7	105	0.02	0.14	—	Tr	0.14	139	133	190	0.3	0.25	—
鲜牛奶（全脂，完达山）	87.4	66	3.6	3.7	4.6	—	0.7	68	0.02	0.13	—	Tr	0.12	136	134	192	0.9	0.26	—
鲜牛奶（全脂，现代牧场）	87.8	64	3.4	3.6	4.5	—	0.7	82	0.02	0.12	—	Tr	0.10	114	106	109	0.2	0.21	—
鲜牛奶（全脂，一鸣）	87.2	66	3.5	3.6	5.0	—	0.7	48	0.02	0.13	—	Tr	0.09	114	129	101	0.3	0.19	—
羊乳	88.9	59	1.5	3.5	5.4	0	0.7	84	0.04	0.12	2.10	—	0.19	82	135	21	0.5	0.29	1.8
鲜驼奶	85.4	72	3.7	3.5	6.5	—	0.9	65	0.01	0.02	—	—	0	50	175	56	0.1	0.51	—
奶粉（全脂）	2.3	478	20.1	21.2	51.7	—	4.7	141	0.11	0.73	0.90	4.0	0.48	676	449	260	1.2	3.14	11.8
速溶奶粉（全脂）	2.3	466	19.9	18.9	54.0	—	4.9	272	0.08	0.80	0.50	7.0	1.29	659	541	248	2.9	2.16	8.0
奶粉（全脂，雀巢）	—	504	24.0	28.0	39.0	—	5.8	630	—	1.10	—	—	—	930	—	—	—	—	—
奶粉（全脂，伊利）	3.0	504	22.0	26.0	45.5	—	3.5	525	0.04	0.17	0.09	—	—	750	209	221	3.9	3.97	11.8
甜奶粉（全脂）	2.2	485	20.2	22.9	49.6	—	4.8	381	0.56	0.26	0.40	—	0.27	558	1 318	353	2.5	2.47	6.8
甜奶粉（全脂，伊利）	3.2	476	19.0	21.0	52.8	—	4.0	579	0.70	—	—	—	—	620	1 795	184	4.3	2.63	6.2

续表

食物名称	水分/g	能量/kcal	蛋白质/g	脂肪/g	碳水化合物/g	膳食纤维/g	灰分/g	维生素A/μg RE	硫胺素/mg	核黄素/g	烟酸/mg	维生素C/mg	维生素E/mg α-TE	钙/mg	钾/mg	钠/mg	铁/mg	锌/mg	硒/μg
甜奶粉（全脂，飞鹤）	—	479	20.0	23.0	48.0	—	—	—	—	—	—	—	—	—	—	500	—	—	—
奶粉（低脂，高钙高铁）	3.6	425	23.7	11.9	55.9	—	5.0	625	0.55	1.33	—	55.0	10.00	1 365	1 154	379	10.3	6.00	8.4
奶粉（低脂，高钙高铁，雀巢）	—	413	27.0	11.7	50.0	—	—	570	—	1.40	—	60.0	—	1 745	1 325	—	10.0	7.00	—
奶粉（低脂，高钙高铁，伊利）	3.1	423	27.0	11.0	53.9	—	5.0	675	0.30	1.60	—	65.0	—	1 350	1 338	407	12.0	5.00	8.4
奶粉（低脂，高钙高铁，可淇）	4.0	437	17.0	13.0	63.0	—	—	630	0.80	1.00	—	40.0	10.00	1 000	800	350	9.0	6.00	—
羊奶粉（全脂）	1.4	498	18.8	25.2	49.0	—	5.6	—	0.06	1.60	0.90	—	0.20	—	—	—	—	—	—
驼奶粉（花麒）	2.0	528	20.2	30.4	43.4	—	4.0	221	0.07	0.28	—	—	0.91	606	749	519	0.7	2.95	—
驼奶粉（天山牧歌）	2.0	513	16.7	28.6	47.1	—	5.6	246	0.04	0.02	—	—	0	732	1 392	439	0.8	3.02	—
驼奶粉（旺源）	1.9	545	21.3	34.6	37.0	—	5.2	307	0.02	0.09	—	—	0.39	798	971	507	0.6	2.96	—
儿童配方奶粉	3.8	454	19.0	17.3	56.1	1.1	—	453	0.52	0.81	3.75	38.6	10.00	705	797	317	6.8	5.75	7.8
儿童配方奶粉（安儿健A+，美赞臣）	—	427	17.9	11.1	64.0	—	—	594	0.40	0.98	5.20	51.0	—	730	730	210	8.1	4.40	—
儿童配方奶粉（适体健，美赞臣）	—	407	16.0	9.0	68.0	—	—	361	0.50	0.50	6.60	38.0	—	500	1 150	250	6.3	4.40	10.0
儿童配方奶粉（惠氏）	—	451	17.0	15.0	62.0	—	—	479	0.41	0.72	4.10	45.0	—	495	721	248	5.6	5.40	—

续表

食物名称	水分/g	能量/kcal	蛋白质/g	脂肪/g	碳水化合物/g	膳食纤维/g	灰分/g	维生素A/μg RE	硫胺素/mg	核黄素/g	烟酸/mg	维生素C/mg	维生素E/mg α-TE	钙/mg	钾/mg	钠/mg	铁/mg	锌/mg	硒/μg
儿童配方奶粉（可淇）	4.0	457	17.0	17.0	59.0	—	—	412	0.60	0.60	3.50	40.0	10.00	850	—	—	9.0	6.00	—
儿童配方奶粉（完达山）	—	458	17.0	18.0	57.0	—	—	540	0.40	0.80	3.60	40.0	—	800	800	300	8.0	6.00	—
儿童配方奶粉（4段，贝因美）	—	473	18.0	19.5	56.6	0.6	—	244	0.29	—	2.90	17.5	—	500	—	330	4.5	6.30	—
儿童配方奶粉（惠氏金装）	—	442	17.0	16.0	58.9	3.0	—	251	0.33	0.54	3.06	15.3	—	450	901	234	5.0	5.41	3.1
儿童配方奶粉（美素佳儿GOLD金装）	—	448	25.8	17.0	49.0	—	—	395	0.34	0.71	2.50	37.0	—	815	1 030	255	8.6	6.90	10.0
儿童配方奶粉（安儿健，美赞臣）	—	434	20.0	12.0	63.0	3.0	—	260	0.27	1.25	3.30	33.0	—	750	930	250	5.5	5.50	—
儿童配方奶粉（4段，完达山）	—	462	17.1	19.2	55.7	0.8	—	390	0.70	0.87	3.45	36.3	—	480	425	348	4.9	6.75	7.5
儿童配方奶粉（4段，完达山金装）	—	466	17.5	19.8	54.8	0.9	—	420	0.85	0.93	3.45	44.7	—	600	525	348	6.1	8.25	8.4
儿童配方奶粉（雅士利）	—	454	21.6	18.0	53.0	—	—	380	0.19	0.40	—	—	—	600	750	280	3.2	2.00	—
儿童配方奶粉（伊利）	—	465	21.0	20.0	50.6	0.6	—	350	0.75	0.70	—	20.0	—	700	800	375	7.5	6.70	—
儿童配方奶粉（伊利金领冠）	4.0	467	21.5	20.0	50.6	0.6	—	410	0.75	0.80	3.50	20.0	—	700	800	375	8.1	7.10	—
儿童配方奶粉（伊利金装）	4.0	467	21.5	20.0	50.6	0.6	—	410	0.75	0.75	3.50	20.0	—	700	800	375	8.1	7.10	—
孕产妇配方奶粉	3.0	413	22.0	9.8	60.5	2.9	—	524	0.88	1.15	6.66	95.6	—	903	899	335	13.1	7.59	8.0

续表

食物名称	水分/g	能量/kcal	蛋白质/g	脂肪/g	碳水化合物/g	膳食纤维/g	灰分/g	维生素A/μg RE	硫胺素/mg	核黄素/g	烟酸/mg	维生素C/mg	维生素E/mg α-TE	钙/mg	钾/mg	钠/mg	铁/mg	锌/mg	硒/μg
孕产妇配方奶粉（惠氏）	—	405	16.0	6.8	70.0	—	—	603	0.65	0.81	7.70	102.0	—	407	772	346	8.1	5.30	—
孕产妇配方奶粉（美赞臣）	—	380	23.3	3.9	62.4	—	—	960	0.67	0.80	8.00	24.0	—	1 700	1 000	360	7.1	15.00	—
孕产妇配方奶粉（贝因美）	—	425	22.5	12.0	59.0	—	—	367	0.38	—	5.30	125.0	—	600	—	375	11.0	5.00	—
孕产妇配方奶粉（合生元）	—	380	27.0	2.8	62.7	2.0	—	480	1.30	1.60	9.50	130.0	—	1 400	1 200	380	12.0	10.00	—
孕产妇配方奶粉（美素佳儿）	—	439	27.0	17.5	47.1	—	—	800	1.05	1.53	6.10	120.0	—	870	920	240	23.0	3.00	12.0
孕产妇配方奶粉（雀巢）	—	407	20.0	6.5	67.0	—	—	480	0.80	0.80	—	100.0	—	1 250	875	270	12.5	8.80	6.0
孕产妇配方奶粉（三元）	—	438	22.5	13.8	56.3	0.9	—	601	1.00	0.80	5.60	100.0	—	1 000	500	600	7.5	7.50	—
孕产妇配方奶粉（圣元优博）	—	440	22.0	16.0	52.0	—	—	500	1.00	1.00	8.00	100.0	—	1 200	—	—	12.0	8.00	—
孕产妇配方奶粉（完达山）	—	455	22.5	17.5	52.4	1.2	—	600	1.25	0.76	—	—	—	1 000	—	—	15.0	8.50	—
孕产妇配方奶粉（雅培）	—	367	23.1	2.0	66.0	3.7	—	300	1.30	2.30	5.40	62.0	—	850	1 100	300	16.2	11.20	—
孕产妇配方奶粉（雅士利）	—	425	20.6	12.5	59.0	3.0	—	500	0.38	0.75	—	—	—	800	750	300	6.3	3.75	—
孕产妇配方奶粉（伊利）	—	441	22.0	14.0	56.7	—	—	600	1.00	1.20	5.30	100.0	—	750	—	370	18.0	7.50	—
中老年配方奶粉	3.5	424	21.8	12.8	55.7	0.9	6.2	491	0.59	1.01	16.60	55.5	11.25	1 137	895	428	7.7	4.75	19.0

续表

食物名称	水分/g	能量/kcal	蛋白质/g	脂肪/g	碳水化合物/g	膳食纤维/g	灰分/g	维生素A/μg RE	硫胺素/mg	核黄素/g	烟酸/mg	维生素C/mg	维生素E/mg α-TE	钙/mg	钾/mg	钠/mg	铁/mg	锌/mg	硒/μg
中老年配方奶粉（可淇）	4.0	432	18.0	12.0	63.0	—	—	540	0.55	1.00	—	40.0	12.00	1 000	—	—	9.0	6.00	21.0
中老年配方奶粉（雀巢）	—	429	30.0	14.4	44.8	—	7.3	390	0.23	1.40	—	—	10.50	1 740	1 390	410	—	—	—
中老年配方奶粉（森永）	3.0	418	22.0	10.0	60.0	—	5.0	600	1.00	1.00	16.60	60.0	—	800	—	—	7.0	4.00	—
酸奶	85.5	64	3.2	1.9	10.0	—	0.7	19	0.03	0.14	0.10	1.0	0.13	140	135	33	0.2	0.54	1.2
酸奶（高蛋白）	86.6	62	3.2	2.2	7.3	—	0.7	Tr	0.07	0.08	0.10	—	—	161	135	43	Tr	0.54	1.7
酸奶（脱脂）	85.5	57	3.3	0.4	10.0	—	0.8	Tr	0.02	0.10	0.10	1.0	—	146	156	28	0.1	0.51	1.5
酸奶（低脂）	85.8	64	2.7	1.9	9.0	—	0.6	32	0.02	0.13	0.10	1.0	0.13	81	130	13	—	0.68	0.7
酸奶（果料）	84.4	67	3.1	1.4	10.4	—	0.7	19	0.03	0.19	0.10	2.0	0.69	140	111	33	0.4	0.56	1.0
酸奶（调味）	81.2	88	3.0	3.2	11.9	—	0.7	—	0.03	0.14	0.06	Tr	—	160	272	70	1.6	0.63	1.4
酸奶（果粒）	78.5	98	3.3	2.9	14.6	—	0.7	—	0.03	0.18	0.08	1.0	—	61	241	54	0.1	0.39	1.2
干奶酪	43.5	328	25.7	23.5	3.5	—	3.8	152	0.06	0.91	0.60	—	0.60	799	75	585	2.4	6.97	1.5
奶豆腐（脱脂）	14.7	343	53.7	2.5	26.5	—	2.6	—	0.03	0.27	0.40	1.0	—	360	188	55	12.4	1.81	7.2
奶豆腐（鲜）	31.9	305	46.2	7.8	12.5	—	1.6	—	0.01	0.69	0.70	—	—	597	240	90	3.1	2.48	11.6
奶疙瘩	8.9	426	55.1	15.0	17.7	—	3.3	—	0.05	0.24	0.80	2.0	—	730	314	79	18.7	5.24	14.7
软酪（全脂）	58.0	313	8.6	31.0	Tr	—	—	—	0.03	0.17	0.10	Tr	—	110	150	330	0.1	0.70	3.0
酸奶酪	11.2	443	40.4	20.4	24.4	—	3.6	—	0.05	0.44	1.00	—	—	756	512	131	20.6	3.02	10.9
羊奶酪	69.5	180	9.2	14.5	3.1	—	—	209	—	—	—	Tr	0.78	—	—	—	—	—	3.0
奶酪（光明）	43.0	348	16.5	28.4	6.5	0.0	5.6	—	0.07	0.45	Tr	Tr	Tr	445	315	1 598	0.2	2.35	5.1
奶酪（骑士）	31.7	386	23.0	25.4	16.3	0.0	3.6	—	0.19	0.30	0.05	Tr	—	796	42	532	2.2	5.03	—

续表

食物名称	水分/g	能量/kcal	蛋白质/g	脂肪/g	碳水化合物/g	膳食纤维/g	灰分/g	维生素A/μg RE	硫胺素/mg	核黄素/g	烟酸/mg	维生素C/mg	维生素E/mg α-TE	钙/mg	钾/mg	钠/mg	铁/mg	锌/mg	硒/μg
奶酪（低脂）	48.0	241	21.6	11.6	12.6	0.0	6.2	—	0.06	0.49	Tr	Tr	Tr	522	368	1 685	0.2	3.41	6.8
硬质干酪	37.3	411	24.9	34.5	0.1	0	—	312	0.03	0.41	0.10	Tr	—	731	76	687	0.3	4.10	6.0
奶油	0.7	879	0.7	97.0	0.9	0	0.7	297	Tr	0.01	0	Tr	1.99	14	226	268	1.0	0.09	0.7
黄油	0.5	888	1.4	98.0	0.0	0	0.1	—	—	0.02	—	—	—	35	39	40	0.8	0.11	1.6
酥油	14.0	718	0.7	74.9	10.3	0	0.1	384	0.01	0.07	1.03	Tr	1.88	26	29	26	1.8	0.24	0.7
酥油茶（原味）	3.7	465	3.0	17.7	73.3	0	2.3	Tr	Tr	0.14	2.24	Tr	5.13	27	620	265	2.2	0.83	0.7
甜炼乳	26.2	332	8.0	8.7	55.4	0	1.7	41	0.03	0.16	0.30	2.0	0.28	242	309	212	0.4	1.53	3.3
奶皮子	36.9	460	12.2	42.9	6.3	0	1.7	—	0.02	0.23	0.20	—	—	818	4	2	1.3	2.22	4.6
奶片	3.7	472	13.3	20.2	59.3	0	3.5	75	0.05	0.20	1.60	5.0	0.05	269	356	180	1.6	3.00	12.1

资料来源：NutriData综合信息数据平台。数据样品来源于2013年前后。

3.软饮料和酒精饮料营养成分速查表

软饮料（非酒精饮料）指经过定量包装的，供直接饮用或按一定比例用水冲调或冲泡饮用的，乙醇含量（质量分数）小于0.5%的饮料制品（表7-3），包括以下几类。

碳酸饮料类：又称汽水，以食品原辅料和/或食品添加剂为基础，经加工制成的，在一定条件下充入一定量二氧化碳气体的液体饮料，包括果汁型、果味型、可乐型、其他型等；不包括由发酵自身产生二氧化碳气体的饮料。

果汁饮料类：以水果为原料，经加工或发酵制成的液体饮料。包括果汁、果浆、浓缩果汁、浓缩果浆、果肉饮料、果汁饮料、果粒果汁饮料、水果饮料浓浆、水果饮料等。

蔬菜汁饮料类：以蔬菜为原料，经加工或发酵制成的液体饮料。包括蔬菜汁、蔬菜浆、浓缩蔬菜汁、浓缩蔬菜浆、发酵蔬菜汁饮料、复合果蔬汁等。

含乳饮料类：指以乳或乳制品为原料，添加或不添加其他食品原辅料和/或食品添加剂，经加工或发酵制成的制品。包括配制型含乳饮料、发酵型含乳饮料、乳酸菌饮料等。

植物蛋白饮料类：以一种或多种含有一定蛋白质的植物果实、种子或种仁等为原料，添加或不添加其他食品原辅料和/或食品添加剂，经加工或发酵制成的制品，如豆奶（乳）、豆浆、豆奶（乳）饮料、椰子汁（乳）、杏仁露（乳）、核桃露（乳）、花生露（乳）等。

瓶装饮用水类：以直接来源于地表、地下或公共供水系统的水为水源，经加工制成的密封于容器中可直接饮用的水。包括饮用天然矿泉水、饮用纯净水、其他饮用水。

茶饮料类：以茶叶或茶叶的水提取液或其浓缩液、茶粉（包括速溶茶粉、研磨茶粉）或直接以茶的鲜叶为原料，添加或不添加食品原辅料和/或食品添加剂，经加工制成的液体饮料，如原茶汁（茶汤）/纯茶饮料、茶浓缩液、茶饮料、果汁茶饮料、奶茶饮料、复（混）合茶饮料、其他茶饮料等。

固体饮料类：用食品原辅料、食品添加剂等加工制成的粉末状、颗粒状或块状等，供冲调或冲泡饮用的固态制品。如风味固体饮料、果蔬固体饮料、蛋白固体饮料、茶固体饮料、咖啡固体饮料、植物固体饮料、特殊用途固体饮料、其他固体饮料等。

特殊用途饮料类：加入具有特定成分的、所有或某些人群适用的液体饮料。包括运动饮料、营养素饮料、能量饮料、电解质饮料、其他特殊用途饮料等。

酒精饮料指乙醇含量在0.5%以上的饮料，包括各种发酵酒、蒸馏酒及配制酒，无醇啤酒和无醇葡萄酒也属于酒精饮料（表7-3）。

发酵酒：以粮谷、薯类、水果、乳类等为主要原料，经发酵或部分发酵酿制而成的酒，包括啤酒、葡萄酒、果酒、黄酒、奶酒（发酵型）等。

蒸馏酒：以粮谷、薯类、水果、乳类等为主要原料，经发酵、蒸馏、经或不经勾调而成的酒，包括白酒、白兰地、威士忌、伏特加、朗姆酒、龙舌兰酒等。

配制酒：指以发酵酒、蒸馏酒、食用酒精等为酒基，加入可食用的原辅料和/或食品添加剂，进行调配和/或再加工制成的酒，如雪莉酒等。

表 7-3 软饮料和酒精饮料营养成分速查表

单位：/100g

食物名称	水分/g	能量/kcal	蛋白质/g	脂肪/g	碳水化合物/g	膳食纤维/g	灰分/g	维生素A/μg RE	硫胺素/mg	核黄素/g	烟酸/mg	维生素C/mg	维生素E/mg α-TE	钙/mg	钾/mg	钠/mg	铁/mg	锌/mg	硒/μg
软饮料																			
可乐（百事）	93.1	28	0.2	0.1	6.5	—	0.1	—	—	—	—	—	—	43	1	23	0.3	0.19	—
橙汁汽水	94.9	20	—	—	5.1	—	Tr	10	—	0.02	—	—	—	10	3	8	0.1	0.02	—
可乐（可口）	89.1	43	0.1	0	10.8	0	0	0	0	0	0	0	0	3	1	4	0	0.01	0.1
鲜橘汁	92.5	30	0.1	—	7.4	—	—	3	0.04	—	—	—	—	7	3	4	0.1	0.01	—
甘蔗汁	83.1	65	0.4	0.1	16.0	0.6	0.4	2	0.01	0.02	0.20	2.0	—	14	95	3	0.4	1.00	0.1
红果汁	61.0	157	—	0.2	38.7	—	0.1	—	0.15	—	0.10	—	—	5	10	19	0.3	0.03	—
柠檬汁	93.1	27	0.9	0.2	5.5	0.3	0.3	—	0.01	0.02	0.10	11.0	—	24	120	1	0.1	0.09	4.2
沙棘果汁	87.5	47	0.9	0.5	10.6	1.7	0.5	—	—	—	—	8.0	—	10	53	5	15.2	0.08	0.5
乌梅汁	66.0	133	0.2	0.1	32.8	—	0.9	—	0.01	0.01	—	—	—	6	7	24	0.5	0.04	0
菠萝汁饮料（百果洲）	88.1	47	0.2	0.1	11.4	0.1	0.2	—	0.03	0.01	0.09	22.0	—	2	59	10	0.1	0.06	Tr
菠萝汁饮料（大湖）	90.9	36	0.3	0.2	8.3	0.1	0.3	Tr	0.05	0.01	Tr	Tr	—	20	196	8	0.1	0.09	0.3
苹果汁饮料（光明）	86.7	54	0.1	0.3	12.8	0.1	0.1	—	Tr	Tr	0.03	Tr	—	2	93	4	0	0.03	Tr
苹果汁饮料（亨氏）	87.9	50	0.1	0.3	11.7	Tr	Tr	—	Tr	Tr	—	89.0	—	3	1	8	0.1	0.03	0.1
苹果果肉饮料	87.3	44	0.1	0.4	12.1	0.3	0.1	—	Tr	Tr	—	22.0	—	4	38	2	0.1	0.03	Tr

续表

食物名称	水分/g	能量/kcal	蛋白质/g	脂肪/g	碳水化合物/g	膳食纤维/g	灰分/g	维生素A/μg RE	硫胺素/mg	核黄素/g	烟酸/mg	维生素C/mg	维生素E/mg α-TE	钙/mg	钾/mg	钠/mg	铁/mg	锌/mg	硒/μg
橙汁饮料（光明）	88.6	44	0.7	0.1	10.2	0.2	0.4	—	0.06	0.02	0.21	32.0	—	3	175	2	0.1	0.03	0.1
橙汁饮料（茹梦）	88.5	47	0.3	0.2	11.2	0.2	0.2	—	0.02	0.01	—	44.0	—	13	84	15	0.3	0.04	Tr
橙汁饮料（汇源）	88.2	46	0.5	0	11.0	—	0.3	50	0.03	—	—	35.0	0.24	11	150	3	0.1	0.07	0.1
橙汁饮料（三得利）	88.2	47	0	0	11.8	—	Tr	181	Tr	—	—	59.0	0.39	2	4	1	0.1	0.05	Tr
芒果汁饮料	87.9	44	0.1	0	12.0	0.2	0.1	14	0	0.01	0.28	14.5	—	2	3	21	0.2	0	—
沙棘果浆	18.6	325	0.3	0.5	80.2	0.5	0.4	—	Tr	0.02	0.05	180.0	Tr	—	—	—	0.1	0	Tr
山楂果肉饮料	86.1	55	0.1	0.2	13.9	0.7	0.1	—	Tr	0.01	—	33.0	—	11	31	3	0.1	0.03	Tr
酸枣果汁饮料	93.0	27	0.1	0	6.7	Tr	0.2	—	Tr	0.01	—	Tr	Tr	5	43	1	0.3	Tr	0
西番莲汁饮料	87.6	50	0.2	0.1	12.0	Tr	0.1	—	Tr	0.01	0.17	12.0	—	2	65	10	0.1	0.06	Tr
西柚汁饮料	91.4	34	0.6	0.4	7.3	0.3	0.3	Tr	0.04	0.01	—	37.0	—	11	190	9	0.1	0.07	0.2
椰子汁饮料	90.2	51	0.7	2.4	6.6	—	0.1	Tr	Tr	Tr	—	—	Tr	3	53	14	0.1	0.05	0.4
杏仁椰汁饮料	90.2	39	0.6	0.1	9.0	—	0.1	0	0.01	0.01	0.05	—	—	3	—	—	0.1	0.07	—
胡萝卜汁饮料	93.4	24	0.1	0	6.3	0.4	0.2	7	Tr	Tr	—	1.0	—	5	28	47	0.1	0.02	0.1
喜乐（乳酸饮料）	86.8	53	0.9	0.2	11.8	—	0.3	2	0.01	0.02	—	Tr	2.81	14	20	54	0.1	0.04	0.9
AD钙奶	86.0	55	1.1	0.1	12.3	—	0.5	144	0.03	0.09	0.05	Tr	0.19	121	—	—	0.3	0.16	—
奶饮料（健康快车）	90.9	38	1.1	0.6	6.9	—	0.5	128	0.01	0.01	Tr	—	Tr	68	129	207	0.2	0.13	0.2
粒粒果奶饮料	92.8	30	1.1	0.6	5.1	—	0.4	90	0.01	0.01	0.03	—	Tr	46	126	196	0.2	0.14	2.9
酸乳饮料	87.8	54	1.1	1.3	9.4	—	0.4	4	0.02	0.05	Tr	—	Tr	35	106	51	0.3	0.18	0.2
酸乳饮料（发酵）	86.6	54	0.7	0.3	12.1	—	0.3	Tr	0.01	0.01	0.02	—	Tr	24	33	49	0.1	0.04	0.2

续表

食物名称	水分/g	能量/kcal	蛋白质/g	脂肪/g	碳水化合物/g	膳食纤维/g	灰分/g	维生素A/μg RE	硫胺素/mg	核黄素/g	烟酸/mg	维生素C/mg	维生素E/mg α-TE	钙/mg	钾/mg	钠/mg	铁/mg	锌/mg	硒/μg
巧克力豆奶	90.4	39	2.9	0.5	5.8	—	0.4	—	0.01	0.03	0.20	—	6.00	17	57	25	0.4	0.18	0.4
杏仁露	89.7	46	0.9	1.1	8.1	—	0.2	—	Tr	0.02	—	1.0	—	4	1	9	—	0.02	0.2
核桃乳（儿童）	91.6	44	0.8	2.1	5.5	—	0.1	—	0.02	0.02	—	—	0.51	3	15	14	0.1	0.10	3.7
核桃乳（女性型）	90.0	53	0.9	2.7	6.2	—	0.1	—	0.01	0.02	—	—	0.69	2	17	17	0.1	—	1.5
核桃乳（中老年型）	90.6	52	0.9	2.9	5.5	—	0.1	—	0.02	0.01	—	—	—	2	16	16	0.1	0.12	1.6
核桃乳（佐餐调和型）	90.8	51	0.8	2.9	5.4	—	0.1	—	0.01	0.01	—	Tr	0.43	1	14	15	0.1	0.10	1.4
砖茶	7.8	283	14.5	4.0	66.7	38.8	7.0	317	0.01	0.24	1.90	—	—	277	844	15	14.9	4.38	9.4
红茶	7.3	324	26.7	1.1	59.2	14.8	5.7	645	—	0.17	6.20	8.0	5.47	378	1 934	14	28.1	3.97	56.0
花茶	7.4	316	27.1	1.2	58.1	17.7	6.2	885	0.06	0.17	—	26.0	12.73	454	1 643	8	17.8	3.98	8.5
龙井	6.1	331	33.3	2.7	48.9	11.1	9.0	888	0.19	0.09	8.60	—	5.94	402	2 812	54	23.7	5.88	16.7
绿茶	7.5	328	34.2	2.3	50.3	15.6	5.7	967	0.02	0.35	8.00	19.0	9.57	325	1 661	28	14.4	4.34	3.2
柿叶茶	3.6	321	25.8	1.9	59.1	17.7	9.6	—	—	1.37	—	866.0	—	—	—	—	—	—	—
铁观音茶	6.2	334	22.8	1.3	65.0	14.7	4.7	432	0.19	0.17	18.50	—	16.59	416	1 462	8	9.4	2.35	13.8
大麦茶	2.9	305	13.0	3.4	77.6	—	3.1	1 167	0.16	0.71	3.90	75.0	—	270	960	6	10.3	—	—
茶水	99.8	0	0.1	—	0	—	0.1	—	—	—	—	—	—	2	6	4	0.1	0.03	0.1
大麦茶水	99.7	1	0	0	0.3	—	Tr	0	0	0	0	0	0	2	6	1	Tr	0.10	—
冰激凌粉	2.5	396	14.5	3.5	76.7	—	2.8	62	0.08	0.41	0.30	—	—	539	235	181	1.2	1.09	0.1
橘子粉	2.2	391	0.2	—	97.5	—	0.1	—	0.07	0.05	0.80	63.0	—	54	3	11	0.2	—	—
可可粉	7.5	349	20.9	8.4	54.5	14.3	8.7	22	0.05	0.16	1.40	—	6.33	74	360	23	1.0	1.12	4.0

续表

食物名称	水分/g	能量/kcal	蛋白质/g	脂肪/g	碳水化合物/g	膳食纤维/g	灰分/g	维生素A/μg RE	硫胺素/mg	核黄素/g	烟酸/mg	维生素C/mg	维生素E/mg α-TE	钙/mg	钾/mg	钠/mg	铁/mg	锌/mg	硒/μg
麦乳精	2.0	429	8.5	9.7	77.0	—	2.8	113	0.05	0.30	0.70	—	0.44	145	355	178	4.1	1.56	3.3
山楂晶	3.6	386	0.1	0.2	95.9	—	0.2	—	0.32	1.34	0.60	—	—	37	32	58	1.7	0.15	—
酸梅晶	1.2	394	0.2	—	98.4	—	0.2	—	0.21	0.69	0.20	5.0	—	29	50	12	6.8	1.56	—
鲜橘晶	3.7	385	0.3	—	95.9	—	0.1	—	0.11	0.09	0.30	18.0	—	24	1	6	0.5	2.92	—
猕猴桃晶	2.2	390	0.4	—	97.1	—	0.3	—	0.09	0.11	0.50	—	—	28	96	2	1.6	—	2.3
橘子晶	2.8	390	0.2	0.4	96.5	—	0.1	3	0.18	1.45	0.40	3.0	—	14	3	33	0.7	0.43	—
营养饮品（高乐高）	1.2	394	5.8	2.4	88.4	—	2.2	1 146	1.12	1.28	37.07	—	8.57	274	820	93	10.3	1.54	3.5
菓珍	0.2	407	0.1	2.2	96.8	—	0.8	—	0.03	0.01	Tr	285.0	Tr	147	3	196	0.2	0.38	0.3
桂花酸梅晶	2.2	397	0.4	1.6	95.4	0.1	0.4	6	0.02	0.05	Tr	30.0	Tr	6	7	86	0.5	—	0.2
柠檬茶	0.2	406	0.2	1.7	97.6	Tr	0.4	Tr	0.04	0.03	0.20	393.0	Tr	69	166	2	0.1	0.39	0.3
巧克力麦芽营养饮品	3.0	390	8.0	4.0	80.6	—	4.5	914	0.82	1.16	2.97	104.0	8.94	467	927	221	10.2	7.05	4.3
咖啡豆	0.7	203	17.1	8.8	68.9	55.1	4.5	17	0.08	0.11	26.32	—	11.21	81	2 013	2	4.2	1.00	2.7
咖啡粉	3.1	218	12.2	0.5	41.1	0	8.8	0	0.01	0.07	28.17	0	0	141	3 535	37	4.4	0.35	12.6
咖啡伴侣	3.0	554	2.7	34.9	57.3	—	2.1	33	0	1.00	0	0	0	4	900	200	—	—	—
冰激凌	74.4	127	2.4	5.3	17.3	—	0.6	48	0.01	0.03	0.20	—	0.24	126	125	54	0.5	0.37	1.7
大雪糕	82.2	74	2.2	0.9	14.3	—	0.4	35	0.03	0.08	Tr	—	2.01	80	42	84	0.6	0.30	0.9
冰激凌（草莓味）	64.8	150	2.7	3.2	28.5	0.9	0.8	19	0.11	0.20	0.04	—	0.88	86	71	31	0.1	0.17	1.3
冰激凌（苦咖啡）	60.6	205	2.9	10.1	25.6	Tr	0.8	—	0.04	0.09	0.13	—	—	78	111	56	0.3	0.27	—
冰激凌（加奶油）	62.4	211	3.5	12.8	20.5	Tr	0.8	—	0.13	0.18	0.09	—	—	110	96	41	0.1	0.33	0.9

续表

食物名称	水分/g	能量/kcal	蛋白质/g	脂肪/g	碳水化合物/g	膳食纤维/g	灰分/g	维生素A/μg RE	硫胺素/mg	核黄素/g	烟酸/mg	维生素C/mg	维生素E/mg α-TE	钙/mg	钾/mg	钠/mg	铁/mg	锌/mg	硒/μg
冰激凌（草莓圣代）	66.1	145	2.9	2.6	27.7	—	0.7	47	0.05	0.14	Tr	—	0.04	109	149	45	0.1	0.2	—
冰激凌（巧克力圣代）	61.7	173	3.6	4.8	29.0	—	0.9	Tr	0.05	0.15	Tr	—	0.21	139	184	65	0.4	0.4	—
冰激凌（脆皮甜筒）	66.2	158	3.5	5.5	23.9	—	0.9	63	0.04	0.11	Tr	—	0.17	165	217	69	0.7	0.5	—
冰激凌（花心筒）	45.0	278	4.2	13.1	36.7	0.8	1.0	8	0.06	0.16	0.44	—	1.04	91	170	61	0.1	0.37	—
冰激凌（金百合）	60.7	202	3.3	10.5	24.5	0.8	1.0	Tr	0.12	0.19	0.10	—	1.62	98	93	66	0.1	0.32	2.6
雪糕（百乐宝）	70.1	147	2.8	6.2	20.1	Tr	0.8	33	0.05	0.19	0.07	—	0.11	61	63	50	0.1	0.11	1.7
雪糕（红豆缘）	50.7	212	2.7	4.8	41.2	1.7	0.6	—	0.03	0.07	Tr	—	—	—	77	45	0.5	0.10	—
棒冰（可乐冰）	82.9	73	0	1.0	16.1	0	0	—	Tr	Tr	Tr	—	Tr	—	—	—	0	0	—
棒冰（奇彩旋）	77.6	95	0	1.1	21.3	0	0	—	Tr	0.01	Tr	—	Tr	—	32	17	0	0	—
纯净水（康师傅）	100	0	0	0	0	0	0	0	0	0	0	0	0	Tr	2	0	0	0.02	—
纯净水（乐百氏）	100	0	0	0	0	0	0	0	0	0	0	0	0	Tr	1	1	0	0.02	—
纯净水（娃哈哈）	100	0	0	0	0	0	0	0	0	0	0	0	0	Tr	2	1	0	0.03	—
纯净水（椰树）	100	0	0	0	0	0	0	0	0	0	0	0	0	0	4	1	0	0.05	—
饮用水（农夫山泉）	100	0	0	0	0	0	0	0	0	0	0	0	0	5	2	4	Tr	0.04	—
饮用水（雀巢）	100	0	0	0	0	0	0	0	0	0	0	0	0	3	1	9	0	0.03	—
矿泉水（获特满）	100	0	0	0	0	0	0	0	0	0	0	0	0	2	3	10	0	0.02	—
矿泉水（康师傅）	100	0	0	0	0	0	0	0	0	0	0	0	0	0	8	1	0	0.03	—

续表

食物名称	水分/g	能量/kcal	蛋白质/g	脂肪/g	碳水化合物/g	膳食纤维/g	灰分/g	维生素A/μg RE	硫胺素/mg	核黄素/g	烟酸/mg	维生素C/mg	维生素E/mg α-TE	钙/mg	钾/mg	钠/mg	铁/mg	锌/mg	硒/μg
矿泉水（蓝涧）	100	0	0	0	0	0	0	0	0	0	0	0	0	44	1	7	0	0.03	—
矿泉水（乐百氏）	100	0	0	0	0	0	0	0	0	0	0	0	0	4	Tr	7	0	0.03	—
矿泉水（雀巢）	100	0	0	0	0	0	0	0	0	0	0	0	0	42	2	11	0	0.02	—
矿泉水（椰树）	100	0	0	0	0	0	0	0	0	0	0	0	0	12	5	42	0	0.03	—
酒精饮料																			
啤酒	95.9	32	0.4	0	7.6	0	0.2	0	0.15	0.04	1.10	0	0	13	47	11	0.4	0.30	0.6
啤酒（北京）	95.1	32	0.4	0	7.6	0	0.4	0	—	0.03	0	0	0	—	85	—	—	0.29	—
啤酒（3.2度，武汉）	97.1	19	0.3	0	4.5	0	0.1	0	0.03	0.11	0	0	0	7	26	1	—	—	—
五星啤酒	95.2	32	0.3	0	7.7	0	0.1	0	—	0.01	0	0	0	—	75	25	—	0.25	—
啤酒（4.3度，青岛）	92.9	38	0.4	0	3.1	0	0.2	—	0	0.02	0.50	—	Tr	7	25	0	0.1	0.19	0.8
啤酒（4度，燕京）	95.6	27	0.3	0	0.8	0	0.1	—	Tr	0.02	—	—	Tr	2	16	3	0	0.02	—
啤酒（5.1度，生力）	92.4	42	0.4	0	2.9	0	0.2	—	0	0.02	0.49	—	Tr	6	44	2	0	0.01	0.3
葡萄酒	89.6	72	0.1	0	17.9	0	0.1	0	0.02	0.03	0	0	0	21	33	2	0.6	0.08	0.1
白葡萄酒	90.4	66	0.1	0	16.4	0	0.1	0	0.01	0.04	0	0	0	18	35	2	2.0	0.02	0.1
红葡萄酒	89.2	74	0.1	0	18.4	0	0.1	0	0.04	0.01	0	0	0	20	27	2	0.2	0.08	0.1
葡萄酒（干白，11度，长城）	89.6	67	0.1	0	1.2	0	0.2	—	Tr	0.01	0	—	Tr	6	83	2	0.4	0.04	0
葡萄酒（干白，12度，张裕）	88.3	75	0.3	0	1.5	0	0.2	—	Tr	Tr	0.12	—	Tr	6	49	3	0.4	0.08	—

续表

食物名称	水分/g	能量/kcal	蛋白质/g	脂肪/g	碳水化合物/g	膳食纤维/g	灰分/g	维生素A/μg RE	硫胺素/mg	核黄素/g	烟酸/mg	维生素C/mg	维生素E/mg α-TE	钙/mg	钾/mg	钠/mg	铁/mg	锌/mg	硒/μg
葡萄酒（半干白，11.5度，王朝）	88.6	73	0.3	0	1.6	0	0.2	—	Tr	Tr	0.14	—	Tr	5	21	11	0.3	0.09	—
葡萄酒（干红，11.5度，长城）	88.7	72	0.2	0	1.5	0	0.3	—	Tr	0.01	—	—	Tr	9	122	3	0.6	0.03	0
葡萄酒（干红，11.5度，王朝）	88.5	73	0.3	0	1.7	0	0.2	—	Tr	0.02	0.11	—	Tr	5	72	2	0.5	0.06	—
葡萄酒（干红，12度，张裕）	88.2	75	0.3	0	1.5	0	0.3	—	Tr	0.02	0.12	—	Tr	6	89	8	0.5	0.07	—
黑加仑酒（8度）	92.1	51	Tr	0.2	1.2	0	0.1	—	Tr	0.01	0.05	—	Tr	8	36	3	0.5	0.45	0.3
雪莉酒	78.8	116	0.1	0	5.9	0	—	0	Tr	0.01	0.10	0	0	8	55	27	0.4	0	Tr
黄酒	97.2	66	1.6	0	14.9	0	0.3	0	0.02	0.05	0.50	0	0	41	26	5	0.6	0.52	0.7
加饭黄酒	89.5	37	1.6	0	7.7	0	—	0	0.01	0.10	0	0	0	12	2	2	0.1	0.33	1.2
江米酒	86.2	91	1.6	0	21.2	0	0.1	0	0.03	0.01	0	0	0	16	—	1	0.1	0.70	0.3
糯香酒（6.4度）	94.8	36	—	0	9.0	0	0.1	0	—	—	0	0	0	9	7	1	—	—	—
黄酒（15度，绍兴）	87.7	85	—	0	21.3	0	0.2	0	—	0.04	0	0	0	15	69	4	1.3	0.39	0.3
元红黄酒	94.3	36	1.3	0	7.7	0	-	0	0.01	0.08	0	0	0	17	1	2	0.1	0.85	1.0
花雕酒（16.5度）	78.8	124	1.0	0	6.5	0	0.3	—	Tr	Tr	—	—	Tr	58	62	21	0.3	0.26	—
二锅头（58度）	49.7	351	—	0	87.8	0	0.2	0	0.05	—	0	0	0	1	—	1	0.1	0.04	—
白酒（49.6度，汉口）	57.9	295	—	0	73.8	0	—	0	—	—	0	0	0	2	—	0	—	—	—
大曲（宁河）	56.6	314	—	0	78.5	0	—	0	—	—	0	0	0	—	—	—	—	—	—
二曲（宁河）	59.0	314	—	0	78.5	0	—	0	—	—	0	0	0	—	—	—	—	—	—

续表

食物名称	水分/g	能量/kcal	蛋白质/g	脂肪/g	碳水化合物/g	膳食纤维/g	灰分/g	维生素A/μg RE	硫胺素/mg	核黄素/g	烟酸/mg	维生素C/mg	维生素E/mg α-TE	钙/mg	钾/mg	钠/mg	铁/mg	锌/mg	硒/μg
董酒（浓香型，46度）	61.2	272	Tr	0	0	0	Tr	0	Tr	0.02	Tr	0	Tr	0	0	1	—	0.03	—
二锅头（56度）	51.8	338	Tr	0	0	0	Tr	0	Tr	Tr	Tr	0	Tr	Tr	0	1	0	0.03	—
汾酒（清香型，53度）	54.7	317	Tr	0	0	0	Tr	0	Tr	0.01	Tr	0	Tr	0	0	2	0	0	—
古井贡酒（浓香酒，38度）	68.2	222	Tr	0	0.2	0	Tr	0	Tr	Tr	Tr	0	Tr	1	0	1	Tr	0.07	—
剑南春（52度）	55.4	312	Tr	0	0.2	0	Tr	0	Tr	Tr	Tr	0	Tr	0	3	1	0	0.02	—
剑南春（浓香型，38度）	68.2	222	Tr	0	0.2	0	Tr	0	Tr	Tr	Tr	0	Tr	0	3	0	0	0.02	—
京酒（浓香型，38度）	68.4	221	Tr	0	0	0	Tr	0	Tr	Tr	Tr	0	Tr	1	0	1	0.1	0.03	—
茅台酒（53度）	54.7	317	Tr	0	0	0	Tr	0	Tr	Tr	Tr	0	Tr	1	1	0	0.2	0.04	—
五粮液（52度）	55.6	311	Tr	0	0	0	Tr	0	Tr	Tr	Tr	0	Tr	Tr	0	0	0	0.03	—
竹叶青酒（45度）	51.7	307	Tr	0	10.4	0	Tr	0	Tr	0.01	Tr	0	Tr	1	3	5	0	0.06	—
金奖白兰地（38度）	67.3	226	Tr	0	1.1	0	Tr	0	Tr	Tr	Tr	0	Tr	0	9	8	0	0.04	Tr
伏特加	66.6	234	0	0	0	0	0	0	0.01	0.01	0	0	—	0	1	1	0	0	0
威士忌	63.9	252	0	0	0.1	0	0	0	0.01	0	0.05	0	—	0	1	0	0	0.02	0
苹果酒（干型）	92.5	36	Tr	0	2.6	0	—	0	Tr	Tr	0	0	—	8	72	7	0.5	Tr	Tr
苹果酒（甜）	91.2	42	Tr	0	4.3	0	—	0	Tr	Tr	0	0	—	8	72	7	0.5	Tr	Tr

续表

食物名称	水分/g	能量/kcal	蛋白质/g	脂肪/g	碳水化合物/g	膳食纤维/g	灰分/g	维生素A/μg RE	硫胺素/mg	核黄素/g	烟酸/mg	维生素C/mg	维生素E/mg α-TE	钙/mg	钾/mg	钠/mg	铁/mg	锌/mg	硒/μg
果汁朗姆酒（9.9度）	65.1	201	0.4	1.9	28.3	0	0.1	—	0.03	0.01	0.10	5.0	—	8	71	6	0.2	—	—
鸡尾酒	86.9	105	0	0	0.0	0	0.1	0	0	0	0	0	—	4	2	16	0	—	—
马提尼酒（32度）	64.0	243	0	0	2.0	0	0.1	0	0	0	0.04	0	0	1	16	3	0	0.01	0.1
曼哈顿酒（30.6度）	66.1	225	0.1	0	3.2	0	0.1	—	0.01	0.01	0.10	0	—	2	26	3	0.1	—	—
酸味威士忌（16.8度）	76.9	119	0	0	13.4	0	0.1	1	0.01	0.01	0.02	1.6	—	0	11	44	0	0.06	0.1

资料来源：NutriData综合信息数据平台。数据样品来源于2013年前后。

4.调味品营养成分速查表

传统意义上的调味品指具有咸、甜、酸、苦、辣、鲜等味道的产品。现在，调味品的范畴已大大扩展，许多可以改善食物口味、色泽、质地的产品以及小菜等都已归入调味品类（表7–4）。

调味品从生产工艺和用途可分为发酵型调味品，如醋、酱油、豆瓣酱、面酱、腐乳、味精、料酒等；非发酵型调味品，如盐、琼脂、淀粉、酵母、咸菜、糖、芝麻油等；香辛料，包括干制品如豆蔻、大茴香、陈皮、桂皮、花椒、香叶等和鲜品（鲜品成分数据见表8–2）。

表 7-4 调味品营养成分速查表

单位：/100g

食物名称	水分/g	能量/kcal	蛋白质/g	脂肪/g	碳水化合物/g	膳食纤维/g	灰分/g	维生素A/μg RE	硫胺素/mg	核黄素/g	烟酸/mg	维生素C/mg	维生素E/mg α-TE	钙/mg	钾/mg	钠/mg	铁/mg	锌/mg	硒/μg
酱油	67.3	63	5.6	0.1	10.1	0.2	16.9	—	0.05	0.13	1.70	—	—	66	337	5 757	8.6	1.17	1.4
草菇酱油	75.2	39	3.5	0.1	5.9	—	15.3	—	0.01	0.17	1.10	—	—	18	220	2 057	1.3	0.14	2.3
老抽	51.5	129	7.9	0.3	23.8	—	16.5	—	0.03	0.08	1.68	—	—	27	454	6 910	6.1	0.66	1.9
生抽	81.2	20	4.8	0.1	0	—	15.5	—	0.02	0.11	1.08	—	—	16	342	6 385	2.7	0.45	1.3
白醋	99.4	6	0.1	0.6	0	—	0.7	—	—	—	—	—	—	26	12	226	2.2	—	0.4
陈醋	66.0	114	9.8	0.3	17.9	—	6.0	—	0.11	0.16	7.40	—	0.76	125	715	836	13.9	4.38	1.0
香醋	79.7	68	3.8	0.1	13.0	—	3.4	—	0.03	0.13	1.50	—	—	37	117	184	2.9	7.79	5.2
熏醋	86.8	43	3.0	0.4	6.9	0.1	2.9	—	0.01	0.03	0.20	—	—	41	276	444	4.8	2.15	3.2
豆瓣酱	46.6	178	13.6	6.8	15.6	1.5	15.9	—	0.11	0.46	2.40	—	0.57	53	772	6 012	16.4	1.47	10.2
辣油豆瓣酱	47.9	184	7.9	5.9	24.8	2.2	11.3	—	0.04	0.26	1.30	—	18.20	66	549	2 202	9.9	1.43	—
豆瓣辣酱	64.5	59	3.6	2.4	5.8	7.2	16.6	417	0.02	0.20	1.50	—	13.62	207	234	1 269	5.3	0.20	30.4
花生酱	0.4	616	22.2	53.1	12.3	3.0	3.4	—	0.01	0.15	22.75	—	10.44	54	605	483	1.6	2.89	8.3
黄酱	50.6	131	12.1	1.2	18.0	3.4	14.8	13	0.05	0.28	2.40	—	14.12	70	508	3 606	7.0	1.25	12.3
辣椒酱	71.2	31	0.8	2.8	0.7	2.6	22.0	132	0.01	0.09	1.10	—	2.87	117	222	8 028	3.8	0.26	0.5
麻辣酱	52.3	135	5.8	5.1	16.5	5.0	15.4	37	—	0.16	2.00	—	0.98	186	366	3 223	13.0	1.21	3.5
牛肉辣瓣酱	59.0	127	9.7	6.1	8.3	1.1	15.8	99	—	0.26	3.10	—	2.90	65	243	3 038	8.5	1.87	3.0
蒜蓉辣酱	59.2	88	4.8	0.6	15.9	3.7	15.8	162	0.03	0.10	0.90	—	16.28	71	308	3 236	11.0	1.54	6.6

续表

食物名称	水分/g	能量/kcal	蛋白质/g	脂肪/g	碳水化合物/g	膳食纤维/g	灰分/g	维生素A/μg RE	硫胺素/mg	核黄素/g	烟酸/mg	维生素C/mg	维生素E/mg α-TE	钙/mg	钾/mg	钠/mg	铁/mg	锌/mg	硒/μg
甜面酱	53.9	136	5.5	0.6	27.2	1.4	11.5	5	0.03	0.14	2.00	—	2.16	29	189	2 097	3.6	1.38	5.8
五香豆豉	22.7	259	24.1	3.0	33.9	5.9	10.5	—	0.02	0.09	0.60	—	40.69	29	715	264	3.7	2.37	4.6
芝麻酱	0.4	687	18.0	66.8	3.5	5.9	5.4	17	0.16	0.22	7.26	—	35.09	612	424	5	9.4	3.32	4.9
辣酱（郫县）	51.4	89	4.0	1.0	16.0	8.9	18.8	173	0.04	0.22	2.10	—	8.33	106	585	5 658	11.8	0.56	1.2
巧克力花生酱	0.4	633	19.6	55.4	14.0	8.2	2.5	—	0.05	0.10	10.31	—	4.99	61	218	215	3.8	2.30	5.8
千岛沙拉酱	32.5	475	2.3	43.4	18.8	1.1	2.0	41	0.03	0.06	—	—	35.25	13	127	639	0.5	0.37	3.6
沙拉酱	15.4	724	2.8	78.8	1.0	—	—	87	0.07	0.09	—	—	14.60	9	160	734	0.6	0.47	4.3
草莓酱	29.2	284	0.3	1.1	68.2	1.0	0.1	370	0.15	0.10	0.09	1.0	0.23	15	64	1	0.2	0.17	0.8
番茄酱	75.8	81	4.9	0.2	14.9	2.1	2.2	—	0.03	0.03	5.60	—	4.45	28	989	37	1.1	0.70	0.4
苹果酱	30.4	277	0.4	0.1	69.0	0.3	0.1	—	0.28	0.02	—	1.0	—	2	26	11	1.3	0.08	—
桃酱	31.2	273	0.4	0.2	67.4	0.5	0.2	—	0.01	0.01	0.50	3.0	0.43	5	62	14	1.3	—	—
杏酱	28.3	286	0.2	0.3	70.9	0.4	0.3	5	0.10	0.07	0.20	1.0	0.31	6	113	5	0.4	0.04	—
番茄沙司	67.4	112	1.0	0.2	26.6	1.4	3.4	79	0.02	0.02	0.70	8.0	1.10	10	324	1 047	0.6	0.28	0.6
腐乳（白）	68.3	133	10.9	8.2	3.9	0.9	7.8	22	0.03	0.04	1.00	—	8.40	61	84	2 460	3.8	0.69	1.5
腐乳（臭）	66.4	130	11.6	7.9	3.1	0.8	10.2	20	0.02	0.09	0.60	—	9.18	75	96	2 012	6.9	0.96	0.5
腐乳（红）	61.2	151	12.0	8.1	7.5	0.6	10.5	15	0.02	0.21	0.50	—	7.24	87	81	3 091	11.5	1.67	6.7
腐乳（桂林）	60.1	204	7.3	11.3	18.3	1.0	2.1	22	0.03	0.06	0.40	—	13.22	302	283	3 000	10.2	2.62	1.3
腐乳（香辣味）	67.8	158	13.1	11.6	0.8	—	6.8	—	—	—	—	0	—	91	—	2 020	4.0	—	—
八宝菜	72.3	72	4.6	1.4	10.3	3.2	8.3	—	0.17	0.03	0.20	—	1.11	110	109	2 843	4.8	0.53	2.2

续表

食物名称	水分/g	能量/kcal	蛋白质/g	脂肪/g	碳水化合物/g	膳食纤维/g	灰分/g	维生素A/μg RE	硫胺素/mg	核黄素/g	烟酸/mg	维生素C/mg	维生素E/mg α-TE	钙/mg	钾/mg	钠/mg	铁/mg	锌/mg	硒/μg
冬菜	68.4	46	3.5	0.3	7.3	2.8	17.7	12	0.02	0.09	0.90	—	—	135	443	7 229	11.4	0.98	1.7
根芥菜[大头菜]（桂花味）	65.3	54	3.2	0.4	10.4	1.8	20.7	—	0.03	0.06	0.80	—	—	257	170	6 061	7.5	0.65	1.8
姜（糟）	67.7	27	1.6	0.8	3.4	1.4	25.1	—	—	0.13	0.80	—	—	39	387	9 686	4.4	0.50	1.5
包瓜（酱）	59.2	107	4.7	—	22.1	2.8	11.3	—	0.01	0.05	0.60	—	1.93	15	136	2 523	4.2	0.40	2.8
根芥菜[大头菜]（酱）	74.8	36	2.4	0.3	5.9	2.4	14.1	—	0.03	0.08	0.80	5.0	0.16	77	268	4 624	6.7	0.78	1.4
甘露（酱）	75.6	37	2.2	0.3	6.4	1.9	13.7	—	0.03	0.08	0.70	5.0	0.83	54	260	2 839	6.4	0.64	2.0
黄瓜（酱）	76.2	24	3.0	0.3	2.3	1.2	17.1	30	0.06	0.01	0.90	—	—	52	299	3 770	3.7	0.89	2.4
萝卜（酱）	76.1	30	3.5	0.4	3.1	1.3	15.5	—	0.05	0.09	0.80	—	—	102	373	6 881	3.8	0.61	2.0
蘑菇（酱）	59.0	121	5.4	0.2	24.4	0.7	10.4	—	0.05	0.15	2.00	—	1.79	30	250	400	1.8	0.54	0.5
苤蓝丝（酱）	73.4	39	5.5	—	4.3	1.5	15.4	—	0.08	0.05	0.90	—	0.15	38	147	4 981	2.7	1.04	2.4
莴笋（酱）	83.0	23	2.3	0.2	3.0	1.0	10.4	—	0.06	0.05	0.60	—	—	28	302	4 665	3.1	0.42	0.9
芥菜（干）	24.9	141	13.3	0.8	20.2	27.4	13.5	150	—	0.40	0.60	—	—	1 542	883	3 333	39.3	1.70	2.2
金钱萝卜	73.5	41	1.6	0.3	8.0	2.1	14.5	43	0.01	0.02	0.30	—	0.99	158	365	3 233	9.4	0.78	—
辣萝卜条	77.8	37	1.4	0.5	6.7	1.8	11.8	17	0.03	0.06	0.50	—	—	118	150	2 651	3.3	0.34	1.5
萝卜（干）	67.7	60	3.3	0.2	11.3	3.4	14.2	—	0.04	0.09	0.90	17.0	—	53	508	4 203	3.4	1.27	—
乳黄瓜	81.3	32	1.7	0.3	5.6	1.8	9.3	—	0.03	0.03	0.30	7.0	0.21	44	220	3 087	3.1	0.55	1.6
什锦菜	78.9	35	2.9	0.5	4.7	1.6	11.5	—	0.03	0.02	—	—	0.18	21	399	4 093	4.5	0.74	—
糖蒜	66.1	114	2.1	0.2	26.0	1.7	4.0	—	0.04	0.06	0.20	—	0.71	38	174	692	1.3	0.44	0.8
甜辣黄瓜	62.7	99	2.8	0.2	21.5	1.2	11.5	—	0.07	0.03	0.40	—	—	96	157	—	4.1	0.47	0.8

续表

食物名称	水分/g	能量/kcal	蛋白质/g	脂肪/g	碳水化合物/g	膳食纤维/g	灰分/g	维生素A/μg RE	硫胺素/mg	核黄素/g	烟酸/mg	维生素C/mg	维生素E/mg α-TE	钙/mg	钾/mg	钠/mg	铁/mg	锌/mg	硒/μg
大头菜（五香）	72.0	48	4.6	0.2	7.0	4.5	11.7	10	0.11	—	—	—	—	—	—	—	—	—	—
菊芋[洋姜]（腌）	74.0	34	2.6	—	5.9	1.0	16.6	—	0.17	0.06	1.40	—	—	244	340	5 443	6.8	0.55	2.1
榨菜	75.0	29	2.2	0.3	4.4	2.1	16.0	82	0.03	0.06	0.50	2.0	—	155	363	4 253	3.9	0.63	1.9
芥菜头（熟）	70.7	26	2.1	0.2	4.0	2.0	21.1	2	—	0.02	0.70	—	—	174	297	6 835	5.8	0.55	1.9
韭菜花（腌）	79.0	15	1.3	0.3	1.8	1.0	16.6	28	0.04	0.06	0.70	—	0.25	76	94	5 184	5.3	0.25	2.6
雪里蕻[芥菜]（腌）	77.1	25	2.4	0.2	3.4	2.1	14.9	8	0.05	0.07	0.70	4.0	0.27	294	369	3 304	5.5	0.74	0.8
剁辣椒	75.2	30	1.4	0.5	5.0	5.9	12.1	205	—	0.07	1.01	—	2.21	9	211	2 443	1.7	1.29	0.2
八宝菜（酱）	68.9	120	5.6	6.1	10.7	—	5.6	—	—	—	—	—	—	68	—	2 620	2.4	—	—
芥菜头（腌）	68.7	20	2.4	0.1	2.4	3.3	23.2	—	0.02	0.03	0.43	—	—	—	—	—	2.3	0.63	0.7
萝卜条（腌）	78.7	44	0.6	0.3	9.7	5.7	5.1	—	—	0.01	0.12	—	—	—	—	—	2.0	0.60	—
榨菜（鱼泉）	85.2	34	1.8	2.0	2.2	—	6.2	10	0.01	0.03	0.21	—	—	46	49	1 678	2.1	—	0.7
榨菜（正林）	87.2	10	1.5	0.1	0.8	3.3	7.1	—	0.01	0.02	0.15	—	—	47	82	2 462	2.1	0.39	0.7
大料	11.8	195	3.8	5.6	32.4	43.0	3.4	7	0.12	0.28	0.90	—	1.11	41	202	15	6.3	0.62	3.1
胡椒粉	10.2	357	9.6	2.2	74.7	2.3	1.1	10	0.09	0.06	1.80	—	—	2	154	5	9.1	1.23	7.6
花椒	11.0	258	6.7	8.9	37.8	28.7	6.9	23	0.12	0.43	1.60	—	2.47	639	204	47	8.4	1.90	2.0
芥末	7.2	476	23.6	29.9	28.1	7.2	4.0	32	0.17	0.38	4.80	—	9.83	656	366	8	17.2	3.62	69.0
辣椒粉	9.4	203	15.2	9.5	14.2	43.5	8.2	3 123	0.01	0.82	7.60	—	15.33	146	1 358	100	20.7	1.52	8.0
全料蒸肉粉	7.8	342	8.9	1.2	74.3	0.4	7.8	—	0.01	0.32	1.10	—	—	52	140	1 679	6.5	2.30	60.8
五香粉	12.4	348	1.0	8.0	68.0	5.3	5.3	—	—	0.03	1.50	—	9.59	181	1 138	27	34.4	2.79	5.7

续表

食物名称	水分/g	能量/kcal	蛋白质/g	脂肪/g	碳水化合物/g	膳食纤维/g	灰分/g	维生素A/μg RE	硫胺素/mg	核黄素/g	烟酸/mg	维生素C/mg	维生素E/mg α-TE	钙/mg	钾/mg	钠/mg	铁/mg	锌/mg	硒/μg
茴香籽	8.9	251	14.5	11.8	21.7	33.9	9.3	53	0.04	0.36	7.10	—	0.70	751	1 104	80	0.9	3.46	2.0
咖喱粉	5.7	415	13.0	12.2	63.3	36.9	—	110	0.41	0.25	7.00	2.0	4.90	540	1 700	40	28.5	2.90	—
精盐	0.1	0	—	—	0	—	99.9	—	—	—	—	—	—	22	14	39 311	1.0	0.24	1.0
味精	0.2	268	40.1	0.2	26.5	—	33.0	—	0.08	—	0.30	—	—	100	4	8 160	1.2	0.31	1.0
鸡粉	1.6	224	13.2	5.1	31.3	1.1	47.7	—	—	0.07	0.84	—	—	22	147	19 042	4.0	0.83	5.1
鸡精	2.4	195	10.7	2.8	31.8	0.7	51.6	—	0.09	0.05	0.56	—	—	8	88	18 864	1.0	0.61	1.7
酵母（鲜）	71.6	106	2.6	—	23.9	—	1.9	—	0.09	0.81	4.30	—	250.75	9	448	14	7.1	3.08	2.8
酵母（干）	4.4	356	47.6	1.7	37.6	7.9	0.8	0	6.56	3.35	45.20	0.0	—	106	—	—	18.2	—	—

资料来源：NutriData综合信息数据平台。

第八章 常见食物成分速查表

——有了这个表，今后吃什么听我的

本章列出了常见食物如谷薯豆类（表8-1）、蔬菜及菌藻类（表8-2）、水果类（表8-3）、畜禽肉蛋类（表8-4）、水产类（表8-5）等食物的营养成分，这里大部分是生的食物。

查找某个食物的营养素含量可以先判断该食物属于上述哪个大类，然后按照亚类查找即可。如果想估算一天膳食的营养素摄入量，要先准确地估计摄入食物的重量，因为食物的重量是计算营养素摄入量的主要依据，会影响计算摄入量的最终结果。

先要注意食物的实际重量，例如一个馒头是90 ~ 100克（发酵），一块饼可能是250克（未发酵饼）。然后要注意可食部分的量，食物成分表中每一种食物的营养素含量都是100g可食部分中的数值，例如苹果是指去掉核和皮等不可食部分后的营养素含量，香蕉也是去掉皮的果肉的营养素含量。因此，在计算营养素摄入量时，要考虑到废弃的重量是不是一致，以免过高地估计了食物的重量。此外，还要注意生熟比例。例如一小碗米饭，熟米的重量大约是生米的2.5 ~ 3倍。稠度适中的粥生米的折合比例是10 ~ 11倍。煮好的面条和生的切面的折合比例大约是3倍。这些数据可以从前面章节获得。

1. 谷薯豆类营养成分速查表

表 8-1 谷薯豆类营养成分速查表

单位：/100g

食物名称	可食部/g	水分/g	能量/kcal	蛋白质/g	脂肪/g	碳水化合物/g	膳食纤维/g	灰分/g	维生素A/μg RE	硫胺素/mg	核黄素/g	烟酸/mg	维生素C/mg	维生素E/mg α-TE	钙/mg	钾/mg	钠/mg	铁/mg	锌/mg	硒/μg
谷类及制品																				
小麦粉	100	11.2	359	12.4	1.7	74.1	0.8	0.7	0	0.20	0.06	1.57	0	0.66	28	185	14	1.4	0.69	7.1
面粉	100	10.8	362	12.3	1.5	74.9	—	0.5	0	0.11	0.03	0.94	0	0.32	27	128	3	0.7	0.39	6.8
挂面	100	11.5	353	11.4	0.9	75.1	0.9	1.0	—	0.17	0.04	2.09	0	1.11	20	129	185	2.3	0.72	9.2
龙须面	100	11.9	348	11.2	0.5	74.7	0.2	1.7	—	0.18	0.03	2.50	0	—	26	109	293	2.3	0.87	14.3
面条（生）	100	24.2	301	8.9	0.6	65.6	0.8	0.8	—	0.22	0.07	1.80	0	0.47	12	123	21	4.3	1.09	6.6
通心面	100	11.8	351	11.9	0.1	75.8	0.4	0.4	—	0.12	0.03	1.00	0	—	14	209	35	2.6	1.55	5.8
面条（煮）	100	72.7	107	3.9	0.4	22.8	—	0.2	0	0.02	0.01	0.56	0	Tr	4	15	27	0.2	0.10	1.2
花卷	100	45.7	214	6.4	1.0	45.6	1.5	1.3	—	Tr	0.02	1.10	0	—	19	83	95	0.4	Tr	6.2
烙饼	100	36.4	258	7.5	2.3	52.9	1.9	0.9	—	0.02	0.04	—	0	1.03	20	141	149	2.4	0.94	7.5
馒头	100	43.9	223	7.0	1.1	47.0	1.3	1.0	—	0.04	0.05	—	0	0.65	38	138	165	1.8	0.71	8.5
糖烧饼	100	25.9	298	8.0	2.1	62.7	2.1	1.3	—	Tr	0.01	1.10	0	0.39	51	122	63	1.6	0.36	12.2
油饼	100	24.8	403	7.9	22.9	42.4	2.0	2.0	—	0.11	0.05	—	0	13.72	46	106	573	2.3	0.97	10.6
油条	100	21.8	388	6.9	17.6	51.0	0.9	2.7	—	0.01	0.07	0.70	0	3.19	6	227	585	1.0	0.75	8.6
油面筋	100	7.1	492	26.9	25.1	40.4	1.3	0.5	—	0.03	0.05	2.20	0	7.18	29	45	30	2.5	2.29	22.8

续表

食物名称	可食部/g	水分/g	能量/kcal	蛋白质/g	脂肪/g	碳水化合物/g	膳食纤维/g	灰分/g	维生素A/μg RE	硫胺素/mg	核黄素/g	烟酸/mg	维生素C/mg	维生素E/mg α-TE	钙/mg	钾/mg	钠/mg	铁/mg	锌/mg	硒/μg
稻米	100	13.3	346	7.9	0.9	77.2	0.6	0.7	0	0.15	0.04	2.00	0	0.43	8	112	2	1.1	1.54	2.8
粳米	100	13.1	347	7.5	0.7	78.1	0.7	0.6	0	0.14	0.05	5.20	0	0.39	4	106	2	0.7	0.97	4.9
黑米	100	14.3	341	9.4	2.5	72.2	3.9	1.6	—	0.33	0.13	7.90	0	0.22	12	256	7	1.6	3.80	3.2
籼米	100	13.1	340	7.5	1.1	78.0	—	0.3	0	0.07	0.02	0.94	0	Tr	12	109	2	0.1	0.15	2.8
香米	100	13.5	342	8.4	0.7	77.2	—	0.2	0	0.03	0.02	0.42	0	Tr	3	112	2	0.2	1.85	4.1
糙米	100	13.4	348	7.7	2.7	75.0	3.4	1.2	Tr	0.38	0.04	—	0	1.32	10	230	5	1.8	1.79	—
糯米	100	12.6	350	7.3	1.0	78.3	0.8	0.8	0	0.11	0.04	2.30	0	1.29	26	137	2	1.4	1.54	2.7
紫糯米	100	13.8	346	8.3	1.7	75.1	1.4	1.1	—	0.31	0.12	4.20	0	1.36	13	219	4	3.9	2.16	2.9
米饭	100	70.9	116	2.6	0.3	25.9	0.3	0.3	0	0.02	0.03	1.90	0	—	7	30	3	1.3	0.92	0.4
米粥	100	88.6	46	1.1	0.3	9.9	0.1	0.1	0	Tr	0.03	0.20	0	—	7	13	3	0.1	0.20	0.2
籼米饭	100	70.1	117	3.0	0.4	26.4	—	0.1	0	0.01	0.01	1.70	0	Tr	6	21	2	0.1	0.14	1.1
籼米粥	100	85.0	59	1.3	0.2	13.4	—	0.1	0	Tr	Tr	—	0	Tr	7	13	3	0.1	0.12	0.7
米粉	100	12.7	349	0.4	0.8	85.8	—	0.3	Tr	0.01	0.01	—	0	Tr	11	19	52	2.4	0.36	0.5
河粉	100	11.2	359	7.7	1.5	79.2	—	0.4	Tr	0.02	0.02	—	0	0.23	51	83	8	1.0	1.57	4.2
玉米（鲜）	46	71.3	112	4.0	1.2	22.8	2.9	0.7	—	0.16	0.11	1.80	0	0.46	—	238	1	1.1	0.90	1.6
玉米粒	100	11.8	327	8.0	0.8	79.2	—	0.2	8	0.03	0.02	0.56	0	0.38	—	—	1	—	—	1.2
玉米面	100	11.2	350	8.5	1.5	78.4	—	0.4	3	0.07	0.04	0.80	0	0.98	22	249	2	0.4	0.08	2.7
玉米糁	100	12.5	326	7.4	1.2	78.7	—	0.2	—	0.03	0.03	0.76	0	0.96	49	177	2	0.2	0.05	1.1
大麦	100	13.1	327	10.2	1.4	73.3	9.9	2.0	0	0.43	0.14	3.90	0	1.23	66	49	Tr	6.4	4.36	9.8

续表

食物名称	可食部/g	水分/g	能量/kcal	蛋白质/g	脂肪/g	碳水化合物/g	膳食纤维/g	灰分/g	维生素A/μg RE	硫胺素/mg	核黄素/g	烟酸/mg	维生素C/mg	维生素E/mg α-TE	钙/mg	钾/mg	钠/mg	铁/mg	锌/mg	硒/μg
青稞	100	12.4	342	8.1	1.5	75.0	1.8	3.0	0	0.34	0.11	6.70	0	0.96	113	644	77	40.7	2.38	4.6
小米	100	11.6	361	9.0	3.1	75.1	1.6	1.2	8	0.33	0.10	1.50	0	3.63	41	284	4	5.1	1.87	4.7
小米面	100	11.8	357	7.2	2.1	77.7	0.7	1.2	—	0.13	0.08	2.50	0	—	40	129	6	6.1	1.18	2.8
小米粥	100	89.3	46	1.4	0.7	8.4	—	0.2	—	0.02	0.07	0.90	0	0.26	10	19	4	1.0	0.41	0.3
黍子	100	11.3	356	13.6	2.7	71.1	3.5	1.3	—	0.30	0.09	1.40	0	1.79	30	201	2	5.7	3.05	2.3
黄米	100	11.1	351	9.7	1.5	76.9	4.4	0.8	—	0.09	0.13	1.30	0	4.61	—	—	3	—	2.07	—
高粱米	100	10.3	360	10.4	3.1	74.7	4.3	1.5	0	0.29	0.10	1.60	0	1.88	22	281	6	6.3	1.64	2.8
糜子	100	9.4	336	10.6	0.6	75.1	6.3	4.3	—	0.45	0.18	1.20	0	3.50	99	148	10	5.0	2.07	12.0
苦荞麦粉	100	19.3	316	9.7	2.7	66.0	5.8	2.3	—	0.32	0.21	1.50	0	1.73	39	320	2	4.4	2.02	5.6
荞麦	100	13.0	337	9.3	2.3	73.0	6.5	2.4	2	0.28	0.16	2.20	0	4.40	47	401	5	6.2	3.62	2.5
薏米	100	11.2	361	12.8	3.3	71.1	2.0	1.6	—	0.22	0.15	2.00	0	2.08	42	238	4	3.6	1.68	3.1
荞麦面	100	14.2	340	11.3	2.8	70.2	—	1.5	2	0.26	0.10	3.47	0	5.31	71	304	1	7.0	1.94	2.2
莜麦面	100	8.8	391	13.7	8.6	67.7	—	1.2	—	0.20	0.09	0.29	0	0.39	40	255	2	3.8	2.18	2.9
燕麦	100	10.2	338	10.1	0.2	77.4	6.0	2.1	Tr	0.46	0.07	—	0	0.91	58	356	2	2.9	1.75	—
藜麦	100	13.5	357	14.0	6.0	57.8	6.5	2.2	Tr	0.04	0.06	1.03	0	6.40	25	362	1	3.4	1.80	1.4
乌冬面	100	—	122	3.0	0	27.0	/	/	/	/	—	—	—	—	—	—	150	—	—	—
薯类、淀粉及制品																				
土豆	94	78.6	81	2.6	0.2	17.8	1.1	0.8	1	0.10	0.02	1.10	14.0	0.34	7	347	6	0.4	0.30	0.5
土豆粉	100	5.6	362	8.4	0.5	82.7	3.5	2.8	10	0.11	0.25	5.10	25.9	0.28	35	980	71	0.8	12.50	1.4

续表

食物名称	可食部/g	水分/g	能量/kcal	蛋白质/g	脂肪/g	碳水化合物/g	膳食纤维/g	灰分/g	维生素A/μg RE	硫胺素/mg	核黄素/g	烟酸/mg	维生素C/mg	维生素E/mg α-TE	钙/mg	钾/mg	钠/mg	铁/mg	锌/mg	硒/μg
红薯	86	72.6	106	1.4	0.2	25.2	1.0	0.6	18	0.07	0.04	0.60	24.0	0.43	24	174	58	0.8	0.22	0.6
红薯粉	100	14.5	336	2.7	0.2	80.9	0.1	1.7	2	0.03	0.05	0.20	Tr	—	33	66	26	10.0	0.29	2.6
木薯	99	69.0	119	2.1	0.3	27.8	1.6	0.8	—	0.21	0.09	1.20	35.0	—	88	764	8	2.5	—	—
玉米淀粉	100	13.5	346	1.2	0.1	85.0	0.1	0.2	—	0.03	0.04	1.10	—	—	18	8	6	4.0	0.09	0.7
团粉	100	12.6	348	1.5	Tr	85.8	0.8	0.1	—	0.01	Tr	0.20	—	—	34	16	13	3.6	0.18	0.4
藕粉	100	6.4	373	0.2	Tr	93.0	0.1	0.4	—	Tr	0.01	0.40	—	—	8	35	11	17.9	0.15	2.1
魔芋粉	100	12.2	186	4.6	0.1	78.8	74.4	4.3	—	Tr	0.10	0.40	—	—	45	299	50	1.6	2.05	350.2
土豆淀粉	100	17.4	332	0.1	0.1	82.0	0	0.4	0	0	0	0	0	—	22	32	5	1.8	—	—
粉丝	100	15.0	338	0.8	0.2	83.7	1.1	0.3	—	0.03	0.02	0.40	—	—	31	18	9	6.4	0.27	3.4
粉条	100	14.3	338	0.5	0.1	84.2	0.6	0.9	—	0.01	Tr	0.10	—	—	35	18	10	5.2	0.83	2.2
干豆类及制品																				
黄豆	100	10.2	390	35.0	16.0	34.2	15.5	4.6	18	0.41	0.20	2.10	—	18.90	191	1 503	2	8.2	3.34	6.2
黑豆	100	9.9	401	36.0	15.9	33.6	10.2	4.6	3	0.20	0.33	2.00	—	17.36	224	1 377	3	7.0	4.18	6.8
青豆	100	9.5	398	34.5	16.0	35.4	12.6	4.6	66	0.41	0.18	3.00	—	10.09	200	718	2	8.4	3.18	5.6
黄豆粉	100	6.7	432	32.7	18.3	37.6	7.0	4.7	32	0.31	0.22	2.50	—	33.69	207	1 890	4	8.1	3.89	2.5
豆浆粉	100	1.5	426	19.7	9.4	66.8	2.2	2.6	—	0.07	0.05	0.70	—	17.99	101	771	26	3.7	1.77	3.3
豆腐	100	83.8	84	6.6	5.3	3.4	—	0.9	—	0.06	0.02	0.21	Tr	5.79	78	118	6	1.2	0.57	1.5
内酯豆腐	100	89.2	50	5.0	1.9	3.3	0.4	0.6	—	0.06	0.03	0.30	—	3.26	17	95	6	0.8	0.55	0.8
豆腐脑	100	96.7	15	1.9	0.8	0	Tr	0.6	—	0.04	0.02	0.40	—	10.46	18	107	3	0.9	0.49	Tr

续表

食物名称	可食部/g	水分/g	能量/kcal	蛋白质/g	脂肪/g	碳水化合物/g	膳食纤维/g	灰分/g	维生素A/μg RE	硫胺素/mg	核黄素/g	烟酸/mg	维生素C/mg	维生素E/mg α-TE	钙/mg	钾/mg	钠/mg	铁/mg	锌/mg	硒/μg
北豆腐	100	78.6	116	9.2	8.1	3.0	—	1.1	—	0.05	0.02	0.11	Tr	8.40	105	106	7	1.5	0.74	2.5
南豆腐	100	83.6	87	5.7	5.8	3.9	—	1.0	—	0.06	0.02	Tr	Tr	5.72	113	154	3	1.2	0.43	1.2
豆奶	100	94.0	30	2.4	1.5	1.8	Tr	0.3	—	0.02	0.06	0.30	—	4.50	23	92	3	0.6	0.24	0.7
豆汁	100	97.4	10	0.9	0.1	1.4	0.1	0.2	Tr	0.02	0.02	0.10	—	0.34	8	47	7	0.4	0.11	0.3
豆浆	100	93.8	31	3.0	1.6	1.2	—	0.4	—	0.02	0.02	0.14	Tr	1.06	5	117	4	0.4	0.28	Tr
甜豆浆	100	91.8	34	2.4	0.5	4.9	0.1	0.4	—	0.04	0.02	0.15	Tr	1.27	27	54	—	0.5	0.27	0.1
豆腐丝	100	58.4	203	21.5	10.5	6.2	1.1	3.4	3	0.04	0.12	0.50	—	9.76	204	74	21	9.1	2.04	1.4
油豆腐丝	100	38.2	304	24.2	17.1	14.5	2.2	6.0	2	0.02	0.09	1.80	—	17.80	152	208	769	5.0	2.98	6.1
豆腐卷	100	61.6	203	17.9	11.6	7.2	1.0	1.7	15	0.02	0.04	0.40	—	27.63	156	82	81	6.1	2.76	2.5
油豆腐	100	58.8	245	17.0	17.6	4.9	0.6	1.7	3	0.05	0.04	0.30	—	24.70	147	158	33	5.2	2.03	0.6
腐竹	100	7.9	461	44.6	21.7	22.3	1.0	3.5	—	0.13	0.07	0.80	—	27.84	77	553	27	16.5	3.69	6.7
千张	100	52.0	262	24.5	16.0	5.5	1.0	2.0	3	0.04	0.05	0.20	—	23.38	313	94	21	6.4	2.52	1.8
臭豆腐干	100	77.9	99	10.2	4.6	4.5	0.4	2.8	—	0.02	0.11	0.10	—	—	720	136	34	4.2	0.98	3.3
卤豆腐干	100	32.4	339	14.5	16.7	33.4	1.6	3.0	—	0.03	0.14	0.20	—	—	731	134	41	3.9	3.61	—
香豆腐干	100	69.2	152	15.8	7.8	5.1	0.8	2.1	3	0.04	0.03	0.30	—	15.85	299	99	234	5.7	1.59	3.2
熏豆腐干	100	67.5	154	15.8	6.2	8.8	0.3	1.7	1	0.03	0.01	1.00	—	7.03	173	136	233	3.9	1.80	8.9
素鸡	100	64.3	194	16.5	12.5	4.2	0.9	2.5	5	0.02	0.03	0.40	—	17.80	319	42	374	5.3	1.74	6.7
素什锦	100	65.3	177	14.0	10.2	8.3	2.0	2.2	—	0.07	0.04	0.50	—	9.51	174	143	475	6.0	1.25	2.8
烤麸	100	68.6	121	20.4	0.3	9.3	0.2	1.4	—	0.04	0.05	1.20	—	0.42	30	25	230	2.7	1.19	—

续表

食物名称	可食部/g	水分/g	能量/kcal	蛋白质/g	脂肪/g	碳水化合物/g	膳食纤维/g	灰分/g	维生素A/μg RE	硫胺素/mg	核黄素/g	烟酸/mg	维生素C/mg	维生素E/mg α-TE	钙/mg	钾/mg	钠/mg	铁/mg	锌/mg	硒/μg
豆腐皮	100	9.4	447	51.6	23.0	12.5	/	3.5	23	0.22	0.12	0.91	Tr	46.55	239	877	7	11.7	4.08	2.3
豆腐干	100	30.1	427	19.6	35.2	11.4	/	3.7	—	0.02	0.08	0.47	Tr	29.63	352	153	690	4.8	1.77	3.2
绿豆	100	12.3	329	21.6	0.8	62.0	6.4	3.3	11	0.25	0.11	2.00	—	10.95	81	787	3	6.5	2.18	4.3
绿豆面	100	9.6	341	20.8	0.7	65.8	5.8	3.1	8	0.45	0.12	0.70	—	—	134	1 055	3	8.1	2.68	10.6
红小豆	100	12.6	324	20.2	0.6	63.4	7.7	3.2	7	0.16	0.11	2.00	—	14.36	74	860	2	7.4	2.20	3.8
红豆沙	100	37.9	244	4.5	0.1	57.1	1.8	0.4	—	0.02	0.02	—	Tr	2.69	19	21	26	1.1	0.60	0.4
红豆馅	100	33.0	261	4.5	0.2	61.7	2.8	0.6	—	0.02	0.04	—	Tr	3.66	16	59	29	1.3	0.64	0.4
花豆	100	14.8	328	19.1	1.3	62.7	5.5	2.1	36	0.25	—	3.00	—	6.13	38	358	13	0.3	1.27	19.1
芸豆	100	14.4	315	23.4	1.4	57.2	9.8	3.6	—	0.18	0.26	2.40	—	6.16	—	—	—	—	—	—
蚕豆（干）	100	13.2	338	21.6	1.0	61.5	1.7	2.7	—	0.09	0.13	1.90	2.0	1.60	31	1 117	86	8.2	3.42	1.3
蚕豆（烤）	100	4.3	377	27.0	2.0	63.8	2.2	2.9	9	0.22	0.12	4.80	—	5.16	229	1 083	11	5.3	3.04	4.9
蚕豆（炸）	100	10.5	447	26.7	20.0	40.4	0.5	2.4	—	0.16	0.12	7.70	—	5.15	207	742	548	3.6	2.83	2.1
眉豆[白豆]	100	12.0	334	18.6	1.1	65.6	6.6	2.7	—	0.15	0.18	2.10	—	12.29	60	525	87	5.5	4.70	2.9
豇豆（干）	100	10.9	336	19.3	1.2	65.6	7.1	3.0	5	0.16	0.08	1.90	—	8.61	40	737	7	7.1	3.04	5.7
豌豆（干）	100	10.4	334	20.3	1.1	65.8	10.4	2.4	21	0.49	0.14	2.40	—	8.47	97	823	10	4.9	2.35	1.7
鹰嘴豆	100	11.3	340	21.2	4.2	60.1	11.6	3.3	7	0.41	0.25	—	3.5	11.61	150	830	6	3.4	1.50	—

资料来源：NutriData综合信息数据平台。

2. 蔬菜及菌藻类营养成分速查表

表 8-2 蔬菜及菌藻类营养成分速查表

单位：/100g

食物名称	可食部/g	水分/g	能量/kcal	蛋白质/g	脂肪/g	碳水化合物/g	膳食纤维/g	灰分/g	维生素A/μg RE	硫胺素/mg	核黄素/g	烟酸/mg	维生素C/mg	维生素E/mg α-TE	钙/mg	钾/mg	钠/mg	铁/mg	锌/mg	硒/μg
蔬菜及制品																				
白萝卜	95	94.6	16	0.7	0.1	4.0	—	0.6	Tr	0.02	0.01	0.14	19.0	Tr	47	167	54	0.2	0.14	0.1
红萝卜[卞萝卜]	96	94.2	18	0.8	0.1	4.2	1.1	0.7	Tr	0.01	0.02	0.22	5.6	Tr	39	16	111	0.3	0.23	0.3
心里美萝卜	94	88.0	41	1.2	Tr	9.8	1.4	1.0	7	0.02	0.02	0.10	20.0	—	86	385	49	0.9	0.74	0.7
小水萝卜	66	93.9	21	1.1	0.2	4.2	1.0	0.6	2	0.02	0.04	0.40	22.0	0.78	32	286	34	0.4	0.21	0.7
青萝卜	95	91.0	29	1.2	0.2	6.9	—	0.7	7	0.01	0.02	0.62	7.0	Tr	47	248	56	0.3	0.16	0.1
胡萝卜	97	90.0	32	1.0	0.2	8.1	—	0.7	342	—	0.02	—	9.0	0.31	27	119	121	0.3	0.22	0.6
芥菜头	83	89.6	36	1.9	0.2	7.4	1.4	0.9	—	0.06	0.02	0.60	34.0	0.20	65	243	66	0.8	0.39	1.0
苤蓝	78	90.8	32	1.3	0.2	7.0	1.3	0.7	2	0.04	0.02	0.50	41.0	0.13	25	190	30	0.3	0.17	0.2
甜菜头	90	74.8	87	1.0	0.1	23.5	5.9	0.6	—	0.05	0.04	0.20	8.0	1.85	56	254	21	0.9	0.31	0.3
根芹	67	86.2	38	2.2	0.1	10.0	4.6	1.5	2	0.04	0.07	1.26	1.0	Tr	79	441	76	0.5	0.58	1.0
紫菜头	89	86.4	42	1.8	0.2	10.6	4.2	1.0	Tr	0.02	0.03	0.24	1.0	Tr	16	26	306	0.5	0.31	0.1
扁豆角	91	88.3	41	2.7	0.2	8.2	2.1	0.6	13	0.04	0.07	0.90	13.0	0.24	38	178	4	1.9	0.72	0.9
蚕豆（鲜）	31	70.2	111	8.8	0.4	19.5	3.1	1.1	26	0.37	0.10	1.50	16.0	0.83	16	391	4	3.5	1.37	2.0
刀豆角	92	89.0	40	3.1	0.3	7.0	1.8	0.6	18	0.05	0.07	1.00	15.0	0.40	49	209	9	4.6	0.84	0.9

续表

食物名称	可食部/g	水分/g	能量/kcal	蛋白质/g	脂肪/g	碳水化合物/g	膳食纤维/g	灰分/g	维生素A/μg RE	硫胺素/mg	核黄素/g	烟酸/mg	维生素C/mg	维生素E/mg α-TE	钙/mg	钾/mg	钠/mg	铁/mg	锌/mg	硒/μg
豆角	97	89.7	35	2.2	0.2	7.4	2.6	0.5	48	0.06	0.04	0.90	39.0	2.38	26	192	10	0.8	0.60	1.6
荷兰豆	88	91.9	30	2.5	0.3	4.9	1.4	0.4	40	0.09	0.04	0.70	16.0	0.30	51	116	9	0.9	0.50	0.4
龙豆	98	90.0	36	3.7	0.5	5.0	1.9	0.8	43	0.04	0.06	1.00	11.0	0.77	147	142	4	1.3	0.46	4.1
龙牙豆	93	94.4	19	2.6	0.2	2.4	1.3	0.4	43	0.01	0.54	0.80	12.0	—	30	200	2	0.8	0.47	5.6
毛豆	53	69.6	131	13.1	5.0	10.5	4.0	1.8	11	0.15	0.07	1.40	27.0	2.44	135	478	4	3.5	1.73	2.5
菜豆[四季豆]	96	91.3	31	2.0	0.4	5.7	1.5	0.6	18	0.04	0.07	0.40	6.0	1.24	42	123	9	1.5	0.23	0.4
豌豆（鲜）	42	70.2	111	7.4	0.3	21.2	3.0	0.9	18	0.43	0.09	2.30	14.0	1.21	21	332	1	1.7	1.29	1.7
豌豆尖	100	42.1	225	3.1	Tr	53.9	1.3	0.9	226	0.07	0.23	Tr	11.0	0.22	17	160	3	5.1	0.93	1.9
油豆角	99	92.2	25	2.4	0.3	3.9	1.6	1.2	13	0.07	0.08	1.40	11.0	2.39	69	240	3	1.9	0.38	1.1
芸豆角	96	91.1	30	0.8	0.1	7.4	2.1	0.6	20	0.33	0.06	0.80	9.0	0.07	88	112	4	1.0	1.04	0.2
长豇豆	98	90.8	32	2.7	0.2	5.8	1.8	0.5	10	0.07	0.07	0.80	18.0	0.65	42	145	5	1.0	0.94	1.4
四棱豆	96	93.0	19	2.0	0.2	4.2	—	0.6	34	0.05	0.04	0.68	3.0	0.39	61	160	6	0.5	0.31	0.3
黄豆芽	100	88.8	47	4.5	1.6	4.5	1.5	0.6	3	0.04	0.07	0.60	8.0	0.80	21	160	7	0.9	0.54	1.0
绿豆芽	100	95.3	16	1.7	0.1	2.6	1.2	0.3	1	0.02	0.02	0.35	4.0	Tr	14	32	26	0.3	0.20	0.3
黑豆苗	100	91.7	30	4.4	0.8	2.6	1.6	0.5	10	0.05	0.07	0.41	9.0	0.77	58	119	15	1.0	0.36	0.7
豌豆苗	100	91.2	32	4.8	0.8	2.6	—	0.6	28	0.11	0.16	0.49	8.0	0.10	15	145	21	0.5	0.42	0.6
绿皮茄子	90	92.8	28	1.0	0.6	5.2	1.2	0.4	10	0.02	0.20	0.60	7.0	0.55	12	162	7	0.1	0.24	0.6
圆茄子	95	91.2	32	1.6	0.2	6.7	1.7	0.3	Tr	0.03	0.03	Tr	1.0	0.88	5	112	3	1.8	0.29	0.5
辣椒（干）	88	14.6	295	15.0	12.0	52.7	41.7	5.7	—	0.53	0.16	1.20	—	8.76	12	1 085	4	6.0	8.21	—

续表

食物名称	可食部/g	水分/g	能量/kcal	蛋白质/g	脂肪/g	碳水化合物/g	膳食纤维/g	灰分/g	维生素A/μg RE	硫胺素/mg	核黄素/g	烟酸/mg	维生素C/mg	维生素E/mg α-TE	钙/mg	钾/mg	钠/mg	铁/mg	锌/mg	硒/μg
红辣椒	80	88.8	38	1.3	0.4	8.9	3.2	0.6	116	0.03	0.06	0.80	144.0	0.44	37	222	3	1.4	0.30	1.9
葫子[瓠子瓜]	85	92.2	29	0.7	0.1	6.8	0.9	0.2	82	0.01	0.06	0.70	29.0	1.14	49	73	1	Tr	0.56	4.4
长茄子	95	93.4	18	1.1	0.1	4.8	—	0.6	—	0.03	0.03	—	—	Tr	50	147	5	0.5	0.20	0.1
番茄	97	95.2	15	0.9	0.2	3.3	—	0.4	31	0.02	0.01	0.49	14.0	0.42	4	179	10	0.2	0.12	Tr
樱桃番茄	98	92.5	25	1.0	0.2	5.8	—	0.5	28	0.03	0.02	0.92	33.0	0.98	6	262	10	0.3	0.20	0.2
青尖椒	91	93.4	22	0.8	0.3	5.2	—	0.3	8	0.02	0.02	0.62	59.0	0.38	11	154	7	0.3	0.21	0
柿子椒	82	94.6	18	1.0	0.2	3.8	—	0.4	6	0.02	0.02	0.39	130.0	0.41	—	—	—	—	—	0.4
彩椒	83	91.5	26	1.3	0.2	6.4	—	0.6	66	0.05	0.05	1.09	104.0	1.60	9	278	7	0.5	0.18	0.1
秋葵	98	91.2	25	1.8	0.2	6.2	1.8	0.6	20	0.06	0.05	0.42	7.2	Tr	101	19	9	0.2	0.24	0.5
白瓜[西葫芦]	83	96.2	12	0.9	—	2.6	0.9	0.3	—	0.02	0.04	0.10	16.0	0.20	6	70	1	0.1	0.04	1.1
菜瓜	88	95.0	19	0.6	0.2	3.9	0.4	0.3	2	0.02	0.01	0.20	12.0	0.03	20	136	2	0.5	0.10	0.6
佛手瓜	100	94.3	18	1.2	0.1	3.8	1.2	0.6	2	0.01	0.10	0.10	8.0	—	17	76	1	0.1	0.08	1.5
葫芦	87	95.3	16	0.7	0.1	3.5	0.8	0.4	3	0.02	0.01	0.40	11.0	—	16	87	1	0.4	0.14	0.5
黄瓜	92	95.8	16	0.8	0.2	2.9	0.5	0.3	8	0.02	0.03	0.20	9.0	0.49	24	102	5	0.5	0.18	0.4
节瓜	92	95.6	14	0.6	0.1	3.4	1.2	0.3	—	0.02	0.05	0.40	39.0	0.27	4	40	0	0.1	0.08	0.3
金瓜	82	95.6	15	0.5	0.1	3.4	0.7	0.4	5	0.02	0.02	0.60	2.0	0.43	17	152	1	0.9	0.17	0.3
苦瓜	81	93.4	22	1.0	0.1	4.9	1.4	0.6	8	0.03	0.03	0.40	56.0	0.85	14	256	3	0.7	0.36	0.4
南瓜	85	93.5	23	0.7	0.1	5.3	0.8	0.4	74	0.03	0.04	0.40	8.0	0.36	16	145	1	0.4	0.14	0.5
南瓜粉	100	6.2	343	7.1	2.1	79.6	11.5	5.0	5	0.04	0.70	12.50	7.0	26.61	171	411	84	27.8	1.40	2.3

续表

食物名称	可食部/g	水分/g	能量/kcal	蛋白质/g	脂肪/g	碳水化合物/g	膳食纤维/g	灰分/g	维生素A/μg RE	硫胺素/mg	核黄素/g	烟酸/mg	维生素C/mg	维生素E/mg α-TE	钙/mg	钾/mg	钠/mg	铁/mg	锌/mg	硒/μg
蛇瓜	89	94.1	18	1.5	0.1	3.9	2.0	0.4	2	0.10	0.03	0.10	4.0	—	191	763	2	1.2	0.42	0.3
笋瓜	91	96.1	13	0.5	—	3.1	0.7	0.3	8	0.04	0.02	—	5.0	0.29	14	96	—	0.6	0.09	—
西葫芦	73	94.9	19	0.8	0.2	3.8	0.6	0.3	3	0.01	0.03	0.20	6.0	0.34	15	92	5	0.3	0.12	0.3
小西胡瓜	79	94.4	22	0.7	0.1	4.8	—	0.1	—	—	0.01	Tr	—	—	5	18	2	0.2	0.10	1.0
冬瓜	80	96.9	10	0.3	0.2	2.4	—	0.2	Tr	Tr	Tr	0.22	16.0	0.04	12	57	3	0.1	0.10	0
飞碟瓜	91	94.1	18	1.0	0.1	4.4	1.6	0.4	4	0.02	0.02	0.25	3.0	0.12	32	119	4	0.4	0.20	0.2
黄金西葫芦	91	93.7	17	1.8	0.1	3.6	—	0.8	14	0.01	0.03	—	13.3	0.13	33	20	3	0.4	0.22	0.1
黄茎瓜	100	95.4	19	1.2	0.9	2.0	0.7	0.5	57	0.03	0.02	—	Tr	0.20	—	—	—	—	0.29	0.2
迷你黄瓜	92	95.8	14	1.0	0.2	2.5	—	0.5	3	0.02	0.02	—	—	Tr	20	173	2	0.3	0.17	0.9
秋黄瓜	92	96.0	14	0.9	0.2	2.5	—	0.4	3	0.02	0.01	—	—	Tr	9	141	2	0.2	0.17	0.1
栗面南瓜	74	88.8	36	1.4	0.1	8.8	2.6	0.9	127	0.03	0.04	0.52	5.0	1.92	16	445	11	0.4	0.22	0.5
丝瓜	83	94.1	20	1.3	0.1	4.0	—	0.4	13	0.02	0.04	0.32	4.0	0.08	37	121	4	0.3	0.22	0.2
大蒜	85	66.6	128	4.5	0.2	27.6	1.1	1.1	3	0.04	0.06	0.60	7.0	1.07	39	302	20	1.2	0.88	3.1
紫皮大蒜	89	63.8	139	5.2	0.2	29.6	1.2	1.2	2	0.29	0.06	0.80	7.0	0.68	10	437	8	1.3	0.64	5.5
青蒜	84	90.4	34	2.4	0.3	6.2	1.7	0.7	49	0.06	0.04	0.60	16.0	0.80	24	168	9	0.8	0.23	1.3
蒜黄	97	93.0	24	2.5	0.2	3.8	1.4	0.5	23	0.05	0.07	0.60	18.0	0.52	24	168	8	1.3	0.33	0.8
蒜苗	82	88.9	40	2.1	0.4	8.0	1.8	0.6	23	0.11	0.08	0.50	35.0	0.81	29	226	5	1.4	0.46	1.2
蒜薹	90	81.8	66	2.0	0.1	15.4	2.5	0.7	40	0.04	0.07	0.20	1.0	1.04	19	161	4	4.2	1.04	2.2
大葱	82	91.8	28	1.6	0.3	5.8	2.2	0.5	5	0.06	0.03	0.50	3.0	Tr	63	110	9	0.6	0.29	0.2

续表

食物名称	可食部/g	水分/g	能量/kcal	蛋白质/g	脂肪/g	碳水化合物/g	膳食纤维/g	灰分/g	维生素A/μg RE	硫胺素/mg	核黄素/g	烟酸/mg	维生素C/mg	维生素E/mg α-TE	钙/mg	钾/mg	钠/mg	铁/mg	锌/mg	硒/μg
细香葱	89	91.1	28	1.4	0.3	6.6	—	0.6	10	0.03	0.05	0.49	9.0	0.18	72	123	14	1.3	0.22	0.7
洋葱	90	89.2	40	1.1	0.2	9.0	0.9	0.5	2	0.03	0.03	0.30	8.0	0.14	24	147	4	0.6	0.23	0.9
韭黄	88	93.2	24	2.3	0.2	3.9	1.2	0.4	22	0.03	0.05	0.70	15.0	0.34	25	192	7	1.7	0.33	0.2
韭薹	85	89.4	37	2.2	0.1	7.8	1.9	0.5	40	0.04	0.07	0.20	1.0	0.96	11	121	1	4.2	1.34	0
韭菜	90	92.0	25	2.4	0.4	4.5	—	0.7	133	0.04	0.05	0.86	2.0	0.57	44	241	6	0.7	0.25	1.3
藠头	100	81.4	1	—	—	—	0.3	—	280	—	—	—	27.0	0.11	160	120	0	3.6	0.58	—
大白菜	89	94.4	20	1.6	0.2	3.4	0.9	0.7	7	0.05	0.04	0.65	37.5	0.36	57	134	69	0.8	0.46	0.6
白菜薹	84	91.3	28	2.8	0.5	4.0	1.7	1.4	80	0.05	0.08	1.20	44.0	0.52	96	236	26	2.8	0.87	6.7
紫菜薹[红菜薹]	52	91.1	43	2.9	2.5	2.7	0.9	0.8	7	0.05	0.04	0.90	57.0	0.51	26	221	2	2.5	0.90	8.4
乌菜[乌塌菜]	89	91.8	28	2.6	0.4	4.2	1.4	1.0	84	0.06	0.11	1.10	45.0	1.16	186	154	116	3.0	0.70	0.5
油菜薹	82	92.4	24	3.2	0.4	3.0	2.0	1.0	45	0.08	0.07	0.80	65.0	0.89	156	192	83	2.8	0.72	0.8
酸白菜	100	94.9	10	0.7	0.2	2.6	—	1.6	—	0.01	0.01	Tr	—	—	48	104	43	0.3	0.03	0.2
小白菜	94	94.8	14	1.4	0.3	2.4	—	1.1	154	0.01	0.05	—	64.0	0.40	117	116	132	1.3	0.23	0.4
奶白菜	100	92.6	21	2.7	0.2	3.3	1.5	1.2	95	0.02	0.10	0.59	37.4	0.16	66	126	170	1.0	0.28	0.4
鸡毛菜	100	93.5	19	2.7	0.2	2.6	—	1.0	69	0.04	0.09	0.61	24.0	0.30	78	230	63	2.1	0.31	0.2
娃娃菜	97	95.0	13	1.9	0.2	2.4	—	0.7	4	0.04	0.03	0.61	12.0	Tr	78	278	19	0.4	0.35	0.2
乌塌菜（江苏）	96	94.5	13	1.8	0.1	2.6	1.8	1.0	131	0.01	0.08	0.21	33.9	0.28	43	213	60	1.6	0.25	0.8
油菜	96	95.6	14	1.3	0.5	2.0	—	0.9	90	0.02	0.05	0.55	—	Tr	148	175	74	0.9	0.31	0.7
菜心	100	95.1	15	1.3	0.4	2.7	—	0.5	—	0.02	0.06	0.41	Tr	0.16	74	166	33	0.6	0.19	0.3

续表

食物名称	可食部/g	水分/g	能量/kcal	蛋白质/g	脂肪/g	碳水化合物/g	膳食纤维/g	灰分/g	维生素A/μg RE	硫胺素/mg	核黄素/g	烟酸/mg	维生素C/mg	维生素E/mg α-TE	钙/mg	钾/mg	钠/mg	铁/mg	锌/mg	硒/μg
圆白菜	100	93.2	24	1.5	0.2	4.6	1.0	0.5	6	0.03	0.03	0.40	40.0	0.50	49	124	27	0.6	0.25	1.0
雪里蕻[芥菜]	94	91.5	27	2.0	0.4	4.7	1.6	1.4	26	0.03	0.11	0.50	31.0	0.74	230	281	31	3.2	0.70	0.7
芥菜	88	92.6	26	2.5	0.4	3.6	1.0	0.9	121	0.05	0.10	0.70	51.0	2.06	80	210	39	1.5	0.50	0.3
绿结球甘蓝	86	94.5	17	0.9	0.2	4.0	—	0.4	1	0.02	0.02	0.24	16.0	Tr	28	46	42	0.2	0.12	0.3
紫结球甘蓝	86	91.8	25	1.2	0.2	6.2	—	0.6	—	0.04	0.03	0.15	26.0	Tr	65	177	27	0.4	0.16	0.2
抱子甘蓝	87	86.7	36	3.5	0.2	8.8	—	1.0	3	0.06	0.05	0.54	38.0	Tr	59	350	36	0.6	0.35	0.7
羽衣甘蓝	100	87.2	69	5.0	0.4	5.7	3.2	1.7	364	0.07	0.18	1.09	63.0	1.12	66	395	67	1.6	0.56	—
盖菜	94	94.8	13	1.5	0.2	2.8	—	0.9	41	0.02	0.07	0.21	14.0	0.75	76	150	74	0.5	0.47	0.6
芥蓝	98	91.0	24	3.1	0.3	4.1	—	1.5	—	0.03	0.12	0.68	37.0	Tr	121	345	40	1.0	0.40	0.4
菜花	100	93.2	20	1.7	0.2	4.2	2.1	0.7	1	0.04	0.04	0.32	32.0	Tr	31	206	39	0.4	0.17	2.9
西蓝花[绿菜花]	83	91.6	27	3.5	0.6	3.7	—	0.6	13	0.06	0.08	0.73	56.0	0.76	50	179	47	0.9	0.46	0.4
菠菜	89	91.2	28	2.6	0.3	4.5	1.7	1.4	243	0.04	0.11	0.60	32.0	1.74	66	311	85	2.9	0.85	1.0
冬苋菜	58	89.6	34	3.9	0.4	4.9	2.2	1.2	599	0.15	0.05	0.60	20.0	—	82	280	14	2.4	1.37	2.4
萝卜缨	100	82.2	48	1.7	0.4	11.3	4.0	4.4	81	0.04	—	—	41.0	—	350	493	75	8.1	0.67	0.9
落葵[木耳菜]	76	92.8	23	1.6	0.3	4.3	1.5	1.0	168	0.06	0.06	0.60	34.0	1.66	166	140	47	3.2	0.32	2.6
芹菜	67	93.1	22	1.2	0.2	4.5	1.2	1.0	28	0.02	0.06	0.40	8.0	1.32	80	206	159	1.2	0.24	0.6
芹菜叶	100	89.4	35	2.6	0.6	5.9	2.2	1.5	244	0.08	0.15	0.90	22.0	2.50	40	137	83	0.6	1.14	2.0
甜菜叶	100	92.2	22	1.8	0.1	4.0	1.3	2.0	305	0.10	0.22	0.40	30.0	—	117	547	201	3.3	0.38	—
香菜	81	90.5	33	1.8	0.4	6.2	1.2	1.1	97	0.04	0.14	2.20	48.0	0.80	101	272	49	2.9	0.45	0.5

续表

食物名称	可食部/g	水分/g	能量/kcal	蛋白质/g	脂肪/g	碳水化合物/g	膳食纤维/g	灰分/g	维生素A/μg RE	硫胺素/mg	核黄素/g	烟酸/mg	维生素C/mg	维生素E/mg α-TE	钙/mg	钾/mg	钠/mg	铁/mg	锌/mg	硒/μg
绿苋菜	74	90.2	30	2.8	0.3	5.0	2.2	1.7	176	0.03	0.12	0.80	47.0	0.36	187	207	32	5.4	0.80	0.5
红苋菜	73	88.8	35	2.8	0.4	5.9	1.8	2.1	124	0.03	0.10	0.60	30.0	1.54	178	340	42	2.9	0.70	0.1
茼蒿	82	93.0	24	1.9	0.3	3.9	1.2	0.9	126	0.04	0.09	0.60	18.0	0.92	73	220	161	2.5	0.35	1.3
茴香	86	91.2	27	2.5	0.4	4.2	1.6	1.7	201	0.06	0.09	0.80	26.0	0.94	154	149	186	1.2	0.73	—
荠菜	88	90.6	31	2.9	0.4	4.7	1.7	1.4	216	0.04	0.15	0.60	43.0	1.01	294	280	32	5.4	0.68	0.6
莴笋	62	95.5	15	1.0	0.1	2.8	0.6	0.6	13	0.02	0.02	0.50	4.0	0.19	23	212	37	0.9	0.33	0.5
番杏叶	100	94.0	15	1.8	0.1	3.1	—	1.2	52	0.03	0.09	0.23	Tr	0.23	136	107	445	0.8	0.36	0.3
白凤菜	100	93.4	16	1.6	0.2	4.0	—	1.0	89	0.03	0.06	0.77	6.0	0.12	41	192	152	1.8	0.23	0.8
西芹	85	93.6	17	0.6	0.1	4.8	2.2	0.9	2	0.01	0.03	0.22	4.0	Tr	36	15	313	0.2	0.10	0.1
生菜	94	96.7	12	1.6	0.4	1.1	—	0.2	2	0.02	0.01	—	Tr	Tr	14	91	16	0.2	0.12	0
油麦菜	81	95.9	12	1.1	0.4	2.1	—	0.5	63	0.03	0.07	0.56	2.0	0.45	60	164	32	0.5	0.24	0.2
蕹菜[空心菜]	100	92.3	19	2.2	0.2	4.0	—	1.3	143	0.03	0.05	0.22	5.0	0.10	115	304	108	1.0	0.27	—
观达菜	100	91.8	23	1.9	0.3	4.5	2.8	1.5	39	0.01	0.24	—	6.4	0.50	76	290	220	1.3	0.18	1.4
球茎茴香	70	93.2	17	1.2	Tr	4.7	2.2	0.9	1	0.03	0.06	0.22	3.3	Tr	76	24	91	0.4	0.18	Tr
竹笋	63	92.8	23	2.6	0.2	3.6	1.8	0.8	—	0.08	0.08	0.60	5.0	0.05	9	389	0	0.5	0.33	0
笋干	64	10.0	282	26.0	4.0	57.1	43.2	2.9	1	—	0.32	0.20	Tr	—	31	1 754	1	4.2	3.30	2.3
春笋	66	91.4	25	2.4	0.1	5.1	2.8	1.0	3	0.05	0.04	0.40	5.0	—	8	300	6	2.4	0.43	0.7
冬笋	39	88.1	42	4.1	0.1	6.5	0.8	1.2	7	0.08	0.08	0.60	1.0	—	22	—	—	0.1	—	—
玉兰片	100	78.0	66	2.6	0.4	18.6	11.3	0.4	—	0.04	0.07	0.10	1.0	2.24	42	66	2	3.6	0.23	—

续表

食物名称	可食部/g	水分/g	能量/kcal	蛋白质/g	脂肪/g	碳水化合物/g	膳食纤维/g	灰分/g	维生素A/μg RE	硫胺素/mg	核黄素/g	烟酸/mg	维生素C/mg	维生素E/mg α-TE	钙/mg	钾/mg	钠/mg	铁/mg	锌/mg	硒/μg
百合（鲜）	82	56.7	166	3.2	0.1	38.8	1.7	1.2	—	0.02	0.04	0.70	18.0	—	11	510	7	1.0	0.50	0.2
百合（干）	100	9.9	346	8.1	0.1	79.1	1.7	2.8	—	0.05	0.02	1.10	7.0	—	29	492	70	5.0	1.25	3.1
黄花菜	98	40.3	214	19.4	1.4	34.9	7.7	4.0	153	0.05	0.21	3.10	10.0	4.92	301	610	59	8.1	3.99	4.2
菊苣	100	93.8	19	1.3	0.2	3.4	0.9	1.4	103	0.08	0.08	0.40	7.0	—	52	314	22	0.8	0.79	—
芦笋	90	93.3	19	2.6	0.1	3.3	—	0.7	2	0.07	0.08	1.12	7.0	0.19	9	304	12	1.4	0.55	0.6
结球菊苣	89	93.8	17	1.8	0.2	3.4	—	0.8	9	0.04	0.04	0.23	2.0	0.20	78	365	25	0.8	0.39	0.3
软化白菊苣	97	94.7	17	1.5	0.2	3.1	—	0.5	1	0.04	0.02	0.07	1.0	0.14	11	216	34	0.2	0.24	0.2
穿心莲	100	95.1	17	1.7	—	2.5	—	0.7	—	—	—	—	3.4	0	11	188	4	0.2	0.04	0
红薯叶	100	90.8	27	3.1	Tr	5.1	2.8	1.0	113	0.20	0.36	—	Tr	1.37	180	115	44	1.2	0.21	—
南瓜藤	100	93.3	17	1.7	0	3.2	—	1.8	35	Tr	0.04	—	13.5	0.59	14	303	2	1.1	0.35	—
丝瓜尖	81	92.2	29	4.4	0.3	2.2	—	0.9	—	0.04	0.23	—	4.6	—	77	224	25	3.1	0.44	—
慈菇	89	73.6	97	4.6	0.2	19.9	1.4	1.7	—	0.14	0.07	1.60	4.0	2.16	14	707	39	2.2	0.99	0.9
豆瓣菜	73	94.5	20	2.9	0.5	1.5	1.2	0.6	796	0.01	0.11	0.30	52.0	0.59	30	179	61	1.0	0.69	0.7
菱角	57	73.0	101	4.5	0.1	21.4	1.7	1.0	1	0.19	0.06	1.50	13.0	—	7	437	6	0.6	0.62	—
蒲菜	12	95.0	14	1.2	0.1	2.4	0.9	1.3	1	0.03	0.04	0.50	6.0	—	53	—	—	0.2	—	—
水芹菜	60	96.2	13	1.4	0.2	1.8	0.9	0.4	32	0.01	0.19	1.00	5.0	0.32	38	212	41	6.9	0.38	0.8
茭白	74	92.2	26	1.2	0.2	5.9	1.9	0.5	3	0.02	0.03	0.50	5.0	0.99	4	209	6	0.4	0.33	0.5
荸荠	78	83.6	61	1.2	0.2	14.2	1.1	0.8	3	0.02	0.02	0.70	7.0	0.65	4	306	16	0.6	0.34	0.7
莼菜	100	94.5	21	1.4	0.1	3.8	0.5	0.2	28	—	0.01	0.10	Tr	0.90	42	2	8	2.4	0.67	0.7

续表

食物名称	可食部/g	水分/g	能量/kcal	蛋白质/g	脂肪/g	碳水化合物/g	膳食纤维/g	灰分/g	维生素A/μg RE	硫胺素/mg	核黄素/g	烟酸/mg	维生素C/mg	维生素E/mg α-TE	钙/mg	钾/mg	钠/mg	铁/mg	锌/mg	硒/μg
藕	88	86.4	47	1.2	0.2	11.5	2.2	0.7	Tr	0.04	0.01	0.12	19.0	0.32	18	293	34	0.3	0.24	0.2
凉薯	91	85.2	56	0.9	0.1	13.4	0.8	0.4	—	0.03	0.03	0.30	13.0	0.86	21	111	6	0.6	0.23	0.2
粉葛	90	60.1	150	2.2	0.2	36.1	2.4	1.4	—	0.09	0.05	—	24.0	—	—	Tr	—	1.3	—	1.2
山药	83	84.8	57	1.9	0.2	12.4	0.8	0.7	3	0.05	0.02	0.30	5.0	0.24	16	213	19	0.3	0.27	0.5
芋头	88	85.0	56	1.3	0.2	12.7	1.0	0.8	1	0.05	0.02	0.28	1.5	Tr	11	25	6	0.3	0.19	0.3
姜	95	87.0	46	1.3	0.6	10.3	2.7	0.8	14	0.02	0.03	0.80	4.0	—	27	295	15	1.4	0.34	0.8
菊芋[洋姜]	100	80.8	64	2.4	Tr	15.8	4.3	1.0	—	0.01	0.10	1.40	5.0	0.88	23	458	12	7.2	0.34	1.3
白沙蒿	100	84.0	56	4.3	0.9	8.5	1.9	2.3	367	0.31	—	0.80	8.0	—	305	—	—	16.4	—	—
白薯叶	100	84.0	60	4.8	0.7	9.0	1.0	1.5	497	0.13	0.28	1.40	56.0	—	174	495	42	3.4	0.32	—
败酱	100	79.0	69	1.5	1.0	17.3	7.5	1.2	502	—	0.16	—	52.0	—	235	456	1	3.6	1.02	—
朝鲜蓟	100	85.4	54	2.7	0.2	10.9	1.1	0.8	7	0.08	0.06	0.80	11.0	—	255	220	165	1.6	0.44	—
洋槐花	100	78.0	82	3.1	0.7	17.0	2.2	1.2	33	0.04	0.18	6.60	30.0	—	83	—	—	3.6	—	—
苦苦菜	100	88.2	42	2.5	0.9	6.8	1.8	1.6	178	—	—	—	62.0	—	—	—	—	—	—	—
罗勒	100	88.4	26	3.8	—	4.6	3.9	—	205	—	—	—	5.0	0	285	576	6	4.4	0.52	—
马齿苋	100	92.0	28	2.3	0.5	3.9	0.7	1.3	186	0.03	0.11	0.70	23.0	—	85	—	—	1.5	—	—
马兰头	100	91.4	28	2.4	0.4	4.6	1.6	1.2	170	0.06	0.13	0.80	26.0	0.72	67	285	15	2.4	0.87	0.8
蒲公英	100	84.0	53	4.8	1.1	7.0	2.1	3.1	613	0.03	0.39	1.90	47.0	0.02	216	327	76	4.0	0.35	—
香椿	76	85.2	50	1.7	0.4	10.9	1.8	1.8	58	0.07	0.12	0.90	40.0	0.99	96	172	5	3.9	2.25	0.4
沙葱	100	89.0	36	2.7	0.2	6.7	1.5	1.4	250	0.31	—	0.70	64.0	—	279	—	—	4.1	—	—

续表

食物名称	可食部/g	水分/g	能量/kcal	蛋白质/g	脂肪/g	碳水化合物/g	膳食纤维/g	灰分/g	维生素A/μg RE	硫胺素/mg	核黄素/g	烟酸/mg	维生素C/mg	维生素E/mg α-TE	钙/mg	钾/mg	钠/mg	铁/mg	锌/mg	硒/μg
榆钱	100	85.2	45	4.8	0.4	7.6	4.3	2.0	61	0.04	0.12	0.90	11.0	0.54	62	134	1	7.9	3.27	0.4
藜蒿	100	87.4	57	3.7	0.7	9.0	0.0	—	0	—	—	—	1.0	0	17	40	1	0.5	0.20	—
蕨菜	100	88.6	42	1.6	0.4	9.0	1.8	0.4	92	—	—	—	23.0	0.78	17	292	0	4.2	0.60	—
枸杞菜	49	87.8	47	5.6	1.1	4.5	1.6	1.0	296	0.08	0.32	1.30	58.0	2.99	36	170	30	2.4	0.21	0.4
苦苣[天精菜、甘马菜]	100	90.3	32	3.1	0.6	4.5	1.7	1.5	4 528	0.11	0.16	0.70	3.0	2.73	230	350	17	6.5	0.61	—
苜蓿	95	90.2	35	5.0	0.7	2.9	1.4	1.2	458	0.02	0.17	1.00	102.0	2.82	112	32	26	2.8	0.25	0.1
鱼腥草叶	100	84.9	32	2.1	0.1	10.7	—	2.3	Tr	0.03	0.12	1.04	16.0	1.28	57	494	22	2.3	0.40	1.3
鱼腥草根	86	77.4	63	2.1	0.1	19.5	—	1.0	3	0.09	0.06	0.78	3.0	0.26	74	469	42	2.3	0.69	0.4
枸杞叶	100	90.3	34	3.0	1.3	5.3	—	1.2	—	0.02	0.15	—	24.0	—	146	412	24	2.2	0.44	—
灰灰菜[藜]	100	10.2	312	18.3	1.5	56.2	—	13.8	—	0.08	0.30	—	Tr	1.15	1 489	2 198	1 272	10.3	2.30	—
荆芥	52	91.9	26	2.6	—	4.3	—	1.2	14	0.10	0.29	—	7.7	6.49	210	282	16	9.8	0.35	—
菌藻类																				
红菇（干）	100	15.5	263	24.4	2.8	50.9	31.6	6.4	7	0.26	6.90	19.50	2.0	—	1	228	2	7.5	3.50	10.6
地衣[地皮菜]	100	96.4	10	1.5	Tr	1.8	1.8	1.0	18	0.02	0.28	0.50	Tr	2.24	14	102	11	21.1	5.00	9.5
冬菇	86	13.4	277	17.8	1.3	64.6	32.3	2.9	3	0.17	1.40	24.40	5.0	3.47	55	1 155	20	10.5	4.20	7.5
猴头菇	100	92.3	21	2.0	0.2	4.9	4.2	0.6	—	0.01	0.04	0.20	4.0	0.46	19	8	175	2.8	0.40	1.3
金针菇	100	90.2	32	2.4	0.4	6.0	2.7	1.0	3	0.15	0.19	4.10	4.0	1.14	—	195	4	1.4	0.39	0.3
口蘑	100	9.2	277	38.7	3.3	31.6	17.2	17.2	—	0.07	0.08	44.30	Tr	8.57	169	3 106	5	19.4	9.04	—
鲜蘑	99	92.4	24	2.7	0.1	4.1	2.1	0.7	1	0.08	0.35	4.00	2.0	0.56	6	312	8	1.2	0.92	0.6

续表

食物名称	可食部/g	水分/g	能量/kcal	蛋白质/g	脂肪/g	碳水化合物/g	膳食纤维/g	灰分/g	维生素A/μg RE	硫胺素/mg	核黄素/g	烟酸/mg	维生素C/mg	维生素E/mg α-TE	钙/mg	钾/mg	钠/mg	铁/mg	锌/mg	硒/μg
木耳（干）	100	15.5	265	12.1	1.5	65.6	29.9	5.3	8	0.17	0.44	2.50	—	11.34	247	757	49	97.4	3.18	0.7
黑木耳（水发）	100	91.8	27	1.5	0.2	6.0	2.6	0.5	2	0.01	0.05	0.20	1.0	—	34	52	9	5.5	0.53	0.5
香菇	100	91.7	26	2.2	0.3	5.2	3.3	0.6	—	Tr	0.08	2.00	1.0	—	2	20	1	0.3	0.66	2.6
香菇（干）	95	12.3	274	20.0	1.2	61.7	31.6	4.8	2	0.19	1.26	20.50	5.0	0.66	83	464	11	10.5	8.57	6.4
羊肚菌	100	14.3	321	26.9	7.1	43.7	12.9	8.0	89	0.10	2.25	8.80	3.0	3.58	87	1 726	34	30.7	12.11	4.8
银耳（干）	96	14.6	261	10.0	1.4	67.3	30.4	6.7	4	0.05	0.25	5.30	—	1.26	36	1 588	82	4.1	3.03	3.0
榛蘑（水发）	77	85.6	53	2.8	1.1	9.4	3.1	1.1	—	Tr	0.20	2.20	—	0.98	3	732	15	7.4	1.99	0.8
白蘑菇	100	91.4	29	3.5	0.4	3.8	—	0.9	—	0.02	0.30	3.50	0.1	—	6	350	57	1.0	0.60	—
草菇	100	94.6	18	1.1	0.4	3.1	—	0.9	—	0.02	0.03	1.39	—	0.70	5	53	332	1.1	0.33	0.9
茶树菇	100	12.2	309	23.1	2.3	56.1	—	6.0	Tr	0.32	1.48	39.39	—	—	4	2 165	6	9.3	8.38	7.2
黄蘑（干）	100	11.0	284	24.6	6.4	46.9	—	11.1	10	0.48	1.46	12.43	—	4.05	33	4 647	32	51.3	7.04	6.8
鸡腿菇（干）	100	10.8	294	26.7	2.0	51.8	—	8.7	—	0.14	1.79	24.99	—	5.01	9	4 053	68	6.5	3.95	15.4
鸡油菌	92	91.4	26	2.0	0.3	5.1	2.6	1.2	124	0.03	0.39	1.90	—	4.84	12	339	3	2.2	0.54	0.3
鸡枞	96	94.5	19	2.5	0.2	2.5	1.3	0.4	Tr	0.02	0.25	5.50	—	—	4	102	3	1.8	0.46	0.1
鸡枞（干）	100	13.6	297	32.8	3.7	44.8	—	5.1	6	0.26	1.22	34.21	—	4.17	8	1 312	224	31.8	7.16	33.4
油鸡枞	100	16.5	646	4.8	66.3	10.2	5.4	2.2	Tr	0.03	0.24	9.20	—	—	28	367	1 266	31.1	3.26	2.7
白牛肝菌	93	90.2	35	4.0	0.4	4.5	1.5	0.9	Tr	0.14	1.11	2.10	—	8.93	5	301	2	2.1	0.98	0.3
牛肝菌（干）	100	11.6	296	27.8	1.6	53.3	—	5.7	9	0.32	1.72	43.08	—	4.42	2	1 571	9	9.2	5.80	758.8
黑牛肝菌	95	90.6	32	3.6	0.2	4.8	1.6	0.8	Tr	0.07	0.31	6.60	—	—	2	291	1	2.1	1.19	0.3

续表

食物名称	可食部/g	水分/g	能量/kcal	蛋白质/g	脂肪/g	碳水化合物/g	膳食纤维/g	灰分/g	维生素A/μg RE	硫胺素/mg	核黄素/g	烟酸/mg	维生素C/mg	维生素E/mg α-TE	钙/mg	钾/mg	钠/mg	铁/mg	锌/mg	硒/μg
平菇	100	94.4	17	1.7	0.1	3.2	—	0.6	1	0.03	0.08	—	—	0.37	4	208	13	0.7	0.57	0.3
青头菌	95	93.3	20	2.7	0.1	3.1	2.2	0.8	Tr	0.01	0.46	4.00	—	Tr	4	269	1	1.4	0.67	0.2
松茸（干）	100	10.6	273	12.5	3.0	66.5	—	7.4	8	0.08	1.47	23.42	—	5.48	7	2 402	32	156.5	5.49	102.6
杏鲍菇	100	89.6	35	1.3	0.1	8.3	2.1	0.7	Tr	0.03	0.14	3.68	—	0.60	13	242	4	0.5	0.39	1.8
竹荪（干）	100	13.9	248	17.8	3.1	60.3	46.4	4.9	Tr	0.03	1.75	9.10	—	—	18	11 882	50	17.8	2.20	4.2
榛蘑（干）	100	8.0	329	17.7	10.8	54.6	—	8.9	40	0.14	0.71	26.91	—	3.35	9	4 629	19	22.4	6.00	2.4
发菜（干）	100	11.1	259	20.2	0.5	60.8	35.0	7.4	—	0.15	0.54	0.90	6.0	0.07	1 048	217	101	85.2	1.68	5.2
海带	100	94.4	13	1.2	0.1	2.1	0.5	2.2	—	0.02	0.15	1.30	Tr	1.85	46	246	9	0.9	0.16	9.5
石花菜	100	15.6	314	5.4	0.1	72.9	—	6.0	—	0.06	0.20	3.30	Tr	14.84	167	141	381	2.0	1.94	15.2
琼脂	100	21.1	311	1.1	0.2	76.3	0.1	1.3	—	Tr	Tr	Tr	Tr	—	100	11	3	7.0	6.25	2.1
苔菜（干）	100	23.7	167	19.0	0.4	26.3	9.1	30.6	—	0.35	0.40	4.00	—	—	185	410	4 955	283.7	3.56	5.6
紫菜（干）	100	12.7	250	26.7	1.1	44.1	21.6	15.4	114	0.27	1.02	7.30	2.0	1.82	264	1 796	711	54.9	2.47	7.2
螺旋藻	100	6.5	358	64.7	3.1	18.2	1.0	7.5	3 234	0.28	1.41	10.00	Tr	27.11	137	1 506	1 624	88.0	2.62	5.2
裙带菜	100	9.2	219	25.0	1.7	41.5	31.1	22.6	186	0.02	0.07	Tr	—	Tr	947	335	4 412	16.4	2.62	15.9

资料来源：NutriData综合信息数据平台。

3. 水果类营养成分速查表

表 8-3 水果类营养成分速查表

单位：/100g

食物名称	可食部/g	水分/g	能量/kcal	蛋白质/g	脂肪/g	碳水化合物/g	膳食纤维/g	灰分/g	维生素A/μg RE	硫胺素/mg	核黄素/g	烟酸/mg	维生素C/mg	维生素E/mg α-TE	钙/mg	钾/mg	钠/mg	铁/mg	锌/mg	硒/μg
苹果	85	86.1	53	0.4	0.2	13.7	1.7	0.2	4	0.02	0.02	0.20	3.0	0.43	4	83	1	0.3	0.04	0.1
国光苹果	78	85.9	56	0.3	0.3	13.3	0.8	0.2	5	0.02	0.03	0.20	4.0	0.11	8	83	1	0.3	0.14	0.1
红富士苹果	85	86.9	49	0.7	0.4	11.7	2.1	0.3	5	0.01	—	—	2.0	1.46	3	115	1	0.7	—	1.0
红香蕉苹果	87	86.9	51	0.4	0.2	12.3	0.9	0.2	8	0.01	0.02	0.10	3.0	0.36	5	85	2	0.6	0.02	0.1
黄香蕉苹果	88	85.6	53	0.3	0.2	13.7	2.2	0.2	2	Tr	0.03	0.30	4.0	0.79	10	84	1	0.3	0.02	Tr
黄元帅苹果	80	84.6	59	0.2	0.3	14.7	1.8	0.2	8	0.02	0.02	0.10	4.0	0.21	5	184	1	0.3	0.03	0
祝光苹果	86	86.7	50	0.4	0.1	12.5	1.5	0.3	1	0.05	0.01	—	2.0	0.07	3	140	2	0.3	—	—
梨	82	85.9	51	0.3	0.1	13.1	2.6	0.3	2	0.03	0.03	0.20	5.0	0.46	7	85	2	0.4	0.10	0.3
红肖梨	87	89.1	36	0.2	Tr	10.5	3.2	0.2	1	0.07	0.46	0.60	4.0	0.46	11	78	3	0.4	0.04	0.2
京白梨	79	85.3	57	0.2	0.5	13.7	1.4	0.3	—	0.02	0.02	0.20	3.0	0.08	7	105	1	0.3	0.47	0.6
库尔勒香梨	91	85.9	42	0.1	0.1	13.4	6.7	0.5	—	—	—	—	—	—	22	79	4	1.2	2.61	2.3
莱阳梨	80	84.8	54	0.3	0.2	14.1	2.6	0.6	—	0.03	0.02	0.30	3.0	0.61	10	82	2	0.4	0.02	0
苹果梨	94	85.4	53	0.2	0.1	13.9	2.3	0.4	3	—	0.01	0.50	4.0	—	4	180	2	0.4	0.04	3.3
酥梨	72	88.0	45	0.3	0.1	11.4	1.2	0.2	—	0.03	0.02	—	11.0	1.82	2	76	2	—	—	—
香梨	89	85.8	51	0.3	0.1	13.6	2.7	0.2	6	—	—	0.10	tr	—	6	90	1	0.4	0.19	0.2

续表

食物名称	可食部/g	水分/g	能量/kcal	蛋白质/g	脂肪/g	碳水化合物/g	膳食纤维/g	灰分/g	维生素A/μg RE	硫胺素/mg	核黄素/g	烟酸/mg	维生素C/mg	维生素E/mg α-TE	钙/mg	钾/mg	钠/mg	铁/mg	锌/mg	硒/μg
雪花梨	86	88.8	42	0.2	0.1	10.6	0.8	0.3	8	0.01	0.01	0.30	4.0	0.19	5	85	1	0.3	0.06	0.2
雪梨	93	78.3	79	0.9	0.1	20.2	3.0	0.5	Tr	0.03	—	0.10	1.0	0.24	12	45	1	0.8	0.25	0
鸭广梨	76	82.4	60	0.6	0.2	16.5	5.1	0.3	—	Tr	0.02	0.30	4.0	0.48	18	110	1	0.2	0.02	0.3
鸭梨	82	88.3	45	0.2	0.2	11.1	1.1	0.2	1	0.03	0.03	0.20	4.0	0.31	4	77	2	0.9	0.10	0.3
牛油果	100	74.3	171	2.0	15.3	7.4	2.1	1.0	31	0.11	0.12	1.90	8.0	—	11	599	10	1.0	0.42	—
红果	76	73.0	102	0.5	0.6	25.1	3.1	0.8	8	0.02	0.02	0.40	53.0	7.32	52	299	5	0.9	0.28	1.2
红果（干）	100	11.1	251	4.3	2.2	78.4	49.7	4.0	5	0.02	0.18	0.70	2.0	0.47	144	440	10	0.4	0.61	2.7
海棠果	86	79.9	76	0.3	0.2	19.2	1.8	0.4	59	0.05	0.03	0.20	20.0	0.25	15	263	1	0.4	0.04	Tr
沙果	95	81.3	70	0.4	0.1	17.8	2.0	0.4	Tr	0.03	—	Tr	3.0	0.09	5	123	2	1.0	0.20	0.5
蛇果	84	84.4	59	0.1	0.2	14.9	—	0.4	1	0.03	Tr	0.04	2.0	Tr	5	14	3	0.1	0.08	Tr
桃	89	88.9	42	0.6	0.1	10.1	1.0	0.4	2	0.01	0.02	0.30	10.0	0.71	6	127	2	0.3	0.14	0.5
高山白桃	69	88.5	42	0.7	0.2	10.1	1.3	0.5	2	0.04	0.01	—	10.0	1.05	7	169	1	0.8	0.13	—
黄桃	93	85.2	59	0.5	0.1	14.0	1.2	0.2	8	Tr	0.01	0.30	9.0	0.92	—	—	—	—	—	0.8
久保桃	94	89.0	42	0.6	0.1	10.0	0.6	0.3	—	0.04	0.04	1.20	8.0	1.15	10	100	2	0.4	0.14	0.1
蜜桃	88	87.9	46	0.6	0.1	11.0	0.6	0.4	1	0.01	0.02	0.60	4.0	1.00	4	77	2	0.2	0.15	0.2
蒲桃	69	88.7	39	0.5	0.2	10.2	2.8	0.4	—	Tr	0.02	0.10	25.0	0.70	4	109	1	0.3	0.17	4.3
李子	91	90.0	38	0.7	0.2	8.7	0.9	0.4	13	0.03	0.02	0.40	5.0	0.74	8	144	4	0.6	0.14	0.2
青梅	93	91.1	34	0.9	0.9	6.2	1.0	0.9	—	—	—	—	—	—	11	—	—	—	—	—
杏	91	89.4	38	0.9	0.1	9.1	1.3	0.5	38	0.02	0.03	0.60	4.0	0.95	14	226	2	0.6	0.20	0.2

续表

食物名称	可食部/g	水分/g	能量/kcal	蛋白质/g	脂肪/g	碳水化合物/g	膳食纤维/g	灰分/g	维生素A/μg RE	硫胺素/mg	核黄素/g	烟酸/mg	维生素C/mg	维生素E/mg α-TE	钙/mg	钾/mg	钠/mg	铁/mg	锌/mg	硒/μg
杏（干）	25	8.8	338	2.7	0.4	83.2	4.4	4.9	51	—	0.01	1.20	tr	—	147	783	40	0.3	3.80	3.3
布朗[黑布林]	87	88.0	44	0.6	0.2	10.7	—	0.5	4	0.01	0.01	0.43	2.0	Tr	5	14	2	0.2	0.10	0.1
西梅	76	88.5	42	0.7	0.1	10.3	0.7	0.4	1	0.01	0.01	0.18	1.4	0.18	11	155	3	0.1	0.04	0.1
枣	87	67.4	125	1.1	0.3	30.5	1.9	0.7	20	0.06	0.09	0.90	243.0	0.78	22	375	1	1.2	1.52	0.8
枣（干）	80	26.9	276	3.2	0.5	67.8	6.2	1.6	1	0.04	0.16	0.90	14.0	3.04	64	524	6	2.3	0.65	1.0
金丝小枣	81	19.3	308	1.2	1.1	76.7	7.0	1.7	—	0.04	0.50	0.40	—	1.31	23	65	7	1.5	0.23	1.0
小枣（密云）	92	38.7	229	3.9	0.8	55.2	7.3	1.4	—	0.06	0.04	0.90	Tr	—	80	612	9	2.7	0.65	1.1
黑枣	59	32.6	246	3.7	0.5	61.4	9.2	1.8	—	0.07	0.09	1.10	6.0	1.24	42	498	1	3.7	1.71	0.2
酒枣	91	61.7	148	1.6	0.2	35.7	1.4	0.8	—	0.05	0.04	0.40	Tr	—	75	444	1	1.4	0.43	1.2
蜜枣	100	13.4	333	1.3	0.2	84.4	5.8	0.7	3	0.01	0.10	0.40	55.0	0.30	59	284	25	3.5	0.25	1.0
冬枣	93	69.5	113	1.8	0.2	27.8	2.2	0.7	Tr	0.08	0.09	0.51	243.0	0.19	16	195	33	0.2	0.19	0.1
酸枣	52	18.3	300	3.5	1.5	73.3	10.6	3.4	—	0.01	0.02	0.90	900.0	—	435	84	4	6.6	0.68	1.3
樱桃	80	88.0	46	1.1	0.2	10.2	0.3	0.5	18	0.02	0.02	0.60	10.0	2.22	11	232	8	0.4	0.23	0.2
葡萄	86	88.5	45	0.4	0.3	10.3	1.0	0.3	3	0.03	0.02	0.25	4.0	0.86	9	127	2	0.4	0.16	0.1
红玫瑰葡萄	96	88.5	42	0.4	0.2	10.7	2.2	0.2	—	0.03	0.02	—	5.0	1.66	17	119	2	0.3	0.17	0
巨峰葡萄	84	87.0	51	0.4	0.2	12.0	0.4	0.4	3	0.03	0.01	0.10	4.0	0.34	7	128	2	0.6	0.14	0.5
马奶子葡萄	84	89.6	41	0.5	0.4	9.1	0.4	0.4	4	Tr	0.03	0.80	—	—	—	—	—	—	—	—
玫瑰香葡萄	86	86.9	52	0.4	0.4	12.1	1.0	0.2	2	0.02	0.02	0.20	4.0	0.86	8	126	2	0.1	0.03	0.1
葡萄（干）	100	11.6	344	2.5	0.4	83.4	1.6	2.1	—	0.09	—	—	5.0	—	52	995	19	9.1	0.18	2.7

续表

食物名称	可食部/g	水分/g	能量/kcal	蛋白质/g	脂肪/g	碳水化合物/g	膳食纤维/g	灰分/g	维生素A/μg RE	硫胺素/mg	核黄素/g	烟酸/mg	维生素C/mg	维生素E/mg α-TE	钙/mg	钾/mg	钠/mg	铁/mg	锌/mg	硒/μg
红提子葡萄	86	85.6	54	0.4	0.2	13.1	Tr	0.7	1	0.02	0.01	0.07	Tr	0.34	2	186	4	0.2	0.06	0.1
石榴	57	79.2	72	1.3	0.2	18.5	4.9	0.6	—	0.05	0.03	—	8.0	3.72	6	231	1	0.2	0.19	—
柿子	87	80.6	74	0.4	0.1	18.5	1.4	0.4	10	0.02	0.02	0.30	30.0	1.12	9	151	1	0.2	0.08	0.2
磨盘柿	98	79.4	79	0.7	0.1	19.6	1.5	0.2	8	0.01	—	0.20	10.0	1.33	5	135	5	0.2	0.20	0.3
柿饼	97	33.8	255	1.8	0.2	62.8	2.6	1.4	24	0.01	Tr	0.50	Tr	0.63	54	339	6	2.7	0.23	0.8
桑葚	100	82.8	57	1.7	0.4	13.8	4.1	1.3	3	0.02	0.06	—	—	9.87	37	32	2	0.4	0.26	5.7
黑加仑	100	82.0	66	1.4	0.4	15.4	2.4	0.9	—	0.05	0.05	0.30	181.0	—	55	322	2	1.5	0.27	—
沙棘	87	71.0	120	0.9	1.8	25.5	0.8	0.8	320	0.05	0.21	0.40	204.0	0.01	104	359	28	8.8	1.16	2.8
无花果	100	81.3	65	1.5	0.1	16.0	3.0	1.1	3	0.03	0.02	0.10	2.0	1.82	67	212	6	0.1	1.42	0.7
猕猴桃	83	83.4	61	0.8	0.6	14.5	2.6	0.7	11	0.05	0.02	0.30	62.0	2.43	27	144	10	1.2	0.57	0.3
草莓	97	91.3	32	1.0	0.2	7.1	1.1	0.4	3	0.02	0.03	0.30	47.0	0.71	18	131	4	1.8	0.14	0.7
无花果（干）	100	11.5	361	3.6	4.3	77.8	—	2.9	1	0.13	0.07	0.79	5.2	—	363	898	10	4.5	0.80	—
橙	74	87.4	48	0.8	0.2	11.1	0.6	0.5	13	0.05	0.04	0.30	33.0	0.56	20	159	1	0.4	0.14	0.3
福橘	67	88.1	46	1.0	0.2	10.3	0.4	0.4	50	0.05	0.02	0.30	11.0	—	27	127	1	0.8	0.22	0.1
金橘	89	84.7	58	1.0	0.2	13.7	1.4	0.4	31	0.04	0.03	0.30	35.0	1.58	56	144	3	1.0	0.21	0.6
芦橘	77	88.5	44	0.6	0.2	10.3	0.6	0.4	43	0.02	0.03	0.20	19.0	—	45	54	—	1.3	0.10	0.1
蜜橘	76	88.2	45	0.8	0.4	10.3	1.4	0.3	138	0.05	0.04	0.20	19.0	0.45	19	177	1	0.2	0.10	0.5
红橘（四川）	78	89.1	42	0.7	0.1	9.8	0.7	0.3	15	0.24	0.04	0.30	33.0	0.27	42	105	2	0.5	0.17	0.1
小叶橘	81	89.5	40	1.1	0.2	8.8	0.9	0.4	205	0.25	0.03	0.70	Tr	0.74	72	124	2	0.2	0.09	0.5

续表

食物名称	可食部/g	水分/g	能量/kcal	蛋白质/g	脂肪/g	碳水化合物/g	膳食纤维/g	灰分/g	维生素A/μg RE	硫胺素/mg	核黄素/g	烟酸/mg	维生素C/mg	维生素E/mg α-TE	钙/mg	钾/mg	钠/mg	铁/mg	锌/mg	硒/μg
柚	69	89.0	42	0.8	0.2	9.5	0.4	0.5	1	—	0.03	0.30	23.0	—	4	119	3	0.3	0.40	0.7
柠檬	66	91.0	37	1.1	1.2	6.2	1.3	0.5	Tr	0.05	0.02	0.60	22.0	1.14	101	209	1	0.8	0.65	0.5
葡萄柚	65	88.8	40	0.7	0.1	10.0	—	0.4	5	0.05	0.02	0.18	36.0	0.17	5	180	4	0.3	0.01	0
芭蕉	68	68.9	115	1.2	0.1	28.9	3.1	0.9	—	0.02	0.02	0.60	—	—	6	330	1	0.3	0.16	0.8
菠萝	68	88.4	44	0.5	0.1	10.8	1.3	0.2	2	0.04	0.02	0.20	18.0	—	12	113	1	0.6	0.14	0.2
菠萝蜜	43	73.2	105	0.2	0.3	25.7	0.8	0.6	2	0.06	0.05	0.70	9.0	0.52	9	330	11	0.5	0.12	4.2
番石榴	97	83.9	53	1.1	0.4	14.2	5.9	0.4	—	0.02	0.05	0.30	68.0	—	13	235	3	0.2	0.21	1.6
桂圆	50	81.4	71	1.2	0.1	16.6	0.4	0.7	2	0.01	0.14	1.30	43.0	—	6	248	4	0.2	0.40	0.8
桂圆肉	100	17.7	317	4.6	1.0	73.5	2.0	3.2	—	0.04	1.03	8.90	27.0	—	39	129	7	3.9	0.65	3.3
荔枝	73	81.9	71	0.9	0.2	16.6	0.5	0.4	1	0.10	0.04	1.10	41.0	—	2	151	2	0.4	0.17	0.1
芒果	60	90.6	35	0.6	0.2	8.3	1.3	0.3	75	0.01	0.04	0.30	23.0	1.21	—	138	3	0.2	0.09	1.4
木瓜	86	92.2	29	0.4	0.1	7.0	0.8	0.3	73	0.01	0.02	0.30	43.0	0.30	17	18	28	0.2	0.25	1.8
人参果	88	77.1	86	0.6	0.7	21.2	3.5	0.4	4	Tr	0.25	0.30	12.0	—	13	100	7	0.2	0.09	1.9
杨梅	82	92.0	30	0.8	0.2	6.7	1.0	0.3	3	0.01	0.05	0.30	9.0	0.81	14	149	1	1.0	0.14	0.3
杨桃	88	91.4	31	0.6	0.2	7.4	1.2	0.4	2	0.02	0.03	0.70	7.0	—	4	128	1	0.4	0.39	0.8
椰子	33	51.8	241	4.0	12.1	31.3	4.7	0.8	—	0.01	0.01	0.50	6.0	—	2	475	56	1.8	0.92	—
枇杷	62	89.3	41	0.8	0.2	9.3	0.8	0.4	—	0.01	0.03	0.30	8.0	0.24	17	122	4	1.1	0.21	0.7
橄榄	80	83.1	57	0.8	0.2	15.1	4.0	0.8	11	0.01	0.01	0.70	3.0	—	49	23	Tr	0.2	0.25	0.4
桂圆（干）	34	14.0	319	5.6	0.2	76.2	—	4.0	—	0.01	0.58	2.67	—	—	8	891	3	1.1	0.61	0.2

续表

食物名称	可食部/g	水分/g	能量/kcal	蛋白质/g	脂肪/g	碳水化合物/g	膳食纤维/g	灰分/g	维生素A/μg RE	硫胺素/mg	核黄素/g	烟酸/mg	维生素C/mg	维生素E/mg α-TE	钙/mg	钾/mg	钠/mg	铁/mg	锌/mg	硒/μg
红毛丹	79	80.0	82	1.0	1.2	17.5	0.5	0.3	Tr	0.01	0.04	0.31	35.0	Tr	11	13	2	0.3	0.24	0.1
火龙果	69	84.8	55	1.1	0.2	13.3	1.6	0.6	Tr	0.03	0.02	0.22	3.0	0.14	7	20	3	0.3	0.29	0
荔枝（干）	56	15.0	328	4.5	1.2	77.4	—	1.9	—	0	0.32	2.25	—	—	12	—	—	—	0.01	—
榴莲	37	64.5	150	2.6	3.3	28.3	1.7	1.3	2	0.20	0.13	1.19	2.8	2.28	4	261	3	0.3	0.16	3.3
酸木瓜	79	87.8	41	0.3	0.2	11.1	3.0	0.6	Tr	0.02	0.01	0.20	106.0	—	20	260	2	0.8	0.55	0.2
山竹	25	81.2	72	0.4	0.2	18.0	0.4	0.2	Tr	0.08	0.02	0.30	1.2	0.36	11	48	4	0.3	0.06	0.5
香蕉（红，海南）	70	77.1	86	1.1	0.2	20.8	—	0.8	3	0.02	0.02	0.51	4.9	0.20	9	208	3	0.2	0.04	0.1
香蕉（红，泰国）	67	78.1	81	1.1	0.2	19.7	—	0.9	3	0.01	0.02	0.47	5.7	0.19	9	189	3	0.2	0.07	0.1
香蕉	59	75.8	93	1.4	0.2	22.0	1.2	0.6	5	0.02	0.04	0.70	8.0	0.24	7	256	1	0.4	0.18	0.9
白兰瓜	55	93.2	23	0.6	0.1	5.3	0.8	0.8	3	0.02	0.03	0.60	14.0	—	24	—	—	0.9	—	—
哈蜜瓜	71	91.0	34	0.5	0.1	7.9	0.2	0.5	77	—	0.01	—	12.0	—	4	190	27	Tr	0.13	1.1
甜瓜	78	92.9	26	0.4	0.1	6.2	0.4	0.4	3	0.02	0.03	0.30	15.0	0.47	14	139	9	0.7	0.09	0.4
西瓜	59	92.3	31	0.5	0.3	6.8	0.2	0.2	14	0.02	0.04	0.30	5.7	0.11	7	97	3	0.4	0.09	0.1
小西瓜	62	92.1	30	0.8	0.1	6.7	—	0.3	5	0.02	0.02	0.13	2.0	Tr	6	177	5	0.2	0.08	0.1

资料来源：NutriData综合信息数据平台。

4. 畜禽肉蛋类营养成分速查表

表 8-4 畜禽肉蛋类营养成分速查表

单位：/100g

食物名称	可食部/g	水分/g	能量/kcal	蛋白质/g	脂肪/g	碳水化合物/g	膳食纤维/g	灰分/g	维生素A/μg RE	硫胺素/mg	核黄素/g	烟酸/mg	维生素C/mg	维生素E/mg α-TE	钙/mg	钾/mg	钠/mg	铁/mg	锌/mg	硒/μg
畜肉类及制品																				
猪后臀尖	97	54.0	336	14.6	30.8	0	0	0.6	16	0.26	0.11	2.80	Tr	0.95	5	178	58	1.0	0.84	2.9
猪后肘	73	57.6	320	17.0	28.0	0	0	0.6	8	0.37	0.18	2.60	Tr	0.48	6	188	77	1.0	1.77	6.9
猪肋条肉	96	31.1	568	9.3	59.0	0	0	0.6	10	0.09	0.04	2.40	Tr	0.05	6	214	80	1.0	1.61	3.7
猪五花肉	85	56.8	349	7.7	35.3	0	0	0.2	39	0.14	0.06	2.00	Tr	0.49	5	53	37	0.8	0.73	2.2
猪前肘	77	56.2	287	17.3	22.9	2.9	0	0.7	16	0.28	0.13	3.40	Tr	0.58	5	137	122	3.5	2.07	32.5
猪肉（瘦）	100	71.0	143	20.3	6.2	1.5	0	1.0	44	0.54	0.10	5.30	Tr	0.34	6	305	58	3.0	2.99	9.5
猪腿肉	100	67.6	190	17.9	12.8	0.8	0	0.9	3	0.53	0.24	4.90	Tr	0.30	6	295	63	0.9	2.18	13.4
猪大肠	100	73.6	196	6.9	18.7	0	0	0.8	7	0.06	0.11	1.90	—	0.50	10	44	116	1.0	0.98	17.0
猪大排	68	58.8	264	18.3	20.4	1.7	0	0.8	12	0.80	0.15	5.30	Tr	0.11	8	274	45	0.8	1.72	10.3
猪耳	100	69.4	176	19.1	11.1	0	0	0.4	Tr	0.05	0.12	3.50	Tr	0.85	6	58	68	1.3	0.35	4.0
猪蹄	60	58.2	260	22.6	18.8	0	0	0.4	3	0.05	0.10	1.50	Tr	0.01	33	54	101	1.1	1.14	5.9
猪蹄筋	100	62.4	156	35.3	1.4	0.5	0	0.4	Tr	0.01	0.09	2.90	Tr	0.10	15	46	178	2.2	2.30	10.3
猪里脊肉	100	74.7	150	19.6	7.9	0	0	1.2	Tr	0.32	0.20	6.37	Tr	0.33	6	317	43	1.5	2.01	8.3
猪皮	100	46.9	363	27.4	28.1	0	0	0.5	3	0.03	0.14	0.63	Tr	Tr	13	62	72	1.7	0.67	4.7

续表

食物名称	可食部/g	水分/g	能量/kcal	蛋白质/g	脂肪/g	碳水化合物/g	膳食纤维/g	灰分/g	维生素A/μg RE	硫胺素/mg	核黄素/g	烟酸/mg	维生素C/mg	维生素E/mg α-TE	钙/mg	钾/mg	钠/mg	铁/mg	锌/mg	硒/μg
猪小排	70	60.0	295	16.8	25.3	0	0	0.8	7	0.31	0.26	4.11	Tr	0.46	14	222	63	1.1	2.42	8.5
猪肚	96	78.2	110	15.2	5.1	0.7	0	0.8	3	0.07	0.16	3.70	—	0.32	11	171	75	2.4	1.92	12.8
猪肺	97	83.1	84	12.2	3.9	0.1	0	0.7	10	0.04	0.18	1.80	—	0.45	6	210	81	5.3	1.21	10.8
猪脑	100	78.0	131	10.8	9.8	0	0	1.6	Tr	0.11	0.19	2.80	—	0.96	30	259	131	1.9	0.99	12.7
猪脾[沙肝]	100	79.4	94	13.2	3.2	3.1	0	1.1	Tr	0.09	0.26	0.60	—	0.33	1	234	26	11.3	1.44	16.5
猪肾[猪腰子]（脂肪8g/100g）	92	75.0	137	16.0	8.1	0	0	0.9	46	0.29	0.69	6.00	7.0	0.33	2	194	125	4.6	1.98	156.8
猪小肠	100	85.4	65	10.0	2.0	1.7	0	0.9	6	0.12	0.11	3.10	—	0.13	7	142	205	2.0	2.77	7.2
猪心	97	76.0	119	16.6	5.3	1.1	0	1.0	13	0.19	0.48	6.80	4.0	0.74	12	260	71	4.3	1.90	14.9
猪血	100	85.8	55	12.2	0.3	0.9	0	0.8	—	0.03	0.04	0.30	—	0.20	4	56	56	8.7	0.28	7.9
猪肝	100	72.6	126	19.2	4.7	1.8	0	1.7	6 502	0.22	2.02	10.11	20.0	Tr	6	235	69	23.2	3.68	26.1
猪舌	100	70.2	184	18.1	12.4	0	0	0.9	Tr	0.27	0.41	4.25	Tr	Tr	13	216	79	0.1	2.89	13.9
猪肾[猪腰子]（脂肪2g/100g）	100	80.6	82	15.8	1.8	0.6	0	1.2	39	0.19	1.18	7.00	10.0	Tr	12	217	134	0.1	3.15	157.2
腊肉	100	31.1	498	11.8	48.8	2.9	0	5.4	96	—	—	—	Tr	6.23	22	416	764	7.5	3.49	23.5
午餐肉	100	59.9	229	9.4	15.9	12.0	0	2.8	Tr	0.24	0.05	11.10	—	—	57	146	982	0.8	1.39	4.3
咸肉	100	40.4	390	16.5	36.0	0	0	8.4	20	0.77	0.21	3.50	—	0.10	10	387	196	2.6	2.04	13.0
猪肝（卤）	100	56.4	203	26.4	8.3	5.6	0	3.3	4 200	0.36	0.42	—	—	0.14	68	188	675	2.0	0.35	28.7
猪蹄（熟）	43	55.8	260	23.6	17.0	3.2	0	0.4	Tr	0.13	0.04	2.80	Tr	—	32	18	363	2.4	0.78	4.2
猪肘棒（熟）	72	49.5	314	21.3	24.5	2.1	0	2.6	Tr	0.04	0.09	3.80	Tr	—	55	106	754	1.6	2.66	11.1
叉烧肉	100	60.4	196	20.9	9.8	6.0	0	2.9	Tr	0.05	0.09	3.83	—	0.97	5	100	726	3.6	8.50	6.7

续表

食物名称	可食部/g	水分/g	能量/kcal	蛋白质/g	脂肪/g	碳水化合物/g	膳食纤维/g	灰分/g	维生素A/μg RE	硫胺素/mg	核黄素/g	烟酸/mg	维生素C/mg	维生素E/mg α-TE	钙/mg	钾/mg	钠/mg	铁/mg	锌/mg	硒/μg
猪肉脯	100	11.2	378	28.0	8.8	46.6	0	5.4	84	0.22	0.27	18.48	—	1.10	17	381	1 638	3.9	3.08	6.9
肉酥	100	2.4	509	30.7	27.1	35.5	0	4.3	Tr	0.09	0.15	3.93	Tr	4.47	11	278	1 541	3.7	4.38	19.9
肘子（酱）	100	58.9	202	29.6	8.5	1.8	0	1.2	Tr	0.17	0.18	—	Tr	0.74	15	57	197	1.9	4.07	—
大腊肠	100	54.9	267	12.9	20.1	8.6	0	3.5	Tr	0.67	0.07	10.00	—	—	24	159	1 099	1.5	1.41	4.6
蛋清肠	100	55.1	278	12.5	22.8	5.8	0	3.8	20	0.65	0.06	10.70	—	—	26	161	1 143	2.2	1.27	5.7
风干肠	100	55.8	283	12.4	23.3	5.9	0	2.6	Tr	0.12	0.09	12.60	—	—	18	163	618	3.5	1.40	3.5
香肠（广东）	100	33.5	433	18.0	37.3	6.4	0	4.8	Tr	0.42	0.07	5.70	—	—	5	356	1 478	2.8	2.62	7.0
火腿肠	100	57.4	212	14.0	10.4	15.6	0	2.6	5	0.26	0.43	2.30	—	0.71	9	217	771	4.5	3.22	9.2
腊肠	100	8.4	584	22.0	48.3	15.3	0	6.0	Tr	0.04	0.12	3.80	—	—	24	100	1 420	3.2	2.48	8.8
蒜肠	100	52.5	309	7.5	25.4	12.7	0	1.9	5	0.06	0.15	1.00	—	0.27	13	92	562	1.9	1.80	3.5
香肠	100	19.2	508	24.1	40.7	11.2	0	4.8	Tr	0.48	0.11	4.40	—	1.05	14	453	2 309	5.8	7.61	8.8
小红肠	100	56.2	280	11.8	23.2	6.0	0	2.8	158	0.27	0.14	2.60	—	0.17	10	183	682	2.2	2.11	4.9
小泥肠	100	56.4	295	11.3	26.3	3.2	0	2.8	Tr	0.16	0.07	13.40	—	—	20	132	648	1.1	1.24	7.1
火腿	100	47.9	330	16.0	27.4	4.9	0	3.8	46	0.28	0.09	8.60	—	0.80	3	220	1 087	2.2	2.16	3.0
火腿（金华）	100	48.7	318	16.4	28.0	0.1	0	6.8	20	0.51	0.18	4.80	—	0.18	9	389	233	2.1	2.26	13.0
热狗肠	100	51.3	307	13.2	25.2	6.9	0	3.5	Tr	0.11	0.09	2.36	—	0.74	10	613	862	3.2	1.36	7.1
火腿肠	100	61.5	215	12.1	14.6	8.8	0	3.0	56	0.04	0.11	1.78	—	0.65	19	130	1 120	1.8	0.70	4.8
牛肋条肉	100	75.1	123	18.6	5.4	0	0	1.0	7	0.06	0.13	3.10	Tr	0.37	19	217	67	2.7	4.05	2.4
牛后腿肉	100	74.9	106	20.9	2.0	1.1	0	1.1	3	0.04	0.14	6.10	Tr	0.97	5	197	45	3.3	4.07	5.0

续表

食物名称	可食部/g	水分/g	能量/kcal	蛋白质/g	脂肪/g	碳水化合物/g	膳食纤维/g	灰分/g	维生素A/μg RE	硫胺素/mg	核黄素/g	烟酸/mg	维生素C/mg	维生素E/mg α-TE	钙/mg	钾/mg	钠/mg	铁/mg	锌/mg	硒/μg
牛后腱肉	94	75.6	98	20.1	1.0	2.2	0	1.1	3	0.03	0.15	4.80	Tr	0.78	5	182	85	4.2	3.93	3.8
牛里脊肉	100	73.2	107	22.2	0.9	2.4	0	1.3	4	0.05	0.15	7.20	Tr	0.80	3	140	75	4.4	6.92	2.8
牛前腿肉	100	74.9	105	19.2	1.8	2.9	0	1.2	3	0.04	0.16	4.90	Tr	0.67	5	176	70	2.8	4.50	3.5
牛前腱肉	95	72.2	113	20.3	1.3	5.1	0	1.1	2	0.04	0.18	5.00	Tr	0.38	5	182	83	3.2	7.61	5.0
牛肉（瘦）	100	73.7	113	21.3	2.5	1.3	0	1.1	4	0.04	0.13	4.92	Tr	0.83	5	212	64	2.3	5.09	3.5
牛蹄筋	100	62.0	151	34.1	0.5	2.6	0	0.8	Tr	0.07	0.13	0.70	Tr	—	5	23	154	3.2	0.81	1.7
牛腩肉	100	57.6	332	17.1	29.3	0	0	1.0	Tr	0.02	0.06	2.20	Tr	Tr	—	—	—	0.6	2.69	3.2
牦牛肉	100	70.9	119	23.1	1.4	3.4	0	1.2	1	0.05	0.22	4.44	Tr	0.68	28	37	26	3.6	3.45	1.0
牛大肠	100	85.9	66	11.0	2.3	0.4	0	0.4	—	0.03	0.08	1.20	—	—	12	55	28	2.0	1.05	10.9
牛肚	100	83.4	72	14.5	1.6	0	0	0.6	2	0.03	0.13	2.50	—	0.51	40	162	61	1.8	2.31	9.1
牛肝	100	68.7	139	19.8	3.9	6.2	0	1.4	20 220	0.16	1.30	11.90	—	0.13	4	185	45	6.6	5.01	12.0
牛脑	100	75.1	149	12.5	11.0	0.1	0	1.3	—	0.15	0.25	4.00	—	—	6	300	186	4.7	4.69	20.3
牛舌	100	66.7	196	17.0	13.3	2.0	0	1.0	8	0.10	0.16	3.60	—	0.55	6	236	58	3.1	3.39	13.8
牛肾	89	78.3	94	15.6	2.4	2.6	0	1.1	88	0.24	0.85	7.70	—	0.19	8	190	181	9.4	2.17	70.3
牛心	100	77.2	106	15.4	3.5	3.1	0	0.8	17	0.26	0.39	6.80	5.0	0.19	4	282	48	5.9	2.41	14.8
毛肚	100	85.6	70	13.2	1.9	0	0	0.4	Tr	0.02	0.15	—	—	Tr	40	162	61	2.1	7.03	3.8
牛肉（酱）	100	50.7	246	31.4	11.9	3.2	0	2.8	11	0.05	0.22	4.40	—	1.25	20	148	869	4.0	7.12	4.4
牛肉干	100	9.3	550	45.6	40.0	1.9	0	3.2	—	0.06	0.26	15.20	—	—	43	510	412	15.6	7.26	9.8
牛肉松	100	2.7	445	8.2	15.7	67.7	0	5.7	90	0.04	0.11	0.90	—	18.24	76	128	1 946	4.6	0.55	2.7

续表

食物名称	可食部/g	水分/g	能量/kcal	蛋白质/g	脂肪/g	碳水化合物/g	膳食纤维/g	灰分/g	维生素A/μg RE	硫胺素/mg	核黄素/g	烟酸/mg	维生素C/mg	维生素E/mg α-TE	钙/mg	钾/mg	钠/mg	铁/mg	锌/mg	硒/μg
牛蹄筋（熟）	100	64.0	147	35.2	0.6	0.1	0	0.1	—	—	—	—	—	—	13	48	99	1.7	0.99	4.4
牛肉（酱，五香）	100	55.5	229	33.2	10.7	0	0	2.1	Tr	0.02	0.12	5.33	—	1.41	11	327	926	3.1	13.60	10.0
羊肉	100	72.5	139	18.5	6.5	1.6	0	1.0	8	0.07	0.16	4.41	Tr	0.48	16	300	90	3.9	3.52	6.0
羊脖肉	74	71.0	135	21.3	4.6	2.2	0	0.9	6	0.06	0.21	4.00	Tr	0.43	8	208	75	2.9	2.58	4.7
羊里脊肉	100	75.4	103	20.5	1.6	1.6	0	0.9	5	0.06	0.20	5.80	Tr	0.52	8	161	74	2.8	1.98	5.5
羊肉（瘦）	90	74.2	118	20.5	3.9	0.2	0	1.2	11	0.15	0.16	5.20	Tr	0.31	9	403	69	3.9	6.06	7.2
羊胸脯肉	81	73.6	133	19.4	6.2	0	0	0.9	11	0.04	0.18	4.40	Tr	0.45	7	170	87	3.0	2.20	6.7
山羊肉	100	56.4	293	8.7	24.5	9.4	0	1.0	8	0.06	0.12	4.70	Tr	—	135	744	161	13.7	10.42	8.2
羊蹄筋	100	62.8	159	34.3	2.4	0	0	0.5	—	Tr	0.10	1.20	Tr	—	16	74	150	3.1	1.64	3.6
羊上脑肉	100	78.0	94	19.0	2.0	0	0	1.0	3	0.06	0.14	3.30	Tr	0.44	3	359	107	2.4	2.68	6.8
羊前腿肉	100	77.1	97	19.8	2.0	0	0	1.1	3	0.12	0.15	3.13	Tr	0.63	3	338	93	3.0	2.22	5.8
羊后腿肉	100	75.1	111	20.6	3.2	0	0	1.1	5	0.06	0.14	3.68	Tr	0.58	3	352	94	4.0	3.07	9.1
羊肉片	100	74.9	118	18.0	4.0	2.4	0	0.7	16	—	—	—	Tr	0.53	12	108	92	2.3	2.14	6.2
羊大肠	100	83.4	75	13.4	2.4	0	0	0.8	—	—	0.14	1.80	—	—	25	117	79	1.9	2.50	14.1
羊肚	100	81.7	87	12.2	3.4	1.8	0	0.9	23	0.03	0.17	1.80	—	0.33	38	101	66	1.4	2.61	9.7
羊肺	100	77.7	96	16.2	2.4	2.5	0	1.2	Tr	0.05	0.14	1.10	—	1.43	12	139	146	7.8	1.81	9.3
羊肝	100	69.7	134	17.9	3.6	7.4	0	1.4	20 972	0.21	1.75	22.10	—	29.93	8	241	123	7.5	3.45	17.7
羊脑	100	76.3	142	11.3	10.7	0.1	0	1.6	—	0.17	0.27	3.50	—	—	61	146	152	—	1.24	38.1
羊舌	100	60.9	225	19.4	14.2	4.8	0	0.7	—	—	0.23	3.00	—	—	—	—	—	—	—	—

续表

食物名称	可食部/g	水分/g	能量/kcal	蛋白质/g	脂肪/g	碳水化合物/g	膳食纤维/g	灰分/g	维生素A/μg RE	硫胺素/mg	核黄素/g	烟酸/mg	维生素C/mg	维生素E/mg α-TE	钙/mg	钾/mg	钠/mg	铁/mg	锌/mg	硒/μg
羊肾	95	78.2	96	16.6	2.8	1.0	0	1.4	126	0.35	2.01	8.40	—	0.13	8	115	193	5.8	2.74	58.9
羊心	100	77.7	113	13.8	5.5	2.0	0	1.0	16	0.28	0.40	5.60	—	1.75	10	200	101	4.0	2.09	16.7
羊血	100	85.0	57	6.8	0.2	6.9	0	1.1	—	0.04	0.09	0.20	—	—	22	6	443	18.3	0.67	15.7
羊肉（熟）	100	61.7	217	23.2	13.8	0	0	1.7	18	0.01	0.20	3.70	Tr	0.33	13	239	408	1.9	2.14	8.1
羊肉串（电烤）	100	52.8	234	26.4	11.6	6.0	0	3.2	42	0.03	0.32	5.80	—	1.80	52	430	796	6.7	4.94	6.7
羊肉串（烤）	100	58.7	206	26.0	10.3	2.4	0	2.6	52	0.04	0.15	6.30	—	1.44	4	205	485	8.5	2.28	3.4
羊肉串（炸）	100	57.4	217	18.3	11.5	10.0	0	2.8	40	0.04	0.41	4.70	—	6.56	38	297	581	4.2	3.84	6.5
羊肉干	100	9.1	588	28.2	46.7	13.7	0	2.3	—	0.14	0.26	10.60	Tr	—	77	520	184	10.1	6.19	10.4
手抓羊肉	70	62.9	188	27.3	8.8	0	0	1.0	10	0.03	0.09	3.50	—	0.52	3	178	226	1.8	2.72	9.3
山羊肉（酱）	100	45.7	272	25.4	13.7	11.8	0	3.4	—	0.07	0.06	8.30	—	1.28	43	134	938	4.1	3.79	3.2
驴肉	100	73.8	116	21.5	3.2	0.4	0	1.1	72	0.03	0.16	2.50	Tr	2.76	2	325	47	4.3	4.26	6.1
驴肉（酱）	100	61.4	160	33.7	2.8	0	0	2.1	Tr	0.02	0.11	1.40	—	—	8	185	229	4.2	4.63	3.4
驴肉（卤）	100	63.1	149	27.2	1.9	5.8	0	1.5	70	0.01	0.27	5.30	—	1.26	6	219	307	5.4	2.78	1.1
马肉	100	74.1	122	20.1	4.6	0.1	0	1.1	28	0.06	0.25	2.20	Tr	1.42	5	526	116	5.1	12.26	3.7
兔肉	100	76.2	102	19.7	2.2	0.9	0	1.0	26	0.11	0.10	5.80	Tr	0.42	12	284	45	2.0	1.30	10.9
禽肉类及制品																				
鸡	63	70.5	145	20.3	6.7	0.9	0	1.1	92	0.06	0.07	7.54	Tr	1.34	13	249	63	1.8	1.46	11.9
土鸡	58	73.5	124	20.8	4.5	0	0	1.2	64	0.09	0.08	15.70	Tr	2.02	9	276	74	2.1	1.06	12.8
母鸡	66	56.0	256	20.3	16.8	5.8	0	1.1	139	0.05	0.04	8.80	Tr	1.34	2	275	62	1.2	1.46	—

续表

食物名称	可食部/g	水分/g	能量/kcal	蛋白质/g	脂肪/g	碳水化合物/g	膳食纤维/g	灰分/g	维生素A/μg RE	硫胺素/mg	核黄素/g	烟酸/mg	维生素C/mg	维生素E/mg α-TE	钙/mg	钾/mg	钠/mg	铁/mg	锌/mg	硒/μg
肉鸡（肥）	74	46.1	389	16.7	35.4	0.9	0	0.9	226	0.07	0.07	13.10	Tr	—	37	123	48	1.7	1.10	5.4
乌骨鸡	48	73.9	111	22.3	2.3	0.3	0	1.2	—	0.02	0.20	7.10	Tr	1.77	17	323	64	2.3	1.60	7.7
鸡爪	60	56.4	254	23.9	16.4	2.7	0	0.6	37	0.01	0.13	2.40	Tr	0.32	36	108	169	1.4	0.90	10.0
鸡胸脯肉	100	71.7	118	24.6	1.9	0.6	0	1.2	3	0.07	0.06	11.90	Tr	0.41	1	333	45	1.0	0.26	11.8
鸡腿	74	71.7	146	20.2	7.2	0	0	0.9	22	0.06	0.10	3.25	Tr	Tr	0	221	74	1.8	1.11	9.7
鸡翅	69	63.3	202	19.0	11.5	5.5	0	0.7	28	Tr	0.05	4.36	Tr	0.44	8	205	51	0.9	0.42	8.7
鸡肝	100	74.4	121	16.6	4.8	2.8	0	1.4	10 414	0.33	1.10	11.90	—	1.88	7	222	92	12.0	2.40	38.6
鸡心	100	70.8	172	15.9	11.8	0.6	0	0.9	910	0.46	0.26	11.50	—	—	54	220	108	4.7	1.94	4.1
鸡血	100	87.0	49	7.8	0.2	4.1	0	0.9	56	0.05	0.04	0.10	—	0.21	10	136	208	25.0	0.45	12.1
鸡胗	100	73.1	118	19.2	2.8	4.0	0	0.9	36	0.04	0.09	3.40	—	0.87	7	272	75	4.4	2.76	10.5
扒鸡	66	56.0	217	29.6	11.0	0	0	3.4	32	0.02	0.17	9.20	—	—	31	149	1 001	2.9	3.23	8.1
鸡（炸）	70	49.4	279	20.3	17.3	10.5	0	2.5	23	0.03	0.17	16.70	—	6.44	109	232	755	2.2	1.66	11.2
鸡（卤）	70	54.4	212	29.4	7.9	5.8	0	2.5	76	0.02	0.35	0.20	—	0.90	71	40	222	5.4	4.42	17.0
鸡肉松	100	4.9	440	7.2	16.4	65.8	0	5.7	90	0.03	0.11	1.00	—	14.58	76	109	1 688	7.1	0.58	3.1
鸡（烤）	72	55.4	265	28.1	16.9	0	0	4.6	165	0.03	0.16	—	—	0.35	36	207	560	2.0	1.58	19.3
鸭	68	63.9	240	15.5	19.7	0.2	0	0.7	52	0.08	0.22	4.20	Tr	0.27	6	191	69	2.2	1.33	12.3
鸭胸脯肉	100	78.6	90	15.0	1.5	4.0	0	0.9	—	0.01	0.07	4.20	Tr	1.98	6	126	60	4.1	1.17	12.6
鸭皮	100	28.1	538	6.5	50.2	15.1	0	0.1	21	0.01	0.04	1.00	Tr	—	6	38	26	3.1	0.64	4.7
鸭翅	67	70.6	146	16.5	6.1	6.3	0	0.5	14	0.02	0.16	2.40	Tr	—	20	100	54	2.1	0.74	10.0

续表

食物名称	可食部/g	水分/g	能量/kcal	蛋白质/g	脂肪/g	碳水化合物/g	膳食纤维/g	灰分/g	维生素A/μg RE	硫胺素/mg	核黄素/g	烟酸/mg	维生素C/mg	维生素E/mg α-TE	钙/mg	钾/mg	钠/mg	铁/mg	锌/mg	硒/μg
鸭掌	59	64.7	150	26.9	1.9	6.2	0	0.3	11	Tr	0.17	1.10	Tr	—	24	28	61	1.3	0.54	5.4
鸭肠	53	77.0	129	14.2	7.8	0.4	0	0.6	16	0.02	0.22	3.10	—	—	31	136	32	2.3	1.19	24.9
鸭肝	100	76.3	128	14.5	7.5	0.5	0	1.2	1 040	0.26	1.05	6.90	18.0	1.41	18	230	87	23.1	3.08	57.3
鸭舌	61	62.6	245	16.6	19.7	0.4	0	0.7	35	0.01	0.21	1.60	Tr	0.23	13	44	82	2.2	0.65	12.5
鸭心	100	74.5	143	12.8	8.9	2.9	0	0.9	24	0.14	0.87	8.00	—	0.81	20	233	86	5.0	1.38	15.3
鸭血	100	72.6	108	13.6	0.4	12.4	0	1.0	—	0.06	0.06	—	—	0.34	5	166	174	30.5	0.50	—
鸭胗	93	77.8	92	17.9	1.3	2.1	0	0.9	6	0.04	0.15	4.40	—	0.21	12	284	69	4.3	2.77	16.0
烤鸭（北京）	80	38.2	436	16.6	38.4	6.0	0	0.8	36	0.04	0.32	4.50	—	0.97	35	247	83	2.4	1.25	10.3
鸭（酱）	80	53.6	266	18.9	18.4	6.3	0	2.8	11	0.06	0.22	3.70	—	—	14	236	981	4.1	2.69	15.7
盐水鸭	81	51.7	313	16.6	26.1	2.8	0	2.8	35	0.07	0.21	2.50	—	0.42	10	218	1 558	0.7	2.04	15.4
鹅	63	61.4	251	17.9	19.9	0	0	0.8	42	0.07	0.23	4.90	Tr	0.22	4	232	59	3.8	1.36	17.7
鹅肝	100	70.7	129	15.2	3.4	9.3	0	1.4	6 100	0.27	0.25	—	—	0.29	2	336	70	7.8	3.56	—
鹅胗	100	76.3	100	19.6	1.9	1.1	0	1.1	51	0.05	0.06	—	—	—	2	410	58	4.7	4.04	—
烧鹅	73	52.8	289	19.7	21.5	4.2	0	1.8	9	0.09	0.11	3.60	—	0.07	91	22	240	3.8	2.00	7.7
火鸡腿肉	100	77.8	91	20.0	1.2	0	0	1.0	Tr	0.07	0.06	8.30	Tr	0.07	12	708	168	5.2	9.26	15.5
火鸡胸脯肉	100	73.6	103	22.4	0.2	2.8	0	1.0	Tr	0.04	0.03	16.20	Tr	0.35	39	227	94	1.1	0.52	9.9
鸽	42	66.6	201	16.5	14.2	1.7	0	1.0	53	0.06	0.20	6.90	Tr	0.99	30	334	64	3.8	0.82	11.1

续表

食物名称	可食部/g	水分/g	能量/kcal	蛋白质/g	脂肪/g	碳水化合物/g	膳食纤维/g	灰分/g	维生素A/μg RE	硫胺素/mg	核黄素/g	烟酸/mg	维生素C/mg	维生素E/mg α-TE	钙/mg	钾/mg	钠/mg	铁/mg	锌/mg	硒/μg
鹌鹑	58	75.1	110	20.2	3.1	0.2	0	1.4	40	0.04	0.32	6.30	Tr	0.44	48	204	48	2.3	1.19	11.7
蛋类及制品																				
鸡蛋	87	75.2	139	13.1	8.6	2.4	0	0.9	255	0.09	0.20	0.20	Tr	1.14	56	154	132	1.6	0.89	14.0
白皮鸡蛋	87	75.8	138	12.7	9.0	1.5	0	1.0	310	0.09	0.31	0.20	Tr	1.23	48	98	95	2.0	1.00	16.6
鸡蛋白	100	84.4	60	11.6	0.1	3.1	0	0.8	—	0.04	0.31	0.20	Tr	0.01	9	132	79	1.6	0.02	7.0
鸡蛋黄	100	51.5	328	15.2	28.2	3.4	0	1.7	438	0.33	0.29	0.10	Tr	5.06	112	95	55	6.5	3.79	27.0
红皮鸡蛋	87	77.1	143	12.2	10.5	0	0	0.8	—	0.05	0.11	—	Tr	0.84	44	121	126	1.0	0.38	13.8
乌鸡蛋	88	69.7	170	12.6	10.6	6.1	0	1.0	—	0.09	0.43	0.06	Tr	3.73	42	514	107	3.8	2.05	28.3
鸡蛋粉	100	2.5	545	43.4	36.2	11.3	0	6.6	525	0.05	0.40	—	Tr	11.56	954	357	393	10.5	5.95	39.1
松花鸡蛋	83	66.4	178	14.8	10.6	5.8	0	2.4	310	0.02	0.13	0.20	Tr	1.06	26	148	—	3.9	2.73	44.3
鸡蛋（煮）	86	76.3	151	12.1	10.5	0.1	0	1.0	146	0.04	0.39	0.10	Tr	—	35	130	130	1.7	—	—
毛蛋	87	72.3	176	14.2	13.2	0	0	1.2	161	0.04	0.65	0.87	Tr	1.49	204	66	76	1.8	1.64	29.0
荷包蛋（煎）	100	68.6	199	13.5	15.0	1.4	0	1.6	248	0.06	0.52	0.10	Tr	—	55	132	353	1.6	—	—
荷包蛋（煮）	100	74.9	164	12.3	11.7	0.2	0	0.9	158	0.06	0.40	0.10	Tr	—	55	100	110	2.2	—	—
鸭蛋	87	70.3	180	12.6	13.0	3.1	0	1.0	261	0.17	0.35	0.20	Tr	4.98	62	135	106	2.9	1.67	15.7
鸭蛋白	100	87.7	47	9.9	—	1.8	0	0.6	23	0.01	0.07	0.10	Tr	0.16	18	84	71	0.1	—	4.0
鸭蛋黄	100	44.9	378	14.5	33.8	4.0	0	2.8	1 980	0.28	0.62	—	Tr	12.72	123	86	30	4.9	3.09	25.0
松花鸭蛋	90	68.4	171	14.2	10.7	4.5	0	2.2	215	0.06	0.18	0.10	Tr	3.05	63	152	543	3.3	1.48	25.2
咸鸭蛋（生）	88	61.3	190	12.7	12.7	6.3	0	7.0	134	0.16	0.33	0.10	Tr	6.25	118	184	2 706	3.6	1.74	24.0

续表

食物名称	可食部/g	水分/g	能量/kcal	蛋白质/g	脂肪/g	碳水化合物/g	膳食纤维/g	灰分/g	维生素A/μg RE	硫胺素/mg	核黄素/g	烟酸/mg	维生素C/mg	维生素E/mg α-TE	钙/mg	钾/mg	钠/mg	铁/mg	锌/mg	硒/μg
咸鸭蛋（熟）	84	70.0	177	13.8	13.5	0	0	4.2	—	0.15	0.28	0.04	Tr	2.85	52	226	1 131	2.1	1.50	32.8
鹅蛋	87	69.3	196	11.1	15.6	2.8	0	1.2	192	0.08	0.30	0.40	Tr	4.50	34	74	91	4.1	1.43	27.2
鹅蛋白	100	87.2	48	8.9	—	3.2	0	0.7	7	0.03	0.04	0.30	Tr	0.34	4	36	77	2.8	0.10	8.0
鹅蛋黄	100	50.1	324	15.5	26.4	6.2	0	1.8	1 977	0.06	0.59	0.60	Tr	95.70	13	—	24	2.8	1.59	26.0
鹅蛋（煮）	85	71.9	182	12.7	13.6	1.0	0	0.8	173	0.06	0.32	0.10	Tr	—	41	76	45	2.5	—	—
鹌鹑蛋	86	73.0	160	12.8	11.1	2.1	0	1.0	337	0.11	0.49	0.10	Tr	3.08	47	138	107	3.2	1.61	25.5

资料来源：NutriData综合信息数据平台。

5. 水产类营养成分速查表

表8-5 水产类营养成分速查表

单位：/100g

食物名称	可食部/g	水分/g	能量/kcal	蛋白质/g	脂肪/g	碳水化合物/g	膳食纤维/g	灰分/g	维生素A/μg RE	硫胺素/mg	核黄素/g	烟酸/mg	维生素C/mg	维生素E/mg α-TE	钙/mg	钾/mg	钠/mg	铁/mg	锌/mg	硒/μg
鳡鱼	54	76.0	114	17.5	4.3	1.2	—	1.0	11	0.02	0.07	1.30	Tr	0.66	139	194	158	0.2	0.54	21.5
黄鳝	67	78.0	89	18.0	1.4	1.2	—	1.4	50	0.06	0.98	3.70	Tr	1.34	42	263	70	2.5	1.97	34.6
鲤鱼	54	76.7	109	17.6	4.1	0.5	—	1.1	25	0.03	0.09	2.70	Tr	1.27	50	334	54	1.0	2.08	15.4
罗非鱼	55	76.0	98	18.4	1.5	2.8	—	1.3	Tr	0.11	0.17	3.30	Tr	1.91	12	289	20	0.9	0.87	22.6
泥鳅	60	76.6	96	17.9	2.0	1.7	—	1.8	14	0.10	0.33	6.20	Tr	0.79	299	282	75	2.9	2.76	35.3
青鱼	63	73.9	118	20.1	4.2	0	—	2.4	42	0.03	0.07	2.90	Tr	0.81	31	325	47	0.9	0.96	37.7
黑鱼	57	78.7	85	18.5	1.2	0	—	1.6	26	0.02	0.14	2.50	Tr	0.97	152	313	49	0.7	0.80	24.6
银鱼	100	76.2	105	17.2	4.0	0	—	2.6	—	0.03	0.05	0.20	Tr	1.86	46	246	9	0.9	0.16	9.5
鲇鱼	65	78.0	103	17.3	3.7	0	—	1.1	—	0.03	0.10	2.50	Tr	0.54	42	351	50	2.1	0.53	27.5
鲮鱼	57	77.7	95	18.4	2.1	0.7	0	1.1	125	0.01	0.04	3.00	Tr	1.54	31	317	40	0.9	0.83	48.1
鲮鱼（罐头）	100	27.0	399	30.7	26.9	8.5	0	6.9	—	0.04	0.09	2.30	Tr	5.56	598	480	2 310	6.1	2.20	8.7
河鳗	84	67.1	181	18.6	10.8	2.3	0	1.2	—	0.02	0.02	3.80	Tr	3.60	42	207	59	1.5	1.15	33.7
胖头鱼	61	76.5	100	15.3	2.2	4.7	0	1.3	34	0.04	0.11	2.80	Tr	2.65	82	229	61	0.8	0.76	19.5
鳜鱼	61	74.5	117	19.9	4.2	0	0	1.5	12	0.02	0.07	5.90	Tr	0.87	63	295	69	1.0	1.07	26.5
虹鳟鱼	57	77.0	99	18.6	2.6	0.2	0	1.6	206	0.08	—	—	Tr	3.55	34	688	110	—	4.30	20.4

续表

食物名称	可食部/g	水分/g	能量/kcal	蛋白质/g	脂肪/g	碳水化合物/g	膳食纤维/g	灰分/g	维生素A/μg RE	硫胺素/mg	核黄素/g	烟酸/mg	维生素C/mg	维生素E/mg α-TE	钙/mg	钾/mg	钠/mg	铁/mg	锌/mg	硒/μg
草鱼	58	78.2	96	17.7	2.6	0.5	0	1.0	11	0.04	0.04	2.48	Tr	2.03	17	325	36	1.3	0.38	11.7
鲢鱼	61	82.8	84	16.3	2.1	0	0	1.1	20	0.01	0.05	3.08	Tr	0.30	53	277	58	1.5	0.67	14.4
鲫鱼	54	78.6	89	18.0	1.6	0.7	0	1.1	17	0.08	0.06	2.38	Tr	0.34	79	290	41	1.3	0.53	23.0
黄颡鱼	44	75.2	161	17.3	10.2	Tr	0	0.8	—	—	—	—	Tr	2.87	Tr	235	41	14.0	0.70	Tr
鮰鱼	64	68.9	143	14.8	4.5	10.8	0	1.0	—	—	—	—	Tr	0.06	32	288	66	0.5	0.57	Tr
武昌鱼	71	67.6	142	27.0	3.5	0.7	0	1.2	—	—	—	—	Tr	—	211	297	128	1.6	1.23	0.1
鲟鱼	69	75.0	100	23.4	0.4	0.6	0	0.6	—	—	—	—	Tr	—	31	305	168	1.3	1.28	0.1
白姑鱼	67	71.5	150	19.1	8.2	0	0	1.3	—	0.02	0.08	3.30	Tr	1.49	23	382	153	0.3	0.84	21.0
带鱼	76	73.3	127	17.7	4.9	3.1	0	1.0	29	0.02	0.06	2.80	Tr	0.82	28	280	150	1.2	0.70	36.6
海鳗	67	74.6	122	18.8	5.0	0.5	0	1.1	22	0.06	0.07	3.00	Tr	1.70	28	266	96	0.7	0.80	25.9
红娘鱼	55	76.1	105	18.0	2.8	1.9	0	1.2	6	0.03	0.07	4.90	Tr	0.70	160	308	164	1.2	2.99	59.4
大黄花鱼	66	77.7	97	17.7	2.5	0.8	0	1.3	10	0.03	0.10	1.90	Tr	1.13	53	260	120	0.7	0.58	42.6
老板鱼[孔鳐]	75	77.8	81	18.5	0.5	0.6	0	2.6	10	0.03	0.07	2.00	Tr	0.16	27	227	160	0.3	0.37	31.4
橡皮鱼	52	78.9	83	18.1	0.6	1.2	0	1.2	15	0.02	0.05	3.00	Tr	1.03	54	291	81	0.9	1.44	38.2
沙丁鱼	67	78.0	89	19.8	1.1	0	0	1.3	—	0.01	0.03	2.00	Tr	0.26	184	136	92	1.4	0.16	49.0
香梭鱼	74	74.2	145	15.9	9.0	0	0	1.1	32	Tr	0.07	3.00	Tr	0.88	13	275	68	2.1	1.00	22.0
片口鱼[比目鱼]	68	75.9	112	20.8	3.2	0	0	1.9	Tr	0.11	—	4.50	Tr	0.50	55	317	67	1.0	0.53	37.0
鲈鱼	58	76.5	105	18.6	3.4	0	0	1.5	19	0.03	0.17	3.10	Tr	0.75	138	205	144	2.0	2.83	33.1
大马哈鱼[鲑鱼]	72	74.1	139	17.2	7.8	0	0	0.9	45	0.07	0.18	4.40	Tr	0.78	13	361	63	0.3	1.11	29.5

续表

食物名称	可食部/g	水分/g	能量/kcal	蛋白质/g	脂肪/g	碳水化合物/g	膳食纤维/g	灰分/g	维生素A/μg RE	硫胺素/mg	核黄素/g	烟酸/mg	维生素C/mg	维生素E/mg α-TE	钙/mg	钾/mg	钠/mg	铁/mg	锌/mg	硒/μg
鲑鱼籽酱	100	49.4	252	10.9	16.8	14.4	0	8.5	111	0.33	0.19	0.50	Tr	12.25	23	171	2 881	2.8	2.69	203.1
大凤尾鱼	79	77.5	106	13.2	5.5	0.8	0	3.0	15	Tr	0.08	1.00	Tr	0.84	114	161	53	1.7	1.51	37.8
小凤尾鱼	90	72.7	124	15.5	5.1	4.0	0	2.7	14	0.06	0.06	0.90	Tr	0.74	78	225	39	1.6	1.30	33.3
平鱼	70	72.8	140	18.5	7.3	0	0	1.4	24	0.04	0.07	2.10	Tr	1.26	46	328	63	1.1	0.80	27.2
鲽鱼	72	74.6	107	21.1	2.3	0.5	0	1.5	117	0.03	0.04	1.50	Tr	2.35	107	264	150	0.4	0.92	29.5
鳓鱼	71	71.9	159	20.7	8.5	0	0	1.2	Tr	Tr	0.02	—	Tr	1.83	39	246	48	1.3	1.12	35.7
鳕鱼	45	77.4	88	20.4	0.5	0.5	0	1.2	14	0.04	0.13	2.70	Tr	—	42	321	130	0.5	0.86	24.8
带鱼	70	78.8	108	17.6	4.2	0	0	1.1	19	0.02	0.08	1.45	Tr	0.42	431	361	246	1.1	2.23	26.6
小黄花鱼	62	79.4	114	17.0	5.1	0	0	1.6	94	0.03	0.08	0.72	Tr	0.82	191	198	194	0.7	0.88	26.7
鲭鱼	49	45.2	417	14.4	39.4	0.2	0	0.8	183	0.03	0.47	6.05	Tr	—	7	308	56	1.4	1.00	—
鮟鱇鱼	45	85.3	60	13.7	0.6	Tr	0	1.2	—	—	—	—	Tr	9.06	2	262	129	0.9	0.27	Tr
多宝鱼	68	80.1	81	17.0	1.1	0.7	0	1.1	—	—	—	—	Tr	0.45	12	244	84	0.1	0.33	0
海鲈鱼	55	73.2	112	19.5	3.6	0.4	0	3.3	—	—	—	—	Tr	0.31	8	—	45	0.2	0.48	0.1
黄姑鱼	68	78.1	88	14.7	0.7	5.6	0	0.9	—	—	—	—	Tr	0.89	148	281	147	0.3	19.43	0
鲅鱼	72	64.4	194	18.7	11.3	4.4	0	1.3	—	—	—	—	Tr	13.17	11	378	37	2.5	0.40	Tr
石斑鱼	38	71.4	131	20.2	4.3	2.7	0	1.4	—	—	—	—	Tr	0.62	24	357	92	21.6	0.78	Tr
金枪鱼肉	100	73.3	102	23.7	0.3	1.1	0	1.6	1	0.06	0.13	7.42	Tr	0.07	6	517	56	3.6	0.70	69.0
鲅鱼肉	100	73.4	102	23.7	0.3	1.0	0	1.6	Tr	0.02	0.04	12.37	Tr	0.28	4	566	84	1.1	0.63	36.0
鱼露	100	65.4	47	11.2	0.2	0	0	23.3	—	—	0.13	1.80	Tr	—	24	199	9 350	3.0	0.30	12.1

续表

食物名称	可食部/g	水分/g	能量/kcal	蛋白质/g	脂肪/g	碳水化合物/g	膳食纤维/g	灰分/g	维生素A/μg RE	硫胺素/mg	核黄素/g	烟酸/mg	维生素C/mg	维生素E/mg α-TE	钙/mg	钾/mg	钠/mg	铁/mg	锌/mg	硒/μg
金枪鱼（盐水浸）	81	74.6	99	23.5	0.6	0	0	—	—	0.02	0.11	14.40	Tr	—	8	230	320	1.0	0.70	78.0
金枪鱼（油浸）	79	63.3	189	27.1	9.0	0	0	—	—	0.02	0.12	16.10	Tr	—	12	260	290	1.6	1.10	90.0
草虾	59	73.6	103	18.6	0.8	5.4	0	1.6	48	Tr	—	2.40	Tr	1.64	59	363	169	2.0	1.78	28.4
大头虾	14	81.2	77	16.0	1.4	0	0	1.4	—	0.03	0.18	3.00	Tr	—	—	181	87	14.5	0.56	—
对虾	61	76.5	93	18.6	0.8	2.8	0	1.3	15	0.01	0.07	1.70	Tr	0.62	62	215	165	1.5	2.38	33.7
海虾	51	79.3	79	16.8	0.6	1.5	0	1.8	Tr	0.01	0.05	1.90	Tr	2.79	146	228	302	3.0	1.44	56.4
河虾	86	78.1	87	16.4	2.4	0	0	3.9	48	0.04	0.03	Tr	Tr	5.33	325	329	134	4.0	2.24	29.7
基围虾	60	75.2	101	18.2	1.4	3.9	0	1.3	—	0.02	0.07	2.90	Tr	1.69	83	250	172	2.0	1.18	39.7
龙虾	46	77.6	90	18.9	1.1	1.0	0	1.4	Tr	—	0.03	4.30	Tr	3.58	21	257	190	1.3	2.79	39.4
皮皮虾	28	79.7	82	14.8	1.7	1.8	0	2.0	—	—	—	—	Tr	2.16	6	246	556	2.5	2.40	Tr
海米	100	37.4	198	43.7	2.6	0	0	17.0	21	0.01	0.12	5.00	Tr	1.46	555	550	4 892	11.0	3.82	75.4
虾脑酱	100	58.4	100	15.2	4.3	0	0	22.1	Tr	—	0.29	3.80	Tr	1.78	667	111	1 790	8.7	3.65	21.5
虾仁（红）	100	87.8	48	10.4	0.7	0	0	1.1	Tr	0.01	0.02	Tr	Tr	0.70	23	98	272	0.6	0.62	10.9
虾皮	100	42.4	153	30.7	2.2	2.5	0	22.2	19	0.02	0.14	3.10	Tr	0.92	991	617	5 058	6.7	1.93	74.4
海蟹	55	77.1	95	13.8	2.3	4.7	0	2.1	30	0.01	0.10	2.50	Tr	2.99	208	232	260	1.6	3.32	82.7
河蟹	42	75.8	103	17.5	2.6	2.3	0	1.8	389	0.06	0.28	1.70	Tr	6.09	126	181	194	2.9	3.68	56.7
青蟹	43	79.8	80	14.6	1.6	1.7	0	2.3	202	0.02	0.39	2.30	Tr	2.79	228	206	193	0.9	4.34	75.9
梭子蟹	49	77.5	95	15.9	3.1	0.9	0	2.6	121	0.03	0.30	1.90	Tr	4.56	280	208	481	2.5	5.50	91.0
蟹肉	100	84.4	62	11.6	1.2	1.1	0	1.7	—	0.03	0.09	4.30	Tr	2.91	231	214	270	1.8	2.15	33.3

续表

食物名称	可食部/g	水分/g	能量/kcal	蛋白质/g	脂肪/g	碳水化合物/g	膳食纤维/g	灰分/g	维生素A/μg RE	硫胺素/mg	核黄素/g	烟酸/mg	维生素C/mg	维生素E/mg α-TE	钙/mg	钾/mg	钠/mg	铁/mg	锌/mg	硒/μg
大闸蟹	36	69.3	153	21.0	7.7	0.6	0	1.4	—	—	—	—	Tr	6.05	15	224	188	3.2	3.43	0.1
鲍鱼	65	77.5	84	12.6	0.8	6.6	0	2.5	24	0.01	0.16	0.20	Tr	2.20	266	136	2 012	22.6	1.75	21.4
鲍鱼（干）	100	18.3	322	54.1	5.6	13.7	0	8.3	28	0.02	0.13	7.20	Tr	0.85	143	366	2 316	6.8	1.68	66.6
蛏子	57	88.4	40	7.3	0.3	2.1	0	1.9	59	0.02	0.12	1.20	Tr	0.59	134	140	176	33.6	2.01	55.1
赤贝	34	84.9	61	13.9	0.6	0	0	1.5	Tr	—	0.10	0.20	Tr	13.22	35	153	266	4.8	11.58	60.0
河蚌	43	85.3	54	10.9	0.8	0.7	0	2.3	243	0.01	0.18	0.70	Tr	1.36	248	17	17	26.6	6.23	20.2
河蚬	35	88.5	47	7.0	1.4	1.7	0	1.4	37	0.08	0.13	1.40	Tr	0.38	39	25	18	11.4	1.82	29.8
牡蛎	100	82.0	73	5.3	2.1	8.2	0	2.4	27	0.01	0.13	1.40	Tr	0.81	131	200	462	7.1	9.39	86.6
生蚝	100	87.1	57	10.9	1.5	0	0	0.5	—	0.04	0.13	1.50	Tr	0.13	35	375	270	5.0	71.20	41.4
泥蚶	30	81.8	71	10.0	0.8	6.0	0	1.4	6	0.01	0.07	1.10	Tr	13.23	59	207	355	11.4	11.59	41.4
扇贝	35	84.2	60	11.1	0.6	2.6	0	1.5	Tr	Tr	0.10	0.20	Tr	11.85	142	122	339	7.2	11.69	20.2
干贝	100	27.4	264	55.6	2.4	5.1	0	9.5	11	Tr	0.21	2.50	Tr	1.53	77	969	306	5.6	5.05	76.4
鲜贝	100	80.3	77	15.7	0.5	2.5	0	1.0	Tr	Tr	0.21	2.50	Tr	1.46	28	226	120	0.7	2.08	57.4
贻贝	49	79.9	80	11.4	1.7	4.7	0	2.3	73	0.12	0.22	1.80	Tr	14.02	63	157	451	6.7	2.47	57.8
贻贝（干）	100	15.6	355	47.8	9.3	20.1	0	7.2	36	0.04	0.32	4.30	Tr	7.35	157	264	779	12.5	6.71	120.5
西施舌	47	87.7	42	9.5	0.3	0.2	0	2.3	10	0	0.03	Tr	Tr	1.51	63	159	793	3.0	2.34	46.2
蛤蜊	39	84.1	62	10.1	1.1	2.8	0	1.9	21	0.01	0.13	1.50	Tr	2.41	133	140	426	10.9	2.38	54.3
花蛤蜊	46	87.2	45	7.7	0.6	2.2	0	2.3	23	Tr	0.13	1.90	Tr	0.51	59	235	309	6.1	1.19	77.1
毛蛤蜊	25	75.6	97	15.0	1.0	7.1	0	1.3	—	0.01	0.14	1.40	Tr	3.54	137	164	363	15.3	2.29	68.3

续表

食物名称	可食部/g	水分/g	能量/kcal	蛋白质/g	脂肪/g	碳水化合物/g	膳食纤维/g	灰分/g	维生素A/μg RE	硫胺素/mg	核黄素/g	烟酸/mg	维生素C/mg	维生素E/mg α-TE	钙/mg	钾/mg	钠/mg	铁/mg	锌/mg	硒/μg
螺	41	73.6	100	15.7	1.2	6.6	0	2.9	26	0.03	0.40	1.80	Tr	7.58	722	167	153	7.0	4.60	37.9
螺蛳	37	83.3	59	7.5	0.6	6.0	0	2.6	Tr	Tr	0.28	2.00	Tr	0.43	156	75	253	1.4	10.27	17.0
石螺	27	75.2	90	12.8	0.7	8.2	0	3.1	Tr	0.02	0.20	0.70	Tr	1.57	2 458	21	13	9.0	6.17	12.5
田螺	26	82.0	60	11.0	0.2	3.6	0	3.2	Tr	0.02	0.19	2.20	Tr	0.75	1 030	98	26	19.7	2.71	16.7
带子	59	83.9	49	7.1	0.5	4.0	0	4.5	—	—	—	—	Tr	4.21	43	454	606	3.2	114.1	0.1
文蛤	31	84.7	56	9.2	0.7	3.2	0	2.2	—	—	—	—	Tr	5.04	30	115	456	17.7	2.32	2.5
海参	100	77.1	78	16.5	0.2	2.5	0	3.7	Tr	0.03	0.04	0.10	Tr	3.14	285	43	503	13.2	0.63	63.9
海参（干）	93	18.9	262	50.2	4.8	4.5	0	21.6	39	0.04	0.13	1.30	Tr	—	—	356	4 968	9.0	2.24	150.0
海参（水发）	100	93.5	25	6.0	0.1	0	0	0.5	11	Tr	0.03	0.30	Tr	—	240	41	81	0.6	0.27	5.8
海蜇皮	100	76.5	33	3.7	0.3	3.8	0	15.7	—	0.03	0.05	0.20	Tr	2.13	150	160	325	4.8	0.55	15.5
海蜇头	100	69.0	74	6.0	0.3	11.8	0	12.9	14	0.07	0.04	0.30	Tr	2.82	120	331	468	5.1	0.42	16.6
墨鱼	69	79.2	83	15.2	0.9	3.4	0	1.3	Tr	0.02	0.04	1.80	Tr	1.49	15	400	166	1.0	1.34	37.5
墨鱼（干）	82	24.8	287	65.3	1.9	2.1	0	5.9	Tr	0.02	0.05	3.60	Tr	6.73	82	1 261	1 744	23.9	10.02	104.4
鱿鱼	97	80.4	84	17.4	1.6	0.0	0	1.1	35	0.02	0.06	1.60	Tr	1.68	44	290	110	0.9	2.38	38.2
鱿鱼（干）	98	21.8	313	60.0	4.6	7.8	0	5.8	—	0.02	0.13	4.90	Tr	9.72	87	1 131	965	4.1	11.24	156.1
鱿鱼（水发）	98	81.4	75	17.0	0.8	0	0	0.8	16	Tr	0.03	—	Tr	0.94	43	16	135	0.5	1.36	13.7
乌鱼蛋	73	85.3	66	14.1	1.1	0	0	0.9	—	0.01	0.04	2.00	Tr	10.54	11	201	127	0.3	1.27	38.0
章鱼	78	65.4	135	18.9	0.4	14.0	0	1.3	Tr	0.04	0.06	5.40	Tr	1.34	21	447	65	0.6	0.68	27.3
牛蛙	30	79.4	81	15.7	3.4	3.4	—	1.0	—	0.13	0.01	5.40	Tr	—	15	329	35	0.6	0.98	Tr
鱼肚（干）	100	31.6	312	75.6	0	0	—	0.4	—	Tr	0	—	—	—	34	1	12	7.0	1.22	—

资料来源：NutriData综合信息数据平台。

第九章 食物营养素密度速查表

——花最少的能量预算，买最多的营养收益

当我们面对同等能量的白米饭与西蓝花，或加餐时在饼干与奇异果之间举棋不定，此时使用传统“看成分表选食物”的方式往往会陷入“能量焦虑”或“成分表迷阵”。营养素密度的提出，改变了“能量等同论”的单一评判标准。它以每单位能量承载的维生素、矿物质、抗氧化物质等生命必需物质的含量为衡量标准，对不同类别的和不同物理状态的食物，可以给出相对客观的评价。类似于“花最少的能量预算，买最多的营养收益”。试想，100g白米饭和1 280g西蓝花提供相同的能量，后者却可以提供数十倍的维生素C、维生素K、叶酸、钾等营养素。这种对营养素与能量的双重关注，使人们在选择食物时能够更加全面地考虑食物对健康的综合影响。尤其对减重人群来说，减少能量摄入而不缺失营养素，是两全其美之策。

营养素密度（nutrient density，ND），是指一定量的食物中所含营养素的量与该食物提供能量的比值，折合成每1 000kcal能量的营养素质量单位数（表9-1 ～表9-8）。ND强调食物在提供同等能量的情况下，能提供多少营养素，如维生素、矿物质、蛋白质、膳食纤维等。计算公式如下：

$$营养素密度=\frac{单位重量食物中某营养素的含量（\mu g、mg、g）}{单位重量食物提供的能量（kcal）}\times 1\,000$$

例如，小麦粉的蛋白质密度为32g/1 000kcal，钙密度为90mg/1 000kcal；奇异果（黄心）的维生素C密度为2 720mg/1 000kcal，钾密度约为3 853mg/1 000kcal。

1. 常见各类食物营养素密度速查表

表9-1　常见谷类食物营养素密度

单位：/1 000kcal

食物名称	蛋白质/g	脂肪/g	碳水化合物/g	总膳食纤维/g	维生素E/mg	硫胺素/mg	核黄素/mg	烟酸/mg	叶酸/μg	钙/mg	磷/mg	钾/mg	钠/mg	镁/mg	铁/mg	锌/mg	硒/μg
稻米	22.8	2.6	223.1	1.7	1.2	0.4	0.1	5.8	68.5	23.1	323.7	323.7	5.2	89.6	3.2	4.5	8.2
小麦粉	34.5	4.7	206.4	2.2	1.8	0.6	0.2	4.4	57.7	78.0	378.8	515.3	39.3	147.6	3.9	1.9	19.8
挂面	32.3	2.6	212.8	2.6	3.1	0.5	0.1	5.9	56.9	56.7	379.6	365.4	522.7	138.8	6.5	2.0	26.1
馒头	31.4	4.9	210.8	5.8	2.9	0.2	0.2	—	22.4	170.4	479.8	618.8	740.4	134.5	8.1	3.2	37.9
燕麦片	29.9	0.6	229.0	17.8	2.7	1.4	0.2	—	89.1	171.6	1 011.8	1 053.3	6.2	343.2	8.6	5.2	—
玉米	25.0	10.9	209.8	18.4	11.2	0.6	0.4	7.2	91.7	—	626.4	862.1	9.5	275.9	6.9	4.9	10.1
玉米糁	22.7	3.7	241.4	—	2.9	0.1	0.1	2.3	21.5	150.3	438.7	542.9	5.2	463.2	0.6	0.2	3.3
小米	24.9	8.6	208.0	4.4	10.1	0.9	0.3	4.2	82.0	113.6	634.4	786.7	11.9	296.4	14.1	5.2	13.1
通心面	33.9	0.3	216.0	1.1	—	0.3	0.1	2.9	59.0	39.9	276.4	595.4	99.7	165.2	7.4	4.4	16.5
糙米	22.1	7.8	215.5	9.8	3.8	1.1	0.1	—	65.8	28.7	873.6	660.9	15.5	353.5	5.2	5.1	—
黑米	27.6	7.3	211.7	11.4	0.7	1.0	0.4	23.2	158.9	35.2	1 044.0	750.7	20.8	431.1	4.7	11.1	9.4
糯米	20.9	2.9	223.7	2.3	3.7	0.3	0.1	6.6	53.4	74.3	322.9	391.4	4.3	140.0	4.0	4.4	7.7
荞麦面	33.2	8.2	206.5	—	15.6	0.8	0.3	10.2	85.6	208.8	714.7	894.1	2.7	444.1	20.6	5.7	6.4
全麦面包	35.2	3.9	222.5	32.0	5.4	1.2	0.3	11.8	146.5	100.6	961.5	855.0	20.1	11.8	15.1	6.9	12.0
米粉	1.2	2.3	245.9	—	—	0.0	0.0	—	13.8	31.5	128.9	54.4	149.6	17.2	6.9	1.0	1.3

表9-2　常见薯类食物营养素密度

单位：/1 000kcal

食物名称	蛋白质/g	脂肪/g	碳水化合物/g	总膳食纤维/g	总维生素A/μgRAE	胡萝卜素/μg	维生素E/mg	硫胺素/mg	核黄素/mg	烟酸/mg	叶酸/μg	维生素C/mg	钙/mg	磷/mg	钾/mg	钠/mg	镁/mg	铁/mg	锌/mg	硒/μg
土豆	32.1	2.5	219.8	13.6	12.4	74.1	4.2	1.2	0.3	13.6	193.8	172.8	86.4	567.9	4 284.0	72.8	296.3	4.9	3.7	5.8
红薯	11.5	3.3	250.8	—	1032.8	12 295.1	4.6	0.8	0.2	3.3	321.3	65.6	295.1	426.2	1 442.6	1 162.3	278.7	3.3	2.6	3.6
芋头	23.2	3.6	226.8	1.8	17.9	250.0	—	0.9	0.4	5.0	160.7	26.8	196.4	892.9	446.4	98.2	339.3	5.4	3.4	16.3
山药	33.3	3.5	217.5	14.0	52.6	350.9	4.2	0.9	0.4	5.3	136.8	87.7	280.7	596.5	3 736.8	326.3	350.9	5.3	4.7	9.7
南瓜	30.4	4.4	230.4	34.8	3 217.4	38 695.7	15.7	1.3	1.7	17.4	473.9	347.8	695.7	1 043.5	6 304.4	34.8	347.8	17.4	6.1	20.0
莲藕	25.5	4.3	244.7	4.7	—	—	6.8	0.9	0.2	2.6	653.2	404.3	383.0	957.5	6 234.0	729.8	297.9	6.4	5.1	3.6
荸荠	19.7	3.3	232.8	18.0	49.2	327.9	10.7	0.3	0.3	11.5	—	114.8	65.6	721.3	5 016.4	257.4	196.7	9.8	5.6	11.5
紫薯	9.8	2.4	257.7	20.3	—	—	10.6	1.0	0.2	10.6	178.9	0.8	195.1	455.3	3 008.1	243.9	211.4	17.1	4.1	—
木薯	17.7	2.5	233.6	13.5	—	—	—	1.8	0.8	10.1	—	294.1	739.5	420.2	6 420.2	67.2	554.6	21.0	—	—
魔芋精粉	24.7	0.5	423.7	400.0	—	—	—	—	0.5	2.2	—	—	241.9	1 462.4	1 607.5	268.3	354.8	8.6	11.0	1 882.5
凉薯	16.1	1.8	239.3	14.3	—	—	15.4	0.5	0.5	5.4	—	232.1	375.0	428.6	1 982.1	98.2	250.0	10.7	4.1	2.9
慈姑	47.4	2.1	205.2	14.4	—	—	22.3	1.4	0.7	16.5	—	41.2	144.3	1 618.6	7 288.7	403.1	247.4	22.7	10.2	9.5
菊芋	37.5	—	246.9	67.2	—	—	13.8	0.2	1.6	21.9	—	78.1	359.4	421.9	7 156.3	179.7	375.0	112.5	5.3	20.5
菱角	44.6	1.0	211.9	16.8	9.9	99.0	—	1.9	0.6	14.9	—	128.7	69.3	920.8	4 326.7	57.4	485.2	5.9	6.1	—
土豆淀粉	0.3	0.3	247.0	—	—	—	—	—	—	—	16.6	0.0	66.3	120.5	96.4	150.6	—	5.4	—	—

表9-3 常见豆类食物营养素密度

单位：/1 000kcal

食物名称	蛋白质/g	脂肪/g	碳水化合物/g	总膳食纤维/g	总维生素A/μgRAE	胡萝卜素/μg	硫胺素/mg	核黄素/mg	烟酸/mg	叶酸/μg	维生素E/mg	钙/mg	磷/mg	钾/mg	钠/mg	镁/mg	铁/mg	锌/mg	硒/μg	大豆异黄酮/mg
黄豆	89.7	41.0	87.7	39.7	46.2	—	1.1	0.5	5.4	538.7	48.5	489.7	1 192.3	3 853.9	5.6	510.3	21.0	8.6	15.8	0.0
豆浆	96.8	51.6	38.7	—	—	—	0.7	0.7	4.5	1 271.0	34.2	161.3	1 354.8	3 774.2	119.4	483.9	12.9	9.0	—	311.3
北豆腐	79.3	69.8	25.9	—	—	—	0.4	0.2	1.0	343.1	72.4	905.2	965.5	913.8	62.9	543.1	12.9	6.4	21.2	258.4
南豆腐	65.5	66.7	44.8	—	—	—	0.7	0.2	—	296.6	65.8	1 298.9	873.6	1 770.1	35.6	413.8	13.8	4.9	14.1	—
豆腐干	75.6	57.4	48.7	—	10.2	126.9	0.1	0.3	2.0	275.1	66.0	2 269.0	883.3	695.4	1 670.1	350.3	36.0	9.3	36.1	42.0
腐竹	96.8	47.1	48.4	2.2	—	—	0.3	0.2	1.7	320.2	60.4	167.0	616.1	1 199.6	57.5	154.0	35.8	8.0	14.4	425.3
素鸡	85.1	64.4	21.7	4.6	25.8	309.3	0.1	0.2	2.1	—	91.8	1 644.3	927.8	216.5	1 926.8	314.4	27.3	9.0	34.7	—
素火腿	89.7	62.0	22.5	4.2	—	—	0.1	0.1	0.5	—	122.0	37.6	539.9	112.7	3 173.2	117.4	34.3	9.2	14.9	—
豆腐皮	115.4	51.5	28.0	—	51.5	626.4	0.5	0.3	2.0	—	104.1	534.7	1 105.2	1 962.0	16.6	400.5	26.2	9.1	5.1	—
豆奶	80.0	50.0	60.0	—	—	—	0.7	2.0	10.0	1 536.7	150.0	766.7	1 166.7	3 066.7	106.7	233.3	20.0	8.0	24.3	—
黑豆	89.8	39.7	83.8	25.4	7.5	74.8	0.5	0.8	5.0	464.8	43.3	558.6	1 246.9	3 433.9	7.5	606.0	17.5	10.4	16.9	0.0
青豆	86.7	40.2	88.9	31.7	165.8	1 984.9	1.0	0.5	7.5	70.6	25.4	502.5	992.5	1 804.0	4.5	321.6	21.1	8.0	14.1	229.8
绿豆	65.7	2.4	188.5	19.5	33.4	395.1	0.8	0.3	6.1	869.9	33.3	246.2	1 024.3	2 392.1	9.7	379.9	19.8	6.6	13.0	0.3
毛豆	100.0	38.2	80.2	30.5	84.0	992.4	1.2	0.5	10.7	—	18.6	1 030.5	1 435.1	3 648.9	29.8	534.4	26.7	13.2	18.9	155.9

表9-4 常见肉蛋类食物营养素密度

单位：/1 000kcal

食物名称	蛋白质/g	脂肪/g	碳水化合物/g	胆固醇/mg	总维生素A/μgRAE	视黄醇/μg	维生素E/mg	硫胺素/mg	核黄素/mg	烟酸/mg	叶酸/μg	钙/mg	磷/mg	钾/mg	钠/mg	镁/mg	铁/mg	锌/mg	硒/μg
鸡蛋	94.2	61.9	17.3	4 661.9	1 834.5	1 554.0	8.2	0.7	1.4	1.4	815.1	402.9	935.3	1 107.9	946.0	71.9	11.5	6.4	100.4
鸡胸肉	208.5	16.1	5.1	550.9	25.4	25.4	3.5	0.6	0.5	101.4	5.9	8.5	1 440.7	2 822.0	379.7	237.3	8.5	2.2	99.6
猪瘦肉	142.0	43.4	10.5	566.4	307.7	307.7	2.4	3.8	0.7	37.1	56.6	42.0	1 321.7	2 132.9	402.1	174.8	21.0	20.9	66.4
牛瘦肉	188.5	22.1	11.5	531.0	35.4	35.4	7.4	0.4	1.2	43.5	31.9	44.3	1 610.6	1 876.1	567.3	194.7	20.4	45.0	30.7
对虾	200.0	8.6	30.1	2 075.3	161.3	161.3	6.7	0.1	0.8	18.3	283.9	666.7	2 451.6	2 311.8	1 776.3	462.4	16.1	25.6	362.6
鸭肉	64.6	82.1	0.8	391.7	216.7	216.7	1.1	0.3	0.9	17.5	—	25.0	508.3	795.8	287.5	58.3	9.2	5.5	51.0
鲫鱼	158.3	25.0	35.2	1 203.7	157.4	157.4	6.3	0.4	0.8	23.2	—	731.5	1 787.0	2 685.2	381.5	379.6	12.0	18.0	132.5
三文鱼	123.7	56.1	—	489.2	323.7	323.7	5.6	0.5	1.3	31.7	34.5	93.5	1 107.9	2 597.1	455.4	259.0	2.2	8.0	212.0
鸡腿	138.4	49.3	—	678.1	150.7	150.7	—	0.4	0.7	22.3	108.9	0.0	1 856.2	1 513.7	504.1	143.8	12.3	7.6	66.4
火腿肠	66.0	49.1	73.6	268.9	23.6	23.6	3.4	1.2	2.0	10.9	—	42.5	882.1	1 023.6	3 637.7	103.8	21.2	15.2	43.4
腊肉/培根	123.2	49.7	14.4	254.1	—	—	0.6	5.0	0.6	24.9	—	11.1	1 259.7	1 624.3	282.9	16.6	13.3	12.5	30.4
羊肉	133.1	46.8	11.5	589.9	57.6	57.6	3.5	0.5	1.2	31.7	26.6	115.1	1 158.3	2 158.3	646.8	165.5	28.1	25.3	42.8
鳕鱼	231.8	5.7	5.7	1 295.5	159.1	159.1	—	0.5	1.5	30.7	—	477.3	2 636.4	3 647.7	1 480.7	954.6	5.7	9.8	281.8
鹌鹑蛋	80.0	69.4	13.1	3 218.8	2 106.3	2 106.3	19.3	0.7	3.1	0.6	—	293.8	1 125.0	862.5	666.3	68.8	20.0	10.1	159.3
鱿鱼	207.1	19.1	—	3 190.5	416.7	416.7	20.0	0.2	0.7	19.1	—	523.8	226.2	3 452.4	1 309.5	500.0	10.7	28.3	454.5

表9-5 常见蔬菜类食物营养素密度

单位：/1 000kcal

食物名称	蛋白质/g	脂肪/g	碳水化合物/g	总膳食纤维/g	总维生素A/μgRAE	胡萝卜素/μg	维生素E/mg	硫胺素/mg	核黄素/mg	烟酸/mg	叶酸/μg	维生素C/mg	钙/mg	磷/mg	钾/mg	钠/mg	镁/mg	铁/mg	锌/mg	硒/μg
菠菜	92.9	10.7	160.7	60.7	8 678.6	104 285.7	62.1	1.4	3.9	21.4	3 139.3	1 142.9	2 357.1	1 678.6	11 107.1	3 042.9	2 071.4	103.6	30.4	34.6
小油菜	108.3	16.7	133.3	58.3	10 166.7	121 666.7	63.3	0.8	6.7	—	8 966.7	583.3	12 750.0	3 416.7	13 083.3	4 416.7	2 250.0	325.0	72.5	—
白菜	80.0	10.0	170.0	45.0	350.0	4 000.0	18.0	2.5	2.0	32.5	1 295.0	1 875.0	2 850.0	1 650.0	6 700.0	3 445.0	600.0	40.0	23.0	28.5
生菜	133.3	33.3	91.7	—	166.7	2 166.7	—	1.7	0.8	—	2 633.3	—	1 166.7	1 000.0	7 583.3	1 341.7	583.3	16.7	10.0	3.3
西蓝花	129.6	22.2	137.0	—	481.5	5 592.6	28.2	2.2	3.0	27.0	1 103.7	2 074.1	1 851.9	2 259.3	6 629.6	1 729.6	814.8	33.3	17.0	15.9
空心菜	115.8	10.5	210.5	—	7 526.3	90 210.5	5.3	1.6	2.6	11.6	784.2	263.2	6 052.6	1 947.4	16 000.0	5 663.2	2 421.1	52.6	14.2	—
芹菜	54.6	9.1	204.6	54.6	1 272.7	15 454.6	60.0	0.9	2.7	18.2	618.2	363.6	3 636.4	1 727.3	9 363.6	7 227.3	818.2	54.6	10.9	25.9
韭菜	96.0	16.0	180.0	—	5 320.0	63 840.0	22.8	1.6	2.0	34.4	2 448.0	80.0	1 760.0	1 800.0	9 640.0	232.0	960.0	28.0	10.0	53.2
黄瓜	50.0	12.5	181.3	31.3	500.0	5 625.0	30.6	1.3	1.9	12.5	568.8	562.5	1 500.0	1 500.0	6 375.0	306.3	937.5	31.3	11.3	23.8
西红柿	60.0	13.3	220.0	—	2 066.7	25 000.0	28.0	1.3	0.7	32.7	553.3	933.3	266.7	1 600.0	11 933.3	646.7	800.0	13.3	8.0	—
茄子	47.8	8.7	213.0	56.5	173.9	2 173.9	49.1	0.9	1.7	26.1	530.4	217.4	1 043.5	1 000.0	6 173.9	234.8	565.2	21.7	10.0	20.9
青辣椒	36.4	13.6	236.4	—	363.6	4 454.6	17.3	0.9	0.9	28.2	977.3	2 681.8	500.0	909.1	7 000.0	318.2	681.8	13.6	9.6	0.9
豆角	73.5	5.9	197.1	61.8	500.0	5 882.4	65.9	1.5	2.1	26.5	—	529.4	852.9	1 617.7	6 088.2	100.0	1 029.4	44.1	15.9	63.5
胡萝卜	31.3	6.3	253.1	—	10 687.5	128 343.7	9.7	—	0.6	—	637.5	281.3	843.8	1 187.5	3 718.8	3 771.9	562.5	9.4	6.9	18.8
彩椒	50.0	7.7	246.2	—	2 538.5	30 538.5	61.5	1.9	1.9	41.9	3 207.7	4 000.0	346.2	1 000.0	10 692.3	261.5	692.3	19.2	6.9	4.6

表9-6 常见水果类食物营养素密度

单位：/1 000kcal

食物名称	蛋白质/g	脂肪/g	碳水化合物/g	总膳食纤维/g	总维生素A/μg RAE	胡萝卜素/μg	维生素E/mg	硫胺素/mg	核黄素/mg	烟酸/mg	叶酸/mg	维生素C/mg	钙/mg	磷/mg	钾/mg	钠/mg	镁/mg	铁/mg	锌/mg	硒/μg
奇异果（黄心）	—	—	198.7	27.3	—	450.7	25.3	—	—	—	152.0	2 720.0	157.3	—	3 853.3	—	154.7	—	—	—
猕猴桃	13.1	9.8	237.7	42.6	180.3	2 131.2	39.8	0.8	0.3	4.9	—	1 016.4	442.6	426.2	2 360.7	163.9	196.7	19.7	9.3	4.6
橙子	16.7	4.2	231.3	12.5	270.8	3 333.3	11.7	1.0	0.8	6.3	—	687.5	416.7	458.3	3 312.5	25.0	291.7	8.3	2.9	6.5
草莓	31.3	6.3	221.9	34.4	93.8	937.5	22.2	0.6	0.9	9.4	993.8	1 468.8	562.5	843.8	4 093.8	131.3	375.0	56.3	4.4	21.9
芒果	17.1	5.7	237.1	37.1	2 142.9	25 628.6	34.6	0.3	1.1	8.6	—	657.1	—	314.3	3 942.9	80.0	400.0	5.7	2.6	41.1
柠檬	29.7	32.4	167.6	35.1	—	—	30.8	1.4	0.5	16.2	—	594.6	2 729.7	594.6	5 648.7	29.7	1 000.0	21.6	17.6	13.5
福橘	21.7	4.4	223.9	8.7	1 087.0	13 043.5	—	1.1	0.4	6.5	1 150.0	239.1	587.0	108.7	2 760.9	10.9	304.4	17.4	4.8	2.6
香蕉	15.1	2.2	236.6	12.9	53.8	645.2	2.6	0.2	0.4	7.5	217.2	86.0	75.3	301.1	2 752.7	8.6	462.4	4.3	1.9	9.4
葡萄	8.9	6.7	228.9	22.2	66.7	888.9	19.1	0.7	0.4	5.6	220.0	88.9	200.0	288.9	2 822.2	42.2	155.6	8.9	3.6	2.4
西瓜	16.1	9.7	219.4	6.5	451.6	5 580.7	3.6	0.7	1.3	9.7	129.0	183.9	225.8	387.1	3 129.0	106.5	451.6	12.9	2.9	2.9
梨	5.9	2.0	256.9	51.0	39.2	392.2	9.0	0.6	0.6	3.9	172.6	98.0	137.3	274.5	1 666.7	33.3	156.9	7.8	2.0	5.7
苹果	7.6	3.8	258.5	32.1	75.5	943.4	8.1	0.4	0.4	3.8	118.9	56.6	75.5	132.1	1 566.0	24.5	75.5	5.7	0.8	1.9
樱桃	23.9	4.4	221.7	6.5	391.3	4 565.2	48.3	0.4	0.4	13.0	215.2	217.4	239.1	587.0	5 043.5	173.9	260.9	8.7	5.0	4.6

资料来源：《中国食物成分表（第6版）》。其中，奇异果（黄心）数据来自国家轻工业食品质量监督检测上海站检测结果。当前所列营养素密度数值均基于现有检测数据。

表9-7 常见坚果种子类食物营养素密度

单位：/1 000kcal

食物名称	蛋白质/g	脂肪/g	碳水化合物/g	总膳食纤维/g	总维生素A/μgRAE	胡萝卜素/μg	维生素E/mg	硫胺素/mg	核黄素/mg	烟酸/mg	叶酸/μg	钙/mg	磷/mg	钾/mg	钠/mg	镁/mg	铁/mg	锌/mg	硒/μg	单不饱和脂肪酸/g	多不饱和脂肪酸/g
花生（炒）	36.1	79.9	39.6	10.5	8.3	99.8	21.5	0.2	0.2	31.5	178.9	78.2	542.4	936.8	57.9	284.5	2.5	3.4	6.5	29.3	29.3
鲜核桃	38.1	89.0	18.2	12.8	—	—	122.5	0.2	0.4	4.2	—	—	—	—	—	—	—	—	—	13.4	64.9
干核桃	23.1	91.0	29.6	14.7	4.6	0.0	66.9	0.2	0.2	1.4	158.8	86.7	455.1	596.0	9.9	202.8	4.2	3.4	7.2	13.6	66.3
葵花子仁	31.1	86.8	27.2	7.3	—	—	128.6	3.1	0.3	7.3	—	187.0	982.1	889.4	8.1	466.7	4.7	0.8	9.4	11.2	64.1
腰果	39.0	82.8	33.2	16.9	6.5	79.7	10.9	0.4	0.2	2.1	43.7	30.9	1 039.0	1 105.7	58.1	967.5	12.0	8.6	17.8	45.7	16.1
杏仁	38.9	78.6	41.4	13.8	—	—	32.1	0.1	1.0	—	—	167.8	46.7	183.4	14.4	308.0	3.8	7.4	27.1	—	—
黑芝麻	34.2	82.5	42.9	25.0	—	—	90.2	1.2	0.5	10.6	292.5	1 395.4	923.1	640.4	14.9	518.8	40.6	11.0	8.4	29.5	37.2
白芝麻	34.3	73.9	58.8	18.3	—	—	71.4	0.7	0.5	7.1	123.3	1 156.7	957.1	496.3	60.1	376.9	26.3	7.9	7.6	—	—
松子仁	18.7	98.3	17.0	13.9	1.4	13.9	—	0.3	0.4	5.6	—	108.6	792.5	699.2	14.1	161.6	6.0	6.4	1.0	37.3	44.2
开心果	32.7	84.0	34.7	13.0	—	—	30.7	0.7	0.2	1.7	54.7	171.2	741.7	1 164.8	1 198.7	187.0	7.0	4.9	10.3	—	—
榛子	49.9	82.3	21.4	13.4	14.7	114.6	41.2	0.3	0.4	16.0	—	1 333.9	692.3	1 122.8	250.4	821.6	8.4	6.1	3.9	18.7	42.1
南瓜子仁	57.6	83.5	8.5	8.5	—	—	23.0	0.4	0.2	3.1	—	27.8	2 012.2	177.1	35.8	3.5	2.6	4.5	4.8	—	—
山核桃	12.6	98.0	32.4	—	16.7	208.2	22.4	0.2	0.1	1.2	106.1	200.6	424.0	6.1	1 300.2	197.6	9.1	10.7	1.8	68.1	19.6
大杏仁	36.9	79.4	51.5	34.3	—	—	—	0.0	3.4	—	—	90.7	7.4	313.0	—	—	2.2	7.5	50.1	—	—

表 9-8　常见油脂类食物营养素密度

单位：/1 000kcal

食物名称	脂肪/g	胆固醇/mg	总维生素A/μgRAE	维生素E/mg	钙/mg	磷/mg	钾/mg	钠/mg	镁/mg	铁/mg	锌/mg	硒/μg	单不饱和脂肪酸/g	多不饱和脂肪酸/g
花生油	111.1	—	—	46.8	13.4	16.7	1.1	3.9	2.2	3.2	0.5	—	47.3	36.7
菜籽油	111.1	—	—	67.7	10.0	10.0	2.2	7.8	3.3	4.1	0.6	—	68.1	28.6
大豆油	111.1	—	—	103.5	14.5	7.8	3.3	5.5	3.3	2.2	1.2	—	25.3	61.6
橄榄油	111.1	—	—	—	—	—	—	—	—	0.4	—	—	83.5	7.6
芝麻油	111.0	—	—	76.3	10.0	4.5	—	1.2	3.3	2.5	0.2	—	42.1	46.8
猪油	111.0	—	30.1	5.8	—	—	—	—	—	—	—	—	—	—
黄油	110.4	—	—	—	39.4	9.0	43.9	45.4	7.9	0.9	0.1	1.8	38.3	6.5
玉米油	110.8	—	—	56.9	1.1	20.1	2.2	1.6	3.4	1.6	0.3	—	32.6	56.0
椰子油	111.1	—	—	—	—	—	—	—	—	—	—	—	7.2	1.8
色拉油	111.1	71.3	—	26.7	20.0	1.1	3.3	5.7	1.1	1.9	0.3	—	—	—
茶籽油	111.1	—	—	31.0	5.6	8.9	2.2	0.8	2.2	1.2	0.4	—	86.8	8.3
奶油	110.4	237.8	337.9	2.3	15.9	12.5	257.1	304.9	2.3	1.1	0.1	0.8	36.1	19.8
辣椒油	111.1	—	42.2	96.9	—	—	—	—	—	—	—	—	—	—

2. 同种类食物的营养素密度解读（以水果为例）

当身体对某种营养素有特定需求时，如妊娠期女性需要叶酸强化、高血压患者追求钾储备、体重管理者关注膳食纤维饱腹效率时，就需要对食物单一营养素密度进行排序对比，筛选优质的食物来源。水果作为天然食物，是维生素C、钾以及膳食纤维等营养素的主要来源之一，还富含植物化学物，可增强抗氧化能力，调节免疫功能。中国营养学会建议，健康成年人每日维生素C推荐摄入量为100mg，按维生素C含量折算，分别相当于摄入50g奇异果或210g草莓或300g橙子。如需要筛选单位能量维生素C密度较高的水果，可以根据常见水果类食物营养素密度表中维生素C密度数据作图（图9-1）。营养素密度高低的对比显而易见（图9-2、图9-3）。

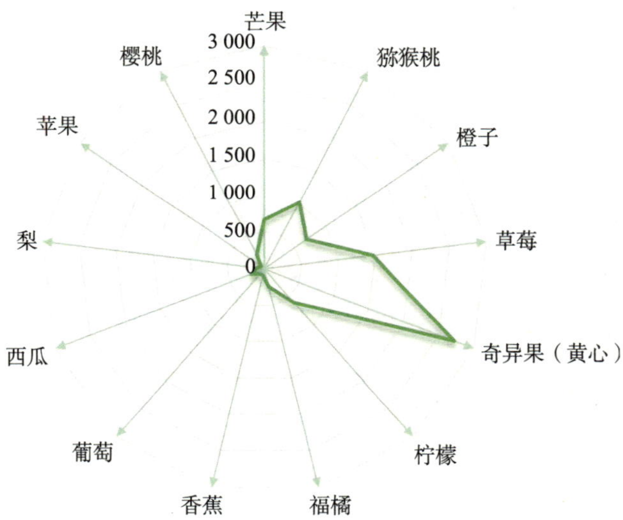

图9-1　常见水果维生素C密度（mg/1 000kcal）对比图

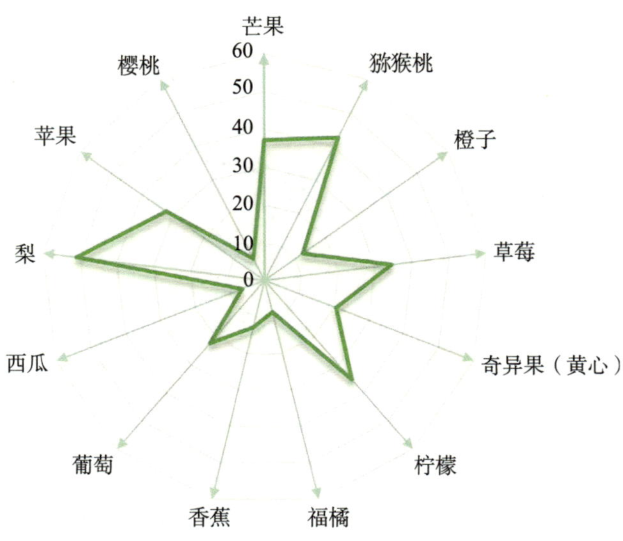

图9-2　常见水果膳食纤维密度（g/1 000kcal）对比图

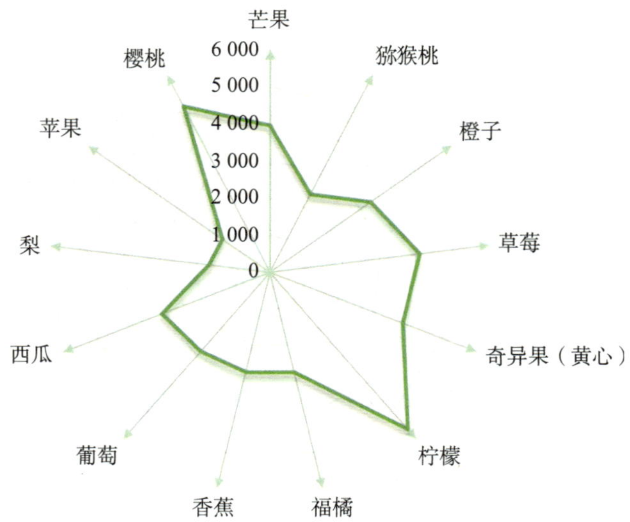

图9-3 常见水果钾密度（mg/1 000kcal）对比图

身体对营养素的需求从来不是单选题，通常需要多种营养素发挥协同作用。如维生素C可以促进铁吸收，钙代谢则需要维生素D和维生素K的协同。通过多种营养素密度分布，可以评估单位能量同一种水果中营养素的协同作用。雷达图展示了多种水果多个营养素密度分布情况。居民可依据不同水果的营养素密度特征合理选择，科学优化膳食结构。

图9-4通过雷达图展示多种水果多个营养素密度分布情况。居民可依据不同水果的营养素密度特征合理选择，科学优化膳食结构。

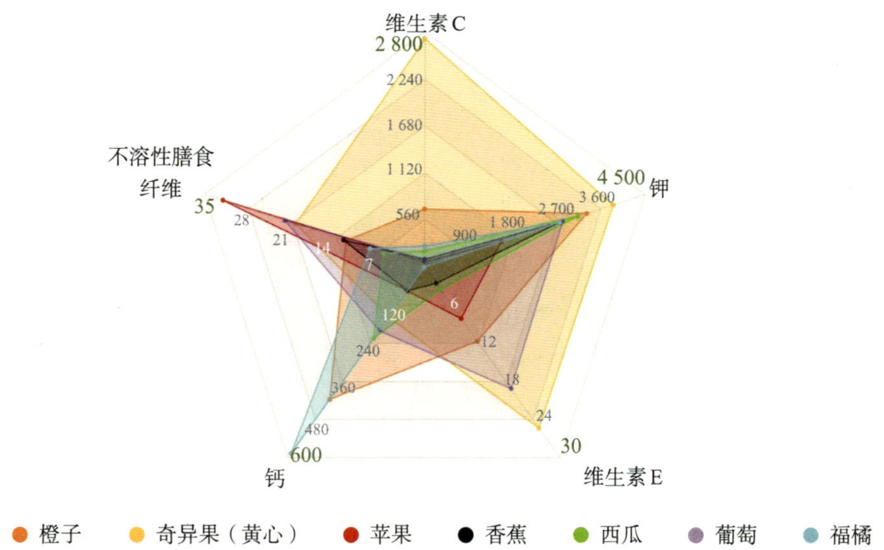

图9-4 多种水果多种营养素密度雷达图

注：维生素C、钾、钙和维生素E营养素密度单位为mg/1 000kcal；总膳食纤维营养素密度单位为g/1 000kcal。

营养素密度法优先选择单位能量维生素、矿物质含量高的食物，在支持减重和改善代谢方面具有独特的综合优势。通常，蔬菜、水果、全谷物、豆类、坚果和低脂乳制品等均为高营养素密度食物，奶油蛋糕、糖果等属于低营养素密度食物。通过正向选择高营养素密度食物，可以提升大众从“限制”到“替代”的心里适配，有助于实现可持续的饮食模式，达到预防慢性疾病的目的。

第十章 食物血糖生成指数速查表

——自我掌控血糖的“秘诀”

食物血糖生成指数（glycemic index，GI）是食物的一种生理学参数，是衡量食物引起餐后血糖反应的一项有效指标。

GI表示进食含目标量（通常为50克）可利用碳水化合物的食物后，一段时间内（≥2小时）血糖应答曲线下面积相比空腹时的增幅除以进食含等量可利用碳水化合物的参考食物（葡萄糖）后相应的增幅，以百分数表示。用公式表示如下：

$$GI = \frac{\text{含有50克碳水化合物的食物的餐后血糖应答}}{\text{50克葡萄糖的餐后血糖应答}} \times 100$$

高GI的食物进入胃肠后消化快、吸收率高，葡萄糖释放快，血液中葡萄糖浓度高；低GI食物在胃肠中停留时间长，吸收率低，葡萄糖释放缓慢，血液中血糖浓度低。对糖尿病患者而言，避免高GI的食物是控制血糖的第一步。而高油脂食物虽然也不会迅速升高血糖，但是这样的低GI食物却是需要避免和限制的，如巧克力（GI为49）、爆米花（GI为55）、腰果（GI为25）等。

1.高、中、低血糖生成指数食物种类速查表

一般来说，豆类、乳类、蔬菜是血糖生成指数低或较低的食物，而谷类、薯类、水果的GI常根据类型和加工方式，特别是膳食纤维含量的不同而变化。

低GI食物：血糖生成指数≤55（表10-1）；

中GI食物：血糖生成指数55 ~ 70（表10-2）；

高GI食物：血糖生成指数>70（表10-3）。

表10-1 低GI食物种类速查表

谷类	极少加工的粗粮。如煮过的整粒小麦、大麦及黑麦、稻麸、硬质小麦粉面条、通心面、黑米、荞麦、强化蛋白质的面条、玉米面粥、玉米糁等。
干豆类及制品	豆类的GI基本都较低。如绿豆、绿豆挂面、蚕豆、豌豆、扁豆、红小扁豆、绿小扁豆、利马豆、鹰嘴豆、青刀豆、黑豆汤、菜豆[四季豆]、黑眼豆等。
乳类及制品	几乎所有乳类都是低GI产品。牛奶、全脂牛奶、脱脂牛奶、奶粉、酸奶（加糖）、酸乳酪、牛奶蛋糊（牛奶、鸡蛋加淀粉、糖）等。
蔬菜类	芦笋、菜花、芹菜、黄瓜、茄子、生菜、青椒、西红柿、菠菜、莴笋等。

续表

薯类	特别是生的薯类或经过冷加工的薯类制品。马铃薯粉条、藕粉、苕粉、魔芋和芋头等。
水果类	特别是含果酸较多的水果。苹果、桃、杏干、李子、樱桃、猕猴桃、柑、柚、葡萄、梨。一些果汁制品，如苹果汁、水蜜桃汁、菠萝汁（未加糖）、柚子汁（未加糖）等。
即食食品	全麦型或者高纤维产品。面包（50% ~ 80%大麦粒）、面包（黑麦粒）、面包（45% ~ 50%燕麦麸）、面包（混合谷物）、达能阳光饼干、闲趣饼干、达能牛奶香脆饼干、荞麦方便面、家乐氏全麦维等。
混合膳食	混合膳食的GI依赖食物的种类和比例，如馒头加芹菜炒鸡蛋、烙饼加鸡蛋炒木耳、饺子、包子、馄饨、米饭加鱼、猪肉炖粉条等。
其他	果糖、乳糖。花生主要是因为蛋白质和脂肪含量高。

表 10-2　中 GI 食物种类速查表

谷类	粗麦粉、大麦粉、甜玉米、玉米面粗粉、小米粥、荞麦面条、荞麦面馒头、燕麦麸、二面窝头（玉米面、面粉）、黑五类粉等。
薯类	水分少的薯类，如马铃薯（煮、烤、蒸）、甘薯、山药等。
蔬菜类	如甜菜、麝香瓜等。
水果类	热带水果、水果制品，如菠萝、芒果、香蕉、橘子汁、葡萄干等。
即食食品	全麦粉面包、黑麦粉面包、高纤维面包、燕麦粗粉饼干、油酥脆饼干、汉堡包、即食羹、比萨饼（含乳酪）、炸薯片、酥皮糕点、冰激凌等。
混合膳食	蔬菜少的膳食，如馒头加入少量黄油、米饭加蒜苗炒鸡蛋、米饭加猪肉等。

表 10-3　高 GI 食物种类速查表

谷类	精制食物，如小麦粉面条、富强粉馒头、烙饼、油条、大米饭等。直链淀粉含量低的黏米饭、糙米、糯米粥、米饼等。
薯类	水分多、糊化好的薯类，如马铃薯泥、煮甘薯等。
蔬菜类	如南瓜、胡萝卜。
水果类	西瓜、木瓜等。
即食食品	精白面包、棍子面包、小麦饼干、苏打饼干、华夫饼干、膨化薄脆饼干、蜂蜜、麦芽糖等。

2.不同食物的血糖生成指数速查表

实际上，从以上分类可以看出，多数食品低GI、高GI同在，从种类上说属高、属低是困难的。其主要的区别在于碳水化合物的含量和类型，食物加工、品种的不同也很重要。详细数据见表10-4。

表 10-4　食物血糖生成指数速查表

食物类别		食物名称	GI
糖类		葡萄糖	100
		绵白糖	84
		蔗糖	65
		果糖	23
		乳糖	46
		麦芽糖	105
		蜂蜜	73
		胶质软糖	80
		巧克力	49
		MM巧克力	32
		方糖	65
谷类及制品	*	小麦（整粒，煮）	41
	*	粗麦粉（蒸）	65
	*	面条（强化蛋白质，细，煮）	27
	*	面条（全麦粉，细）	37
	*	面条（白，细，煮）	41
	*	面条（硬质小麦粉，细，煮）	55
	*	线面条（实心，细）	35
	*	通心面（管状，粗）	45
		面条（小麦粉，硬，扁，粗）	46
		面条（硬质小麦粉，加鸡蛋，粗）	49
		面条（硬质小麦粉，细）	55
		面条（挂面，全麦粉）	57
		面条（挂面，精制小麦粉）	55
		馒头（全麦粉）	82
		馒头（精制小麦粉）	85
		馒头（富强粉）	88
		烙饼	80
		油条	75

续表

食物类别	食物名称	GI
	稻麸	19
*	米粉	54
	大米粥	69
	大米饭（籼米，糙米）	71
	大米饭（粳米，糙米）	78
	大米饭（籼米，精米）	82
	大米饭（粳米，精米）	90
*	黏米饭（含直链淀粉多，煮）	50
*	黏米饭（含直链淀粉少，煮）	88
	黑米饭	55
	速冻米饭	87
	糯米饭	87
	大米糯米粥	65
	黑米粥	42
	大麦（整粒，煮）	25
	大麦粉	66
	黑麦（整粒，煮）	34
	玉米（甜，煮）	55
	玉米面（粗粉，煮）	68
	玉米面粥	50
	玉米糁粥	51
	玉米饼	46
	玉米片（市售）	79
	玉米片（高纤维，市售）	74
	小米（煮）	71
	小米粥	60
	米饼	82
	荞麦（黄）	54
	荞麦面条	59
	荞麦面馒头	67
	燕麦麸	55

续表

食物类别		食物名称	GI
		莜麦饭（整粒）	49
		糜子饭（整粒）	72
		燕麦饭（整粒）	42
	*	燕麦片粥	55
	*	即食燕麦粥	79
		白面包	75
		全麦（全麦面包）	74
		面包（未发酵小麦）	70
		印度卷饼	62
		薄煎饼（美式）	52
		意大利面（精制面粉）	49
		意大利面（全麦）	48
		乌冬面	55
		饼干（小麦片）	69
薯类、淀粉及制品		马铃薯	62
		马铃薯（煮）	66
	*	马铃薯（烤）	60
	*	马铃薯（蒸）	65
	*	马铃薯（用微波炉烤）	82
	*	马铃薯（烧烤，无油脂）	85
	*	马铃薯泥	87
		马铃薯粉条	14
		薯片（炸）	60
		薯条（炸）	60
		甘薯[山芋]	54
		甘薯（红，煮）	77
		藕粉	33
		苕粉	35
		粉丝汤（豌豆）	32
豆类及制品		黄豆（浸泡，煮）	18
		黄豆（罐头）	14

续表

食物类别		食物名称	GI
		黄豆挂面（有面粉）	67
		豆腐（炖）	32
		豆腐（冻）	22
		豆腐干	24
		绿豆	27
		绿豆挂面	33
		蚕豆（五香）	17
		扁豆	38
		扁豆（红，小）	26
		扁豆（绿，小）	30
	*	扁豆（绿，小，罐头）	52
	*	小扁豆汤（罐头）	44
	*	利马豆[棉豆]	31
	*	利马豆（加5克蔗糖）	30
	*	利马豆（加10克蔗糖）	31
	*	利马豆（嫩，冷冻）	32
		鹰嘴豆	33
	*	鹰嘴豆（罐头）	42
	*	咖喱鹰嘴豆（罐头）	41
	*	青刀豆	39
		青刀豆（罐头）	45
	*	豌豆	42
		黑豆	46
		黑豆汤	46
		菜豆[四季豆]	27
		菜豆（高压处理）	34
	*	菜豆（罐头）	52
	*	芸豆	24
		豆奶	34
蔬菜类	*	甜菜	64
		胡萝卜[金笋]	71

续表

食物类别	食物名称	GI
	南瓜[倭瓜，番瓜]	75
	麝香瓜	65
	山药[薯蓣]	51
	雪魔芋	17
	芋头（蒸）[芋艿/毛芋]	48
	朝鲜笋	15
	芦笋	15
	绿菜花	15
	菜花	15
	芹菜	15
	黄瓜	15
	茄子	15
	青豆（鲜）	15
	莴笋	15
	生菜	15
	青椒	15
	西红柿	15
	菠菜	15
	* 胡萝卜（煮）	39
水果类及制品	苹果	36
	梨	36
	桃	28
	桃（罐头，含果汁）	30
	桃（罐头，含糖浓度低）	52
	桃（罐头，含糖浓度高）	58
	杏干	31
	杏（罐头，含淡味果汁）	64
	李子	24
	樱桃	22
	葡萄	43
	葡萄干	64

续表

食物类别		食物名称	GI
		葡萄（淡黄色，小，无核）	56
		猕猴桃	52
		柑（橘子）	43
		柚	25
		巴婆果	58
		菠萝	66
		芒果	55
		芭蕉[甘蕉/板蕉]	53
		香蕉	52
		香蕉（生）	30
		西瓜	72
		哈密瓜	70
		枣	42
	*	草莓酱（果冻）	49
种子类		花生	14
		腰果	25
乳及乳制品		牛奶	28
		牛奶（加糖和巧克力）	34
		牛奶（加人工甜味剂和巧克力）	24
		牛奶（全脂）	27
		牛奶（脱脂）	32
		奶粉（低脂）	12
		降糖奶粉	26
		老年奶粉	40
		克糖奶粉	48
		酸奶（加糖）	48
	*	酸乳酪（普通）	36
	*	酸乳酪（低脂）	33
	*	酸乳酪（低脂，加人工甜味剂）	14
		冰激凌	51
		酸奶（水果）	41

续表

食物类别		食物名称	GI
方便食品		大米（即食，煮1分钟）	46
		大米（即食，煮6分钟）	87
		小麦片	69
		燕麦片（混合）	83
		荞麦方便面	53
		即食羹	69
		营养饼	66
	*	全麦维（家乐氏）	42
	*	可可米（家乐氏）	77
	*	卜卜米（家乐氏）	88
	*	比萨饼（含乳酪）	60
		汉堡包	61
		白面包	88
		面包（全麦粉）	69
		面包（粗面粉）	64
		面包（黑麦粉）	65
		面包（小麦粉，高纤维）	68
		面包（小麦粉，去面筋）	70
	*	面包（小麦粉，含水果干）	47
	*	面包（50% ~ 80%碎小麦粒）	52
	*	面包（75% ~ 80%大麦粒）	34
	*	面包（50%大麦粒）	46
	*	面包（80% ~ 100%大麦粉）	66
	*	面包（黑麦粒）	50
	*	面包（45% ~ 50%燕麦麸）	47
	*	面包（80%燕麦粒）	65
	*	面包（混合谷物）	45
		新月形面包	67
		棍子面包	90
		燕麦粗粉饼干	55
		油酥脆饼干	64

续表

食物类别	食物名称	GI
	高纤维黑麦薄脆饼干	65
	竹芋粉饼干	66
	小麦饼干	70
	苏打饼干	72
	格雷厄姆华饼干	74
	华夫饼干	76
	香草华夫饼干	77
	膨化薄脆饼干	81
	闲趣饼干	47
	牛奶香脆饼干	39
	酥皮糕点	59
	爆玉米花	55
饮料类	苹果汁	41
	水蜜桃汁	33
	巴梨汁（罐头）	44
	菠萝汁（不加糖）	46
	柚子果汁（不加糖）	48
	橙汁（纯果汁）	50
	橘子汁	57
	可乐饮料	40
	芬达软饮料	68
	啤酒（澳大利亚）	66
	冰激凌	61
	冰激凌（低脂）	50
混合膳食及其他	馒头+芹菜炒鸡蛋	49
	馒头+酱牛肉	49
	馒头+黄油	68
	饼+鸡蛋炒木耳	48
	饺子（三鲜）	28
	包子（芹菜猪肉）	39
	硬质小麦粉肉馅馄饨	39

续表

食物类别	食物名称	GI
	牛肉面	89
	米饭+鱼	37
	米饭+芹菜炒猪肉	57
	米饭+炒蒜苗	58
	米饭+蒜苗炒鸡蛋	68
	米饭+红烧猪肉	73
	玉米粉+人造黄油（煮）	69
	猪肉炖粉条	17
	西红柿汤	38
	二面窝头（玉米面+面粉）	65
	牛奶蛋糊（牛奶+淀粉+糖）	43
	黑五类粉	58

注：*表示引用国外数据。
资料来源：NutriData综合信息数据平台。

3. 常见甜味剂的相对甜度速查表

糖给人们提供美味的享受，同时也带来一些问题，比如糖是“空白能量”食物[①]，会增加能量的摄入、增加儿童龋齿发生风险。甜味剂在加工食品中常用，优点是甜度大、能量低，是糖尿病患者生活中可以用来调节味道的一个选择。

表10-5列出了以蔗糖甜度为1.0计，各类糖及甜味剂的相对甜度。

表10-5 常见甜味剂的相对甜度速查表

分类	名称	相对甜度
糖类	蔗糖	1.0
	果糖	1.2 ~ 1.7
	葡萄糖	0.7 ~ 0.8
	麦芽糖	0.4 ~ 0.5
	半乳糖	0.5

① 指提供较高能量，而蛋白质、维生素、矿物质含量很低的食物。一般应注意控制这类食物的摄入。

续表

分类	名称	相对甜度
	乳糖	0.2 ~ 0.4
	转化糖	1.0
低倍甜味剂	山梨糖醇和山梨糖醇液	0.4 ~ 0.7
	赤藓糖醇	0.6 ~ 0.8
	D-甘露糖醇	0.4 ~ 0.7
	异麦芽酮糖	0.45
	乳糖醇	0.3 ~ 0.4
	麦芽糖醇和麦芽糖醇液	0.9
	木糖醇	1.0
高倍甜味剂	纽甜	7 000 ~ 13 000
	阿力甜	2 000
	爱德万甜	20 000
	天门冬酰苯丙氨酸甲酯乙酰磺胺酸盐	340
	甜蜜素	50
	糖精钠	300
	阿斯巴甜	200
	甜菊糖苷	200 ~ 300
	安赛蜜	200
	索马甜	2 000 ~ 3 000
	罗汉果甜苷	300
	三氯蔗糖	600
	甘草酸铵，甘草酸一钾及三钾	30 ~ 200

资料来源:《中国营养科学全书（上册）》和《食品甜味剂科学共识（2022）》。

附　录

附录 1 《中国居民膳食指南（2022）》（节选）

一般人群平衡膳食准则八条

准则一　食物多样，合理搭配

准则二　吃动平衡，健康体重

准则三　多吃蔬果、奶类、全谷、大豆

准则四　适量吃鱼、禽、蛋、瘦肉

准则五　少盐少油，控糖限酒

准则六　规律进餐，足量饮水

准则七　会烹会选，会看标签

准则八　公筷分餐，杜绝浪费

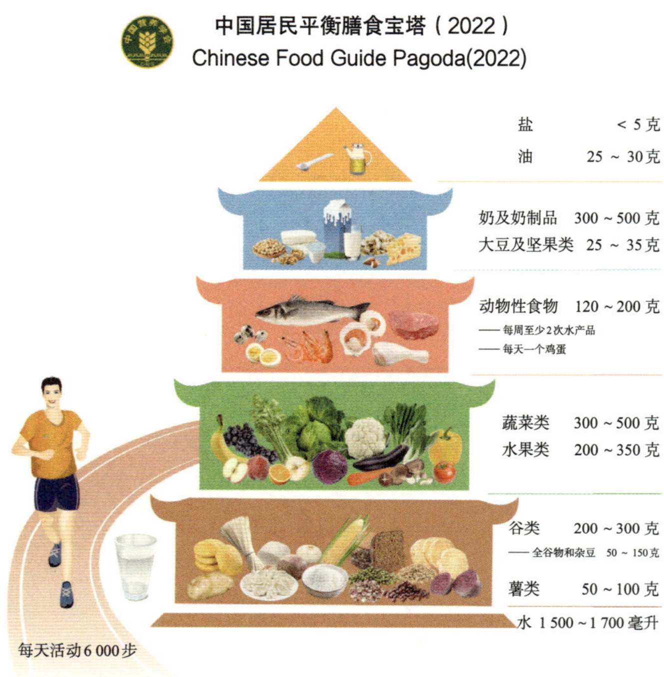

附图 1-1　中国居民平衡膳食宝塔（2022）

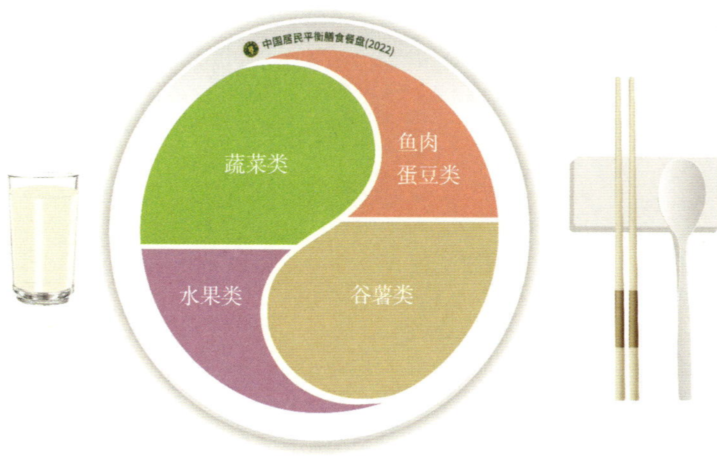

附图 1-2　中国居民平衡膳食餐盘（2022）

附录2 《中国居民膳食营养素参考摄入量（2023版）》（节选）

能量需要量（estimated energy requirement，EER）：指能长期保持良好的健康状态,具有良好的体型、机体构成和活动水平的个体达到能量平衡，并能胜任必要的社会活动及长期健康所需要的能量摄入量。

推荐摄入量（recommended nutrient intake，RNI）：指可以满足某一特定性别、年龄及生理状况群体中绝大多数个体（97% ~ 98%）需要量的某种营养素摄入水平。

适宜摄入量（adequate intake, AI）：是通过观察或试验获得的健康群体某种营养素的摄入量。

可耐受最高摄入量（tolerable upper intake level, UL）：指平均每日摄入营养素或其他膳食成分的最高限量。

膳食相关非传染性疾病风险的建议摄入量（PI-NCD）：以膳食相关非传染性疾病一级预防为目标，提出的必需营养素每日摄入量（水平）。

附表2-1 中国居民膳食能量需要量（EER）

单位：kcal · d^{-1}

年龄/生理阶段	Ⅰ级		Ⅱ级		Ⅲ级	
	男	女	男	女	男	女
0岁 ~	—	—	90kcal/（kg · d）		—	—
0.5岁 ~	—	—	75kcal/（kg · d）		—	—
1岁 ~	—	—	900	800	—	—
2岁 ~	—	—	1 100	1 000	—	—
3岁 ~	—	—	1 250	1 150	—	—
4岁 ~	—	—	1 300	1 250	—	—
5岁 ~	—	—	1 400	1 300	—	—
6岁 ~	1 400	1 300	1 600	1 450	1 800	1 650
7岁 ~	1 500	1 350	1 700	1 550	1 900	1 750
8岁 ~	1 600	1 450	1 850	1 700	2 100	1 900

续表

年龄/生理阶段	Ⅰ级		Ⅱ级		Ⅲ级	
	男	女	男	女	男	女
9岁～	1 700	1 550	1 950	1 800	2 200	2 000
10岁～	1 800	1 650	2 050	1 900	2 300	2 100
11岁～	1 900	1 750	2 200	2 000	2 450	2 250
12岁～	2 300	1 950	2 600	2 200	2 900	2 450
15岁～	2 600	2 100	2 950	2 350	3 300	2 650
18岁～	2 150	1 700	2 550	2 100	3 000	2 450
30岁～	2 050	1 700	2 500	2 050	2 950	2 400
50岁～	1 950	1 600	2 400	1 950	2 800	2 300
65岁～	1 900	1 550	2 300	1 850	—	—
75岁～	1 800	1 500	2 200	1 750	—	—
孕早期	—	+0	—	+0	—	+0
孕中期	—	+250	—	+250	—	+250
孕晚期	—	+400	—	+400	—	+400
乳母	—	+400	—	+400	—	+400

注：Ⅰ、Ⅱ和Ⅲ级分别代表低强度身体活动水平、中等强度身体活动水平和高强度身体活动水平。
“+”表示在相应年龄阶段的成年女性需要量基础上增加的需要量。

附表2-2 中国居民蛋白质、碳水化合物、膳食纤维和添加糖参考摄入量

年龄/生理阶段	蛋白质 RNI/（g·d^{-1}）		蛋白质 AMDR/%E	碳水化合物 AMDR/%E	膳食纤维 AI/（g·d^{-1}）	添加糖[a] AMDR/%E
	男	女				
0岁～	9（AI）	9（AI）	—	—	—	—
0.5岁～	17（AI）	17（AI）	—	—	—	—
1岁～	25	25	—	50～65	5～10	—
2岁～	25	25	—	50～65	5～10	—
3岁～	30	30	—	50～65	5～10	—
4岁～	30	30	8～20	50～65	10～15	<10
5岁～	30	30	8～20	50～65	10～15	<10
6岁～	35	35	10～20	50～65	10～15	<10
7岁～	40	40	10～20	50～65	15～20	<10
8岁～	40	40	10～20	50～65	15～20	<10

续表

年龄/生理阶段	蛋白质 RNI/（g·d^{-1}）		蛋白质 AMDR/%E	碳水化合物 AMDR/%E	膳食纤维 AI/（g·d^{-1}）	添加糖[a] AMDR/%E
	男	女				
9岁～	45	45	10～20	50～65	15～20	<10
10岁～	50	50	10～20	50～65	15～20	<10
11岁～	55	55	10～20	50～65	15～20	<10
12岁～	70	60	10～20	50～65	20～25	<10
15岁～	75	60	10～20	50～65	25～30	<10
18岁～	65	55	10～20	50～65	25～30	<10
30岁～	65	55	10～20	50～65	25～30	<10
50岁～	65	55	10～20	50～65	25～30	<10
65岁～	72	62	15～20	50～65	25～30	<10
75岁～	72	62	15～20	50～65	25～30	<10
孕早期	—	+0	10～20	50～65	+0	<10
孕中期	—	+15	10～20	50～65	+4	<10
孕晚期	—	+30	10～20	50～65	+4	<10
乳母	—	+25	10～20	50～65	+4	<10

注：%E表示该营养素提供的能量占总能量的百分比。

“+”表示在相应年龄阶段的成年女性需要量基础上增加的需要量。

[a]添加糖每天摄入不超过50g/d，最好低于25g/d。

附表2-3　中国居民脂肪和脂肪酸参考摄入量

年龄/生理阶段	总脂肪	饱和脂肪酸	n-6多不饱和脂肪	n-3多不饱和总脂肪	EPA+DHA	亚油酸	亚麻酸
	AMDR/%E	AMDR/%E	AMDR/%E	AMDR/%E	AI/（g·d^{-1}）	AI/%E	AI/%E
0岁～	48（AI）	—	—	—	0.1[b]	8.0（0.15g[a]）	0.90
0.5岁～	40（AI）	—	—	—	0.1[b]	6.0	0.67
1岁～	35（AI）	—	—	—	0.1[b]	4.0	0.60
2岁～	35（AI）	—	—	—	0.1[b]	4.0	0.60
3岁～	35（AI）	—	—	—	0.2	4.0	0.60
4岁～	20～30	<8	—	—	0.2	4.0	0.60

续表

年龄/生理阶段	总脂肪	饱和脂肪酸	n-6多不饱和脂肪	n-3多不饱和总脂肪	EPA+DHA	亚油酸	亚麻酸
	AMDR/%E	AMDR/%E	AMDR/%E	AMDR/%E	AI/（g·d^{-1}）	AI/%E	AI/%E
5岁～	20～30	＜8	—	—	0.2	4.0	0.60
6岁～	20～30	＜8	—	—	0.2	4.0	0.60
7岁～	20～30	＜8	—	—	0.2	4.0	0.60
8岁～	20～30	＜8	—	—	0.2	4.0	0.60
9岁～	20～30	＜8	—	—	0.2	4.0	0.60
10岁～	20～30	＜8	—	—	0.2	4.0	0.60
11岁～	20～30	＜8	—	—	0.2	4.0	0.60
12岁～	20～30	＜8	—	—	0.25	4.0	0.60
15岁～	20～30	＜8	—	—	0.25	4.0	0.60
18岁～	20～30	＜10	2.5～9.0	0.5～2.0	0.25～2.00（AMDR）	4.0	0.60
30岁～	20～30	＜10	2.5～9.0	0.5～2.0	0.25～2.00（AMDR）	4.0	0.60
50岁～	20～30	＜10	2.5～9.0	0.5～2.0	0.25～2.00（AMDR）	4.0	0.60
65岁～	20～30	＜10	2.5～9.0	0.5～2.0	0.25～2.00（AMDR）	4.0	0.60
75岁～	20～30	＜10	2.5～9.0	0.5～2.0	0.25～2.00（AMDR）	4.0	0.60
孕早期	20～30	＜10	2.5～9.0	0.5～2.0	0.25（0.2[b]）	+0	+0
孕中期	20～30	＜10	2.5～9.0	0.5～2.0	0.25（0.2[b]）	+0	+0
孕晚期	20～30	＜10	2.5～9.0	0.5～2.0	0.25（0.2[b]）	+0	+0
乳母	20～30	＜10	2.5～9.0	0.5～2.0	0.25（0.2[b]）	+0	+0

注：[a]花生四烯酸；[b]DHA。

%E表示该营养素提供的能量占总能量的百分比。

“—”表示未制定；“+”表示在相应年龄阶段的成年女性需要量基础上增加的需要量。

附表2-4 常量元素的参考摄入量

单位：mg·d^{-1}

年龄/生理阶段	钙		磷		钾		钠		镁	氯
	RNI	UL	RNI	UL	AI	PI-NCD	AI	PI-NCD	RNI	AI
0岁～	200（AI）	1 000	105（AI）	—	400	—	80	—	20（AI）	120
0.5岁～	350（AI）	1 500	180（AI）	—	600	—	180	—	65（AI）	450
1岁～	500	1 500	300	—	900	—	500～700[a]	—	140	800～1 100[b]
4岁～	600	2 000	350	—	1 100	1 800	800	≤1 000	160	1 200
7岁～	800	2 000	440	—	1 300	2 200	900	≤1 200	200	1 400
9岁～	1 000	2 000	550	—	1 600	2 800	1 100	≤1 500	250	1 700
12岁～	1 000	2 000	700	—	1 800	3 200	1 400	≤1 900	320	2 200
15岁～	1 000	2 000	720	—	2 000	3 600	1 600	≤2 100	330	2 500
18岁～	800	2 000	720	3 500	2 000	3 600	1 500	≤2 000	330	2 300
30岁～	800	2 000	710	3 500	2 000	3 600	1 500	≤2 000	320	2 300
50岁～	800	2 000	710	3 500	2 000	3 600	1 500	≤2 000	320	2 300
65岁～	800	2 000	680	3 000	2 000	3 600	1 400	≤1 900	310	2 200
75岁～	800	2 000	680	3 000	2 000	3 600	1 400	≤1 800	300	2 200
孕早期	+0	2 000	+0	3 500	+0	+0	+0	+0	+40	+0
孕中期	+0	2 000	+0	3 500	+0	+0	+0	+0	+40	+0
孕晚期	+0	2 000	+0	3 500	+0	+0	+0	+0	+40	+0
乳母	+0	2 000	+0	3 500	+400	+0	+0	+0	+0	+0

注：[a]1岁～为500mg/d，2岁～为600mg/d，3岁～为700mg/d；[b]1岁～为800mg/d，2岁～为900mg/d，3岁～为1 100mg/d。

“+”表示在相应年龄阶段的成年女性需要量基础上增加的需要量。

附表 2-5 微量元素的参考摄入量

年龄/生理阶段	铁/(mg·d⁻¹) RNI 男	铁 RNI 女	铁 UL	碘/(μg·d⁻¹) RNI	碘 UL	锌/(mg·d⁻¹) RNI 男	锌 RNI 女	锌 UL	硒/(μg·d⁻¹) RNI	硒 UL	铜/(mg·d⁻¹) RNI	铜 UL	氟/(mg·d⁻¹) AI	氟 UL	铬/(μg·d⁻¹) AI 男	铬 AI 女	锰/(mg·d⁻¹) AI 男	锰 AI 女	锰 UL	钼/(μg·d⁻¹) RNI	钼 UL
0岁~	0.3(AI)		—	85(AI)	—	1.5(AI)		—	15(AI)	55	0.3(AI)	—	0.01	—	0.2		0.01		—	3(AI)	—
0.5岁~	10		—	115(AI)	—	3.2(AI)		—	20(AI)	80	0.3(AI)	—	0.23	—	5		0.7		—	6(AI)	—
1岁~	10	10	25	90	—	4.0		9	25	80	0.3	2	0.6	0.8	15		2.0	1.5	—	10	200
4岁~	10	10	30	90	200	5.5		13	30	120	0.4	3	0.7	1.1	15		2	2	3.5	12	300
7岁~	12	12	35	90	250	7.0		21	40	150	0.5	3	0.9	1.5	20		2.5	2.5	5.0	15	400
9岁~	16	16	35	90	250	7.0		24	45	200	0.6	5	1.1	2.0	25		3.5	3.0	6.5	20	500
12岁~	16	18	40	110	300	8.5	7.5	32	60	300	0.7	6	1.4	2.4	33	30	4.5	4.0	9.0	25	700
15岁~	16	18	40	120	500	11.5	8.0	37	60	350	0.8	7	1.5	3.5	35	30	5.0	4.0	10.0	25	800
18岁~	12	18	42	120	600	12.0	8.5	40	60	400	0.8	8	1.5	3.5	35	30	4.5	4.0	11.0	25	900
30岁~	12	18	42	120	600	12.0	8.5	40	60	400	0.8	8	1.5	3.5	35	30	4.5	4.0	11.0	25	900
50岁~	12	10[a] 18[b]	42	120	600	12.0	8.5	40	60	400	0.8	8	1.5	3.5	30	25	4.5	4.0	11.0	25	900
65岁~	12	10	42	120	600	12.0	8.5	40	60	400	0.8	8	1.5	3.5	30	25	4.5	4.0	11.0	25	900
75岁~	12	10	42	120	600	12.0	8.5	40	60	400	0.7	8	1.5	3.5	30	25	4.5	4.0	11.0	25	900
孕早期	—	+0	42	+110	500	—	+2	40	+5	400	+0.1	8	+0	3.5	—	+0	—	+0	11.0	+0	900
孕中期	—	+7	42	+110	500	—	+2	40	+5	400	+0.1	8	+0	3.5	—	+3	—	+0	11.0	+0	900
孕晚期	—	+11	42	+110	500	—	+2	40	+5	400	+0.1	8	+0	3.5	—	+5	—	+0	11.0	+0	900
乳母	—	+6	42	+120	500	—	+4.5	40	+18	400	+0.7	8	+0	3.5	—	+5	—	+0.2	11.0	+5	900

注：[a]无月经；[b]有月经。

"+"表示在相应年龄阶段的成年女性需要量基础上增加的需要量。"—"表示未制定或未涉及。

附表2-6　脂溶性维生素的参考摄入量

年龄/生理阶段	维生素A/(μg RAE[a]·d^{-1})			维生素D/(μg·d^{-1})		维生素E/(mg α-TE[b]·d^{-1})		维生素K/(μg·d^{-1})
	RNI		UL	RNI	UL	AI	UL	AI
	男	女						
0岁～	300（AI）		600	10（AI）	20	3	—	2
0.5岁～	350（AI）		600	10（AI）	20	4	—	10
1岁～	340	330	700	10	20	6	150	30
4岁～	390	380	1 000	10	30	7	200	40
7岁～	430	390	1 300	10	45	9	300	50
9岁～	560	540	1 800	10	45	11	400	60
12岁～	780	730	2 400	10	50	13	500	70
15岁～	810	670	2 800	10	50	14	600	75
18岁～	770	660	3 000	10	50	14	700	80
30岁～	770	660	3 000	10	50	14	700	80
50岁～	750	660	3 000	10	50	14	700	80
65岁～	730	640	3 000	15	50	14	700	80
75岁～	710	600	3 000	15	50	14	700	80
孕早期	—	+0	3 000	+0	50	+0	700	+0
孕中期	—	+70	3 000	+0	50	+0	700	+0
孕晚期	—	+70	3 000	+0	50	+0	700	+0
乳母	—	+600	3 000	+0	50	+3	700	+5

注：[a]RAE为视黄醇活性当量；[b]α-TE为α-生育酚当量。

"+"表示在相应年龄阶段的成年女性需要量基础上增加的需要量。"—"表示未制定或未涉及。

附表2-7　水溶性维生素的参考摄入量

年龄/生理阶段	维生素B₁/mg·d⁻¹		维生素B₂/(mg·d⁻¹)		烟酸/(mg NE[c]·d⁻¹)			维生素B₆/(mg·d⁻¹)		维生素B₁₂/(μg·d⁻¹)	叶酸/(mg DFE[d]·d⁻¹)		泛酸/(μg·d⁻¹)	生物素/(μg·d⁻¹)	胆碱/(mg·d⁻¹)			维生素C/(mg·d⁻¹)		
	RNI		RNI		RNI		UL	RNI	UL	RNI	RNI	UL	AI	AI	AI		UL	RNI	PI-NCD	UL/mg·d⁻¹
	男	女	男	女	男	女									男	女				
0岁~	0.1（AI）		0.4（AI）		1（AI）		—	0.1（AI）	—	0.3（AI）	65（AI）	—	1.7	5	120		—	40（AI）	—	—
0.5岁~	0.3（AI）		0.6（AI）		2（AI）		—	0.3（AI）	—	0.6（AI）	100（AI）	—	1.9	10	140		—	40（AI）	—	—
1岁~	0.6	0.6	0.7	0.6	6	5	11	0.6	20	1	160	300	2.1	17	170		1 000	40	—	400
4岁~	0.9	0.9	0.9	0.8	7	6	15	0.7	25	1.2	190	400	2.5	20	200		1 000	50	—	600
7岁~	1.0	0.9	1.0	0.9	9	8	19	0.8	32	1.4	240	500	3.1	25	250		2 000	60	—	800
9岁~	1.1	1.0	1.1	1.0	10	10	23	1.0	40	1.8	290	650	3.8	30	300		2 000	75	—	1 100
12岁~	1.4	1.2	1.4	1.2	13	12	30	1.3	50	2	370	800	4.9	35	380		2 000	95	—	1 600
15岁~	1.6	1.3	1.6	1.2	15	12	33	1.4	55	2.5	400	900	5	40	450	380	2 500	100	—	1 800
18岁~	1.4	1.2	1.4	1.2	15	12	35	1.4	60	2.4	400	1 000	5	40	450	380	3 000	100	200	2 000
30岁~	1.4	1.2	1.4	1.2	15	12	35	1.4	60	2.4	400	1 000	5	40	450	380	3 000	100	200	2 000
50岁~	1.4	1.2	1.4	1.2	15	12	35	1.6	55	2.4	400	1 000	5	40	450	380	3 000	100	200	2 000
65岁~	1.4	1.2	1.4	1.2	15	12	35	1.6	55	2.4	400	1 000	5	40	450	380	3 000	100	200	2 000
75岁~	1.4	1.2	1.4	1.2	15	12	35	1.6	55	2.4	400	1 000	5	40	450	380	3 000	100	200	2 000
孕早期	—	+0	—	+0	—	+0	35	+0.8	60	+0.5	+200	1 000	+1	+10	—	+80	3 000	+0	+0	2 000
孕中期	—	+0.2	—	+0.1	—	+0	35	+0.8	60	+0.5	+200	1 000	+1	+10	—	+80	3 000	+15	+0	2 000
孕晚期	—	+0.3	—	+0.2	—	+0	35	+0.8	60	+0.5	+200	1 000	+1	+10	—	+80	3 000	+15	+0	2 000
乳母	—	+0.3	—	+0.5	—	+4	35	+0.3	60	+0.8	+150	1 000	+2	+10	—	+120	3 000	+50	+0	2 000

注：[c]NE为烟酸当量；[d]DFE为叶酸当量。

“+”表示在相应年龄阶段的成年女性需要量基础上增加的需要量。“—”表示未制定或未涉及。

附录 3 营养素生理作用

营养素	生理作用
能量	人体维持生命活动所需要的热能，主要来源于脂肪、蛋白质和碳水化合物
宏量营养素	
蛋白质	构成细胞、组织和器官；修补人体组织；维持人体正常的新陈代谢和各类物质在体内的运输；调节身体功能，供给能量
脂肪	供给维持生命必需的能量；维持体温，保护脏器；构成身体细胞；促进脂溶性维生素的吸收和利用
碳水化合物	提供机体所需能量；构成机体的重要物质；维持大脑功能必需的能源；调节脂肪代谢
维生素	
维生素A	维持视觉功能；维持皮肤黏膜完整性；维持和促进免疫功能；维持生长发育
维生素B_1	参与神经系统代谢，促进智力发展；促进生长发育；帮助消化；保持精力充沛
维生素B_2	参与神经系统代谢，促进智力发育；促进细胞再生和皮肤毛发、指甲生长；改善视力，减轻眼睛疲劳；帮助消除口腔炎症；参与糖、脂肪、蛋白质代谢
维生素B_6	帮助消化吸收蛋白质、脂肪；促进核酸合成，延缓衰老；预防神经、皮肤系统疾病
维生素B_{12}	防止贫血；促进儿童生长发育；增强体力；提高记忆力；消除烦躁不安
维生素C	治疗牙龈出血；加速手术后恢复；降低胆固醇；预防病毒、细菌感染；预防治疗感冒；预防坏血病；延长细胞寿命
维生素D	帮助吸收和利用钙质，强化骨骼牙齿
维生素E	延缓细胞衰老；给体内供氧，增加耐力；减轻疲劳；降低血压；防止流产
叶酸	促进泌乳；促进皮肤健康；防止白发；增进食欲；防治口腔溃疡
尼克酸	促进消化；防治偏头疼；降血压；防治口臭；降低胆固醇
生物素	防治白发、秃头；缓解肌肉疼痛；辅助湿疹、皮炎的治疗
泛酸	帮助伤口愈合；参与制造抗体，抵抗传染病；抗疲劳
矿物质	
钙	构成骨骼、牙齿的重要成分；体内许多酶的激活剂；降低毛细血管和细胞膜的通透性，防止渗出，控制炎症和水肿；参与凝血过程
磷	牙齿和骨骼的组成成分；调节酸碱平衡；参与能量代谢；参与遗传信息的储存和传递；参与构成细胞膜；参与许多酶促反应；参与糖、脂肪和蛋白质的代谢

续表

营养素	生理作用
钾	调节体液的酸碱平衡；维持渗透压；维持神经和肌肉正常活动；参与细胞内糖和蛋白质的代谢
钠	维持体液渗透压；参与神经、肌肉细胞的动作电位的形成；参与新陈代谢和生理活动
镁	参与牙齿和骨骼的组成，维持神经、肌肉正常生理功能；参与糖、脂肪代谢及蛋白质合成
铁	运输氧，参与电子转移，促进生长发育；防治缺铁性贫血；增强机体抵抗力；提高学习能力
锌	促进能量代谢；促进基因转录；提高食欲；促进生长发育；参与核酸和蛋白质的合成；防治皮肤病；促进青少年正常性发育，性器官发育不可缺少的微量元素
硒	组成谷胱甘肽过氧化物酶，清除体内过氧化物；促进生长，提高机体免疫力；维持心血管系统的正常结构和功能，预防心血管病；预防和治疗克山病和大骨节病
铜	组成抗氧化酶的成分；参与铁的转运和结缔组织形成；防止贫血和大血管破裂
锰	组成抗氧化酶的成分，是许多酶的激活剂；与DNA、RNA、蛋白质的合成有关；促进生长及骨骼发育
碘	参与甲状腺素的合成；促进生长发育，防治呆小病
氟*	构成骨骼牙齿成分；降低龋齿患病率；防止骨质疏松；促进生长
钼*	是氧化酶的组成成分；促进生长；防止难产
钴*	组成维生素B_{12}，防止贫血；促进生长
铬*	构成葡萄糖耐量因子，维持糖耐量正常
硅*	与黏多糖合成有关，促进生长；维持骨骼正常
钒*	促进生长；促进骨骼生长和生殖功能发育
镍*	与铁的吸收相互作用，防止贫血；促进生长；维护肝功能和生殖功能
锡*	促进蛋白质与核酸合成反应；促进生长

*为本书未涉及的元素。

附录 4　蛋白质的质量参考量表

30g蛋白质大约相当于一个青少年或成人日摄入量标准的1/2。附表4-1根据食物类别，按蛋白质含量从高到低排列，据此即可轻松估计膳食实际摄入量。

食物不同，蛋白质的含量不同，蛋白质营养质量也不同。蛋白质是一个总称，由二十余种氨基酸组成。植物性食物蛋白质的氨基酸构成常常不完全，总是缺乏几个必需氨基酸。多种食物的搭配常可以起到相互弥补、提高蛋白质效价的作用，营养学上称为蛋白质互补作用。如大米和黄豆一起吃，可以有效提高蛋白质的利用率。

附表4-1　含30克蛋白质的食物量表

单位：g

食物名称	食物量	食物名称	食物量
谷薯类及制品			
小麦胚芽粉	82	玉米面	353
油面筋	112	香米	357
标准粉	191	青稞	370
莜麦面	219	玉米面（白）	375
黍子	221	稻米	380
薏米	234	糙米	390
面粉	244	籼米	400
挂面	262	烙饼	400
高粱米	288	粳米	400
大麦	294	糯米	411
黄米	309	馒头	429
黑米	319	玉米（鲜）	750
荞麦	323	米饭	1 154
小米	333	马铃薯	1 154
面条（生）	336	红薯	2 143
干豆类及制品			
腐竹	67	烤麸	147

续表

食物名称	食物量	食物名称	食物量
黑豆	83	红小豆	149
黄豆	86	豆腐干	153
芸豆	128	花豆	157
绿豆	139	豆腐卷	168
豆腐丝	140	油豆腐	176
鹰嘴豆	142	豆腐	452
绿豆面	144		
菌藻类			
口蘑	78	松茸（干）	240
羊肚菌	112	木耳（干）	248
紫菜（干）	112	鲜蘑	1 111
红菇（干）	123	海带	2 500
香菇（干）	150		
坚果、种子类			
榛子（炒）	98	黑芝麻	157
杏仁（炒）	117	山核桃	167
腰果	125	松子（炒）	213
葵花籽（炒，咸）	133	松子仁	224
花生（炒）	138	松子（生）	238
开心果（熟）	146	板栗（鲜）	714
畜、禽肉类			
咖喱牛肉干	65	兔肉	152
牛蹄筋（熟）	85	猪里脊肉	153
牛肉（酱）	96	猪肝	156
鸡胸脯肉	122	鸡胗	156
羊肉（熟）	129	羊肉	162
牛里脊肉	135	猪腿肉	168
驴肉	140	鹅	168
牛肉（瘦）	141	牛腱子	130
羊里脊肉	146	鸡肝	181
羊肉（瘦）	146	烤鸭（北京）	181
猪肉（瘦）	148	猪肾[猪腰子]（脂肪2g/100g）	188
鸡	148	猪肾[猪腰子]（脂肪8g/100g）	190
鸡（炸）	148	鸭胸脯肉	200
鸡腿	149	猪后臀尖	205

续表

食物名称	食物量	食物名称	食物量
火鸡腿肉	150	猪血	246
乳类			
奶酪	130	牛奶（鲜，全脂）	882
奶粉（全脂）	149	酸奶	938
纯牛奶（脱脂）	857		
蛋类			
鸡蛋黄	197	鸭蛋	238
松花鸡蛋	203	荷包蛋（煮）	244
咸鸭蛋（熟）	217	鸡蛋白	259
鸡蛋	229	鹅蛋	270
鹌鹑蛋	234		
鱼虾蟹贝类			
海米	69	鲤鱼	170
武昌鱼	111	河蟹	171
鳕鱼	147	鱿鱼	172
鲈鱼	161	海虾	179
对虾	161	草鱼	181
罗非鱼	163	海参	182
黄鳝	167	鲢鱼	184
鲫鱼	167	鲜贝	191
草鱼	169	螺	191
带鱼	169	皮皮虾	203
大黄花鱼	169	海蟹	217
方便食品			
饼干（代表值）	333	面包（代表值）	361
蔬菜、水果类			
毛豆	229	黄瓜	3 750
蚕豆（鲜）	341	南瓜	4 286
豌豆（鲜）	405	桃	5 000
胡萝卜	3 000	苹果	7 500
柿子椒	3 000	葡萄	7 500
西红柿	3 333	梨	10 000

资料来源：NutriData综合信息数据平台。

附录5 T/CNSS 020—2023《食物交换份》(节选)

本附录节选自中国营养学会团体标准T/CNSS 020—2023《食物交换份》。食物交换份是将食物按照类别、营养特征分类，按照所提供能量或某营养成分相近的原则，进行同类食物之间交换的质量换算表。参考《中国居民膳食指南(2022)》，将食物分为谷薯杂豆类；蔬菜类；水果类；肉蛋水产品类、坚果类；大豆、乳及其制品类；油脂类及调味料共8类。根据食物成分表，以提供90kcal能量为1份，换算得到各类食物质量交换表，分列于附表5-1至附表5-7；以提供1g盐(400mg钠)为1份，换算得到调味料盐含量换算表，列于表5-9。

一、谷薯杂豆类

谷薯杂豆类食物是能量、蛋白质、碳水化合物和B族维生素的主要来源，其膳食纤维含量与加工精度有关，建议适量食用全谷物、杂豆和薯芋类的食品。谷薯杂豆类食物交换表见表附表5-1。

附表5-1 谷薯杂豆类食物交换表(/份)

食物种类		质量/g	提供能量和营养成分				食物举例
			能量/kcal	蛋白质/g	脂肪/g	碳水化合物/g	
谷物(初级农产品)		25	90	2.5	0.5	19.0	大米、面粉、玉米面、杂粮等(干、生、非加工类制品)
主食制品	面制品	35	90	2.5	0.4	18.0	馒头、花卷、大饼、烧饼、面条(湿)、面包等
	米饭	75	90	2.0	0.2	19.4	粳米饭、籼米饭等
全谷物		25	90	2.5	0.7	18.0	糙米、全麦、玉米粒(干)、高粱、小米、荞麦、黄米、燕麦、青稞等
杂豆类		25	90	5.5	0.5	15.0	绿豆、赤小豆、芸豆、蚕豆、豌豆、眉豆等

续表

食物种类	质量/g	提供能量和营养成分				食物举例
		能量/kcal	蛋白质/g	脂肪/g	碳水化合物/g	
粉条、粉丝、淀粉类	25	90	0.3	0.0	21.2	粉条、粉丝、团粉、玉米淀粉等
糕点和油炸类	20	90	1.4	2.6	13.0	蛋糕、江米条、油条、油饼等
薯芋类*	100	90	1.9	0.2	20.0	马铃薯、甘薯、木薯、山药、芋头、大薯、豆薯等

*每份薯芋类食品的质量为可食部质量。

二、蔬菜类

蔬菜富含维生素、矿物质、膳食纤维和植物化合物，且能量较低。按照种类、食用部位、外观颜色需要加以细分，进行膳食搭配时建议在不同种类间进行挑选，深色蔬菜应占蔬菜总量的1/2。蔬菜类食物交换表见附表5-2。

附表5-2 蔬菜类食物交换表[a]（/份）

食物种类		质量/g	提供能量和营养成分				食物举例
			能量/kcal	蛋白质/g	脂肪/g	碳水化合物/g	
蔬菜类（综合）[b]		250	90	4.5	0.7	16.0	所有常见蔬菜（不包含干、腌制、罐头类制品）
嫩茎叶花菜类	深色[c]	300	90	7.3	1.2	14.0	油菜、芹菜、乌菜、菠菜、鸡毛菜、香菜、萝卜缨、茴香、苋菜等
	浅色	330	90	7.2	0.5	14.2	大白菜、奶白菜、圆白菜、娃娃菜、菜花、白笋、竹笋等
茄果类		375	90	3.8	0.7	18.0	茄子、西红柿、柿子椒、辣椒、西葫芦、黄瓜、丝瓜、南瓜等
根茎类		300	90	3.2	0.5	19.2	红萝卜、白萝卜、胡萝卜、水萝卜等（不包括马铃薯、芋头）
蘑菇类	鲜	275	90	7.6	0.6	14.0	香菇、草菇、平菇、白蘑、金针菇、牛肝菌等鲜蘑菇
	干	30	90	6.6	0.8	17.0	香菇、木耳、茶树菇、榛蘑等干制品
鲜豆类		250	90	6.3	0.7	15.4	豇豆、扁豆、四季豆、刀豆等

[a]表中给出的每份食品质量均为可食部质量。
[b]如果难以区分蔬菜种类（如混合蔬菜），可按照蔬菜类（综合）的质量进行搭配。
[c]深色嫩茎叶花菜类特指胡萝卜素含量≥300μg/100g的蔬菜。

三、水果类

水果富含维生素C、钾、镁、膳食纤维和植物化学物，果汁、果脯等加工水果制品不能代替鲜果。水果类食物交换表见附表5-3。

附表5-3　水果类食物交换表[a]（/份）

食物种类	质量/g	提供能量和营养成分				食物举例
		能量/kcal	蛋白质/g	脂肪/g	碳水化合物/g	
水果类（综合）[b]	150	90	1.0	0.6	20.0	常见新鲜水果（不包括干制、糖渍、罐头类制品）
柑橘类	200	90	1.7	0.6	20.0	橘子、橙子、柚子、柠檬
仁果、核果、瓜果类	175	90	0.8	0.4	21.0	苹果、梨、桃、李子、杏、樱桃、甜瓜、西瓜、黄金瓜、哈密瓜等
浆果类	150	90	1.4	0.5	20.0	葡萄、石榴、柿子、桑椹、草莓、无花果、猕猴桃等
枣和热带水果类	75	90	1.1	1.1	18.0	各类鲜枣、芒果、荔枝、桂圆、菠萝、香蕉、榴莲、火龙果等
果干类	25	90	0.7	0.3	19.0	葡萄干、杏干、苹果干等

[a]表中给出的每份食品质量均为可食部的质量。
[b]如果难以区分水果种类（如混合水果），可按照水果类（综合）的质量进行搭配。

四、肉蛋水产品类

畜肉类、禽肉类、蛋类、鱼虾蟹贝类食物，富含优质蛋白质、脂肪、脂溶性维生素等，根据种类、部位，脂肪含量差异较大，配餐时应注意细分种类并控制饱和脂肪的摄入。肉蛋水产品类食物交换表见附表5-4。

附表5-4 肉蛋水产品类食物交换表[a]（/份）

食物种类	质量/g	提供能量和营养成分				食物举例
		能量/kcal	蛋白质/g	脂肪/g	碳水化合物/g	
畜禽肉类（综合）[b]	50	90	8.0	6.7	0.7	常见畜禽肉类
畜肉类（脂肪含量≤5%）	80	90	16.0	2.1	1.3	纯瘦肉、牛里脊、羊里脊等
畜肉类（脂肪含量6%～15%）	60	90	11.5	5.3	0.3	猪里脊、羊肉（胸脯肉）等
畜肉类（脂肪含量16%～35%）	30	90	4.5	7.7	0.7	前臀尖、猪大排、猪肉（硬五花）等
畜肉类（脂肪含量≥85%）	10	90	0.2	8.9	0.0	肥肉、板油等
禽肉类	50	90	8.8	6.0	0.7	鸡、鸭、鹅、火鸡等
蛋类	60	90	7.6	6.6	1.6	鸡蛋、鸭蛋、鹅蛋、鹌鹑蛋等
水产类（综合）	90	90	14.8	2.9	1.7	常见淡水鱼，海水鱼，虾、蟹、贝类、海参等
鱼类	75	90	13.7	3.2	1.0	鲤鱼、草鱼、鲢鱼、鳙鱼、黄花鱼、带鱼、鲳鱼、鲈鱼等
虾蟹贝类	115	90	15.8	1.5	3.1	河虾、海虾、河蟹、海蟹、河蚌、蛤蜊、蛏子等

[a]表中给出的每份食品质量均为可食部的质量，必要时需进行换算。
[b]如果难以区分畜禽肉类食物种类（如混合肉），可按照畜禽肉类（综合）的质量进行搭配。
内脏类（肚、舌、肾、肝、心、肫等）胆固醇含量高，食物营养成分差异较大，如换算每份相当于70g，换算后需复核营养素的变化是否符合要求。

五、坚果类

坚果类食物属于高能量食物，适量摄入有益健康。注意根据淀粉和脂肪含量进行搭配选择。坚果类食物交换表见附表5-5。

附表5-5 坚果类食物交换表[a]（/份）

食物种类	质量/g	提供能量和营养成分				食物举例
		能量/kcal	蛋白质/g	脂肪/g	碳水化合物/g	
坚果（综合）	20	90	3.2	5.8	6.5	常见的坚果、种子类
淀粉类坚果（碳水化合物≥40%）	25	90	2.5	0.4	16.8	板栗、白果、芡实、莲子
高脂类坚果（脂肪≥40%）	15	90	3.2	7.7	2.9	花生仁、西瓜子、松子、核桃、葵花籽、南瓜子、杏仁、榛子、开心果、芝麻等
中脂类坚果类（脂肪为20%～40%）	20	90	3.2	6.5	5.3	腰果、胡麻子、核桃（鲜）白芝麻等

[a]表中给出的每份食品质量均为可食部的质量。

六、大豆、乳及其制品

大豆、乳及其制品富含钙、优质蛋白质和B族维生素，注意每天适量摄入乳及乳制品，经常摄入大豆及其制品。大豆、乳及其制品食物交换表见附表5-6。

附表5-6 大豆、乳及其制品食物交换表（/份）

食物种类		质量/g	提供能量和营养成分				食物举例
			能量/kcal	蛋白质/g	脂肪/g	碳水化合物/g	
大豆类		20	90	6.9	3.3	7.0	黄豆、黑豆、青豆
豆粉		20	90	6.5	3.7	7.5	黄豆粉
豆腐	北豆腐	90	90	11.0	4.3	1.8	北豆腐
	南豆腐	150	90	9.3	3.8	3.9	南豆腐
豆皮、豆干		50	90	8.5	4.6	3.8	豆腐干、豆腐丝、素鸡、素什锦等
豆浆		330	90	8.0	3.1	8.0	豆浆
液态乳	全脂	150	90	5.0	5.4	7.4	全脂牛奶等
	脱脂	265	90	9.3	0.8	12.2	脱脂牛奶等
发酵乳（全脂）		100	90	2.8	2.6	12.9	发酵乳
乳酪		25	90	5.6	7.0	1.9	奶酪、干酪
乳粉		20	90	4.0	4.5	10.1	全脂奶粉

七、油脂类

油脂类包括植物油和动物油，建议以植物油为主，每日摄入总量不超过推荐摄入量。在根据能量确定每份质量的同时应兼顾提供不同类别脂肪酸的能力。油脂交换表见附表5-7，附表5-8有助于了解不同油脂的特征脂肪酸及其含量水平。

附表5-7 油脂交换表（/份）

食物种类	质量/g	提供能量和营养成分				食物举例
		能量/kcal	蛋白质/g	脂肪/g	碳水化合物/g	
油脂类	10	90	0	10.0	0	猪油、橄榄油、菜籽油、大豆油、玉米油、葵花籽油、稻米油、花生油等

附表5-8 特征脂肪酸的油脂来源

特征脂肪酸	含量水平	油脂来源举例
饱和脂肪酸	≥70%	椰子油、棕榈仁油、类可可脂（65%）等
	≥45%	棕榈液油、猪油、牛油等
不饱和脂肪酸	≥70%	米糠油、稻米油、花生油等
单不饱和脂肪酸	≥70%	茶籽油、橄榄油等
	≥60%	菜籽油等
多不饱和脂肪酸	≥70%	亚麻籽油、核桃油、红花油、葡萄籽油等
	≥50%	大豆油、玉米油、葵花籽油等
DHA+EPA	—	以DHA为特征的鱼油等

八、调味料盐含量换算表

调味料的换算以提供相当于1g盐或400mg钠的能力为基准，折算出不同调味料的相对质量，在使用时注意控制盐或钠的摄入总量不超过推荐摄入量。调味料类盐含量换算表见附表5-9。

附表5-9 调味料盐含量换算表（/份）

食物种类	重量/g	盐含量/g	钠含量/mg	主要食物
食用盐	1.0	1	400	精盐、海盐等

续表

食物种类		重量/g	盐含量/g	钠含量/mg	主要食物
鸡精		2.0	1	400	鸡精类
味精		4.8	1	400	味精类
酱类	豆瓣酱等（高盐）	6.0	1	400	豆瓣酱、辣椒酱、蒜蓉辣酱等
	黄酱等（中盐）	16.0	1	400	黄酱、甜面酱、海鲜酱等
酱油		6.5	1	400	酱油，生抽、老抽等
蚝油		10.0	1	400	蚝油类
咸菜类		13.0	1	400	榨菜、酱八宝菜、腌雪里蕻、腌萝卜干等
腐乳		17.0	1	400	红腐乳、白腐乳、臭腐乳等

附录6 常见鱼类蔬果类上市季节

食品	1月	2月	3月	4月	5月	6月	7月	8月	9月	10月	11月	12月
银鱼												
香鱼												
鲣鱼												
飞鱼												
鳟鱼												
秋刀鱼												
虹鳟鱼												
箬鳎鱼												
石鲈[米鲈]												
泥鳅												
鲹鱼[边鱼]												
鳗鱼												
白丁鱼												
金眼鲷												
笠子鱼科												
金枪鱼类												
真鲷												
润目												
鲽类[比目鱼]												
鲫鱼												
鲈鱼												
沙丁鱼类												
方头鱼												
针鱼												
池沼公鱼[黄瓜鱼]												

续表

食品	1月	2月	3月	4月	5月	6月	7月	8月	9月	10月	11月	12月
带鱼												
比目鱼												
蓝点马鲛、鲅鱼、青箭鱼、燕鱼												
旗鱼类												
青花鱼												
养殖（鰤幼鱼）												
片口沙丁鱼												
油鱼[线鱼]												
鰤鱼												
鲱鱼												
鳕鱼类												
老头鱼												
蛤蜊												
海螺												
枪乌贼[鱿鱼]												
河蟹、毛蟹												
蛏子												
石蟹												
蚬贝												
梭子蟹												
赤贝												
对虾[基围虾]												
文蛤[花蛤]												
章鱼												
扇贝												
牡蛎												
日本对虾												
毛豆												
玉米												
拔下来的菜												
竹笋												

续表

食品	1月	2月	3月	4月	5月	6月	7月	8月	9月	10月	11月	12月
蚕豆												
菜豆、扁豆												
鸭儿芹												
芦笋												
青豌豆												
茄子												
南瓜												
黄瓜												
番茄												
土豆												
柿子椒												
牛蒡												
洋葱												
胡萝卜												
芜菁												
莲藕												
荷兰芹												
卷心菜												
芹菜												
韭菜												
生菜												
萝卜												
大葱												
油菜												
莴笋												
菠菜												
嫩豌豆[豌豆儿]												
白菜[大白菜]												
椰菜、花茎甘												
茼蒿												
菜花[花椰菜]												

续表

食品	1月	2月	3月	4月	5月	6月	7月	8月	9月	10月	11月	12月
芋头[芋艿]												
土豆												
红薯												
秋葵												
桃												
酸橙												
甜瓜												
梨类												
西瓜												
葡萄类												
柿子类												
葡萄柚类												
菠萝												
香蕉												
苹果类												
草莓类												
一般的橘子												

注：颜色的深浅表示每个月上市的鱼类和蔬果类（自然成熟）相对一年的份额。

附录 7　肉类食物部位分割图

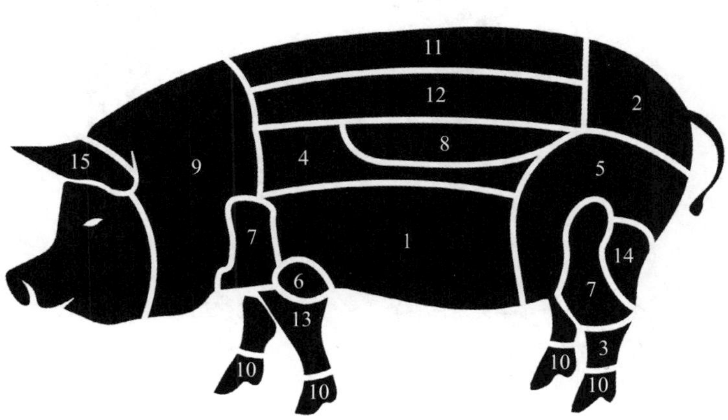

附图 7-1　猪肉部位分割图

1. 猪五花肉　2. 坐臀猪肉（臀尖）　3. 猪后蹄膀　4. 猪肋排　5. 猪后腿肉
6. 猪腱子　7. 猪汤骨（前后腿骨）　8. 梅花肉　9. 猪颈骨肉　10. 猪蹄
11. 猪前骨（龙骨、中排）　12. 背部里脊（大里脊）　13. 猪前蹄膀　14. 猪腰内肉　15. 猪耳朵

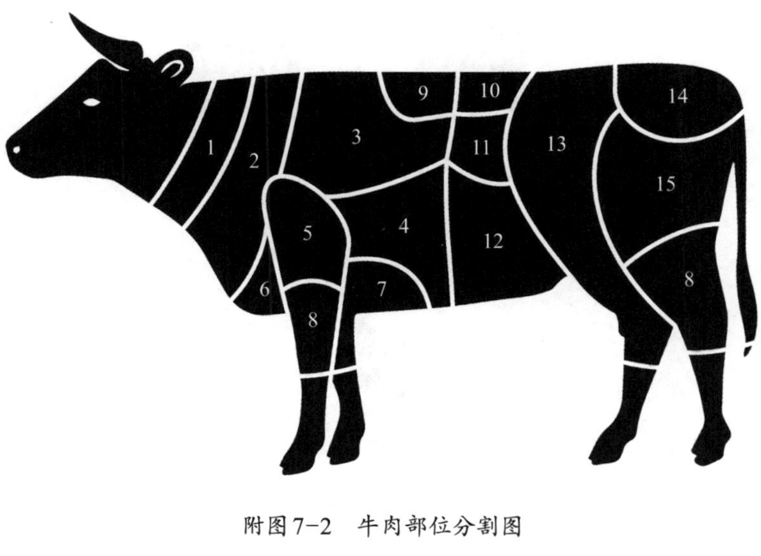

附图 7-2　牛肉部位分割图

1. 牛脖肉　2. 牛颈部肉　3. 牛上脑　4. 牛排　5. 牛肩肉
6. 牛前胸肉　7. 牛腩、牛弓扣　8. 牛腱子　9. 牛嫩腰　10. 牛外脊
11. 牛里脊　12. 牛无骨腹肉　13. 牛米龙　14. 牛和尚头　15. 牛黄瓜条

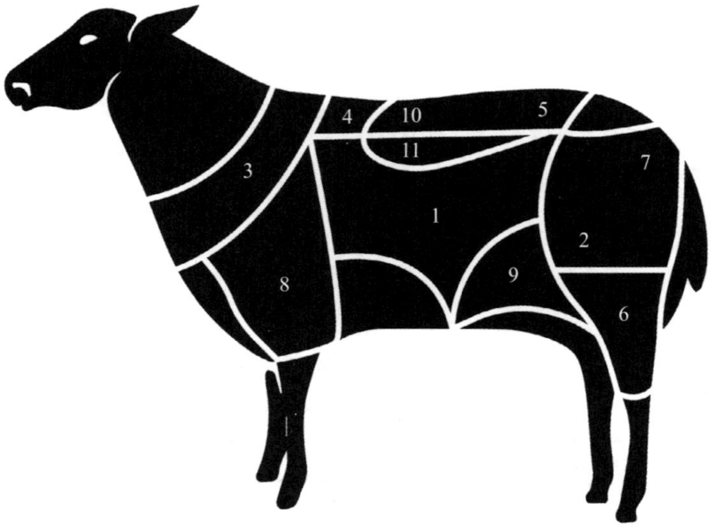

附图7-3 羊肉部位分割图

1.羊腹肉	2.羊黄瓜条（羊大腿内侧）	3.上羊肩胛	4.羊上脑
5.羊腰脊	6.羊后腿	7.羊大腿	8.羊前腿
9.羊腩	10.羊外脊	11.羊里脊	

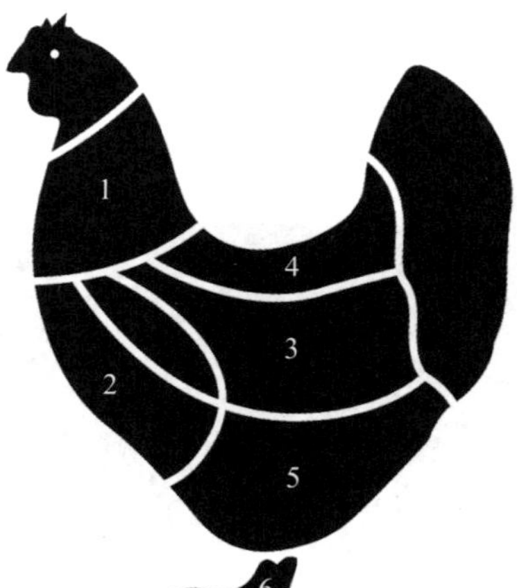

附图7-4 鸡肉部位分割图

1.鸡脖	2.鸡胸肉	3.鸡翅
4.鸡肋	5.鸡腿肉	6.鸡爪